Thorsten Heedt

Essstörungen

Das Kurzlehrbuch

Schattauer

Dr. med. Thorsten Heedt, MHBA
Facharzt für Psychosomatische Medizin und Psychotherapie
Facharzt für Psychiatrie und Psychotherapie
Chefarzt
Wendelstein Klinik
Reutlinger Str. 20
72501 Gammertingen
thorsten.heedt@wendelsteinklinik.de

MIX
Papier aus verantwortungsvollen Quellen
FSC® C083411
FSC www.fsc.org

Bibliografische Information der Deutschen Nationalbibliothek
Die Deutsche Nationalbibliothek verzeichnet diese Publikation in der Deutschen Nationalbibliografie; detaillierte bibliografische Daten sind im Internet über http://dnb.d-nb.de abrufbar.

Besonderer Hinweis
Die Medizin unterliegt einem fortwährenden Entwicklungsprozess, sodass alle Angaben, insbesondere zu diagnostischen und therapeutischen Verfahren, immer nur dem Wissensstand zum Zeitpunkt der Drucklegung des Buches entsprechen können. Hinsichtlich der angegebenen Empfehlungen zur Therapie und der Auswahl sowie Dosierung von Medikamenten wurde die größtmögliche Sorgfalt beachtet. Gleichwohl werden die Benutzer aufgefordert, die Beipackzettel und Fachinformationen der Hersteller zur Kontrolle heranzuziehen und im Zweifelsfall einen Spezialisten zu konsultieren. Fragliche Unstimmigkeiten sollten bitte im allgemeinen Interesse dem Verlag mitgeteilt werden. Der Benutzer selbst bleibt verantwortlich für jede diagnostische oder therapeutische Applikation, Medikation und Dosierung.
In diesem Buch sind eingetragene Warenzeichen (geschützte Warennamen) nicht besonders kenntlich gemacht. Es kann also aus dem Fehlen eines entsprechenden Hinweises nicht geschlossen werden, dass es sich um einen freien Warennamen handelt.

Schattauer
www.schattauer.de

Printed in Germany
Cover: Jutta Herden, Stuttgart
unter Verwendung des Gemäldes »Verzerrt«, Acryl, © Nele Bäumer-Heedt 2021
Gesetzt von Eberl & Kœsel Studio GmbH, Krugzell
Gedruckt und gebunden von CPI – Clausen & Bosse, Leck
Lektorat: Volker Drüke, Münster
Projektmanagement: Dr. Nadja Urbani, Stuttgart
ISBN 978-3-608-40043-4
E-Book ISBN 978-3-608-11693-9
PDF-E-Book ISBN 978-3-608-20536-7

Thorsten Heedt

Essstörungen

Für meine geliebte Clara

Vorwort

Vor vielen Jahren war ich als Assistenzarzt an der LVR-Klinik Essen in der Psychosomatik tätig. Dort gab es ein paar Behandlungsschwerpunkte, u. a. eine Traumaambulanz (in der ich vorrangig tätig war), eine Spezialambulanz für Transsexualität und nicht zuletzt ein spezialisiertes Setting für Essstörungen. Ich arbeitete in der Traumaambulanz, aber auch in der allgemeinen psychosomatischen Ambulanz. Dort wurde geprüft, ob es Sinn macht, die Patienten für das Essstörungssetting stationär aufzunehmen oder ob eine ambulante Behandlung indiziert ist. Mir ist besonders in Erinnerung geblieben, dass häufig das Thema Autonomie eine große Rolle spielte. Patientinnen, die im familiären System verstrickt waren und in dem die Anorexie das einzige Feld blieb, wo sie sich ihrer Autonomie sicher sein konnten, nach dem Motto »Ok, Mama und Papa, Ihr redet mir überall herein, aber über mein Gewicht bestimme ich gefälligst selber!« Natürlich interferierte dies mit allgemeinen Pubertäts- und sonstigen Reifungsthemen, die jeder durchläuft, aber das Autonomie-Abhängigkeit-Thema war allenthalben spürbar. Außerdem meldeten sich die Patienten fast nie selbst an, sondern die Mutter oder jemand sonst aus der Familie meldeten sich aus Besorgnis. Ich ging also davon aus, dass es sich hierbei um ein innerfamiliär verursachtes Problem handeln könne. Dies greift aber zu kurz, wie dieses Buch zeigen wird. Die Patienten selbst hielten sich in der Regel übrigens für völlig normal.

Besonders an der Anorexie sterben immer noch viel zu viele Patientinnen. Es handelt sich um ein ungelöstes Problem der Medizin, so wie es früher die Poincaré-Vermutung in der Mathematik war. Dieses Buch soll einen kleinen Überblick über das spannende Thema der Essstörungen geben und dazu beitragen, dass diesen Patientinnen besser geholfen werden kann. Dies ist auch umso wesentlicher, als dass die Mortalität dieser Patientenklientel auch im Vergleich zu anderen schweren psychischen Erkrankungen erschreckend hoch ist. Es sei noch erwähnt, dass meist die weibliche Anrede in diesem Buch verwendet wird, denn die Mehrzahl der Patienten sind Frauen, und dass sich alle Erkenntnisse, die hier vorgestellt werden, sämtlich auf den Erwachsenenbereich beziehen, da ich kein Kinder- und Jugend-Psychiater bin und daher zur Behandlung unter 18-Jähriger nichts sagen kann und darf.

Möge Ihnen dieses Buch ein Wegweiser sein und als Anregung zu weiterem Selbststudium dienen.

Wem dieses Buch schließlich gefallen hat, dem seien noch meine beiden anderen bei Schattauer erschienenen Bücher ans Herz gelegt, die zwei gleichfalls sehr wesentliche psychiatrische Themenkomplexe behandeln, nämlich »Psychotraumatologie« sowie »Borderline-Persönlichkeitsstörung – das Kurzlehrbuch«.

Thorsten Heedt, im Sommer 2021

Literatur

Heedt T. Psychotraumatologie. Stuttgart: Schattauer 2017.

Heedt T. Borderline-Persönlichkeitsstörung – das Kurzlehrbuch. Stuttgart: Schattauer 2019.

Inhalt

1 Einleitung

Neulich las ich einen für mich überraschenden Artikel, dort wurde die Anorexie als »monosymptomatische Schizophrenie« (Petric 2019) interpretiert. Die Schizophrenie ist eine der Erkrankungen, mit denen man als Psychiater ständig konfrontiert ist: Patienten, die sich abgehört fühlen, beobachtet, verfolgt, von Strahlen, die aus der Wand kommen, kontrolliert, vom Nachbarn beeinflusst usw., die häufig kommentierende Stimmen hören und oft einem systematisierten Wahn unterliegen: Da wird eine Weltverschwörung angenommen o. Ä. Die Erkrankung ist zwar zunächst erschreckend, kann aber mittlerweile doch recht gut behandelt werden, falls sich der Patient auf die Behandlung einlässt und nicht die mühselig eindosierten Medikamente nach vier Wochen schon wieder absetzt (was allerdings die Hälfte der Patienten einer langfristigen Medikamenteneinnahme vorziehen).

Auch bei der Anorexie scheint die Patientin oft wahnhaft daran festzuhalten, dass sie zu dick sein könnte. Man kann sich drehen und wenden, wie man will, logische Erläuterungen anbieten, wie man will – dieses fast schon wahnhaft anmutende Festhalten an der irrationalen Überzeugung bleibt bestehen.

Ist die Anorexie also eine Spielform der Schizophrenie? Ganz so einfach ist die Angelegenheit leider nicht. Mit ähnlicher Berechtigung könnte man die Anorexie dann als »monosymptomatischen Autismus« o. Ä. hinstellen. Es handelt sich vielmehr um ein komplexes Wechselspiel aus genetischen, metabolischen und psychiatrischen Faktoren, wie dieses Buch aufzeigen wird.

Derzeit geben uns die Essstörungen noch einige Rätsel auf. Vielleicht können Sie selbst nach der Lektüre dieses Buches die Zusammenhänge besser verstehen und Ihren Patienten in der Folge noch besser gerecht werden als bisher.

Die Essstörungen sind nicht allein psychogen verursacht. Es handelt sich vielmehr um komplexe Störungsbilder, bei denen genetische, neurobiologische, metabolische, psychiatrische und kulturelle Faktoren zusammenwirken.
In den letzten Jahren rückten hierbei vor allem Auffälligkeiten im Mikrobiom (Bakterienbesatz des Darms) und neurobiologische Auffälligkeiten, z. B. im Belohnungssystem des Gehirns, zunehmend in den Fokus.

Literatur zu Kapitel 1

Petric D (2021). Is the anorexia monosymptomatic schizophrenia? https://www.researchgate.net/profile/Domina_Petric/publication/330937044_Is_the_anorexia_monosymptomatic_schizophrenia/links/5c5c793e45851582c3d58d11/Is-the-anorexia-monosymptomatic-schizophrenia.pdf (5. Januar 2021).

2 Die Geschichte der Essstörungen

Skrabanek (1983) hat die historische Entwicklung der folgenreichsten der Essstörungen, der Anorexie (im Folgenden als AN abgekürzt), dargestellt:

Zwischen dem 5. und 13. Jahrhundert wurde sie in der theologischen Literatur als übernatürliches Phänomen beschrieben. Zwischen dem 16. und 18. Jahrhundert wurde sie als Anorexia mirabilis oder Inedia prodigiosa bezeichnet.

Als Phase der »Heiligen Anorektiker« wurde beschrieben, wenn Essensvermeidung mit einem asketischen Zustand in Verbindung gebracht wurde, der Fähigkeit zur Selbstdisziplin als Weg zu Gott.

Im 19. Jahrhundert beschrieb der französische Psychiater Marcé erstmals die AN, und zwar als »hypochondrisches Delir« (Marcé 1860). Die klinische Entität wurde erstmals von Lasègue und Gull beschrieben (Pearce 2004). 1873 beschrieb man erstmals die exzessive physische Aktivität, und Gull definierte den Terminus »Anorexia nervosa«. Marcé hielt es für eine seelische Krankheit. Am Anfang des 20. Jahrhundert wurde sie hingegen als psychologische oder als endokrine Störung aufgefasst. Simmonds vermutete 1914, dass die Ursache eine Hypophyseninsuffizienz wäre (Simmonds 1914). 1938 beschrieb Farquharson die AN als eine metabolische Störung psychologischer Herkunft (Farquharson 1938). Infolge des Aufkommens der Psychoanalyse wurden die metabolischen Veränderungen schließlich nur noch als Sekundärfolge angesehen. Leider wurden bis zum heutigen Tage die metabolische und endokrine Seite der Erkrankung sträflich vernachlässigt (Duriez et al. 2019). Heute wird klarer, dass metabolische und endokrine Veränderungen, Veränderungen im Belohnungssystem des Gehirns sowie weitere neurophysiologische Aspekte möglicherweise eigenständige Bedeutung haben (ebd.). Dies ist in Abb. 2-1 graphisch dargestellt.

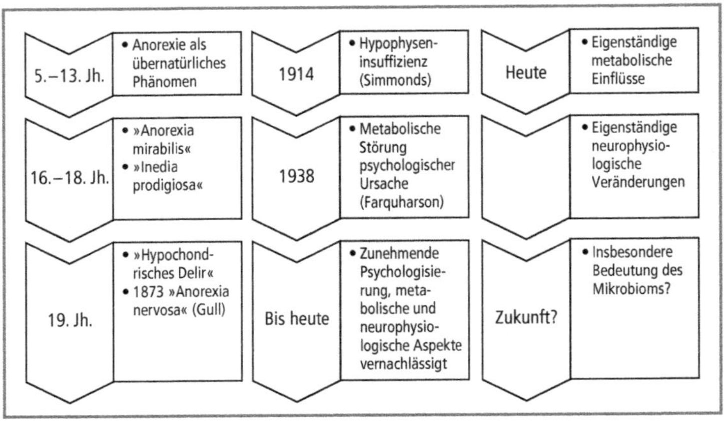

Abb. 2-1 Geschichte der Anorexie

Literatur zu Kapitel 2

Duriez P, Ramoz N, Gorwood P, Viltart O, Tolle V (2019). A Metabolic Perspective on Reward Abnormalities in Anorexia Nervosa. Trends Endocrinol Metab; 30(12): 915–928.

Farquharson RF (1938). Anorexia nervosa: a metabolic disorder of psychologic origin. J Am Med Assoc; 111: 1085.

Marcé L-V (1860). Note sur une forme de délire hypochondriaque consécutive aux dyspepsies et caractérisée principalement par le refus d'aliments. Annales médico-psychologiques; 6(1): 15–28.

Pearce JMS (2004). Richard Morton. Origins of Anorexia nervosa. Eur Neurol; 52(4): 191–192.

Simmonds M (1914). Ueber embolische Prozesse in der Hypophysis. Arch Pathol Anat; 217: 226–239.

Skrabanek P (1983). Notes towards the history of anorexia nervosa. Janus; 70(1–2): 109–128.

3 Formen von Essstörungen

Die wichtigsten Formen der Essstörungen sind die Anorexia nervosa (AN), die Bulimia nervosa (BN) sowie die Binge-Eating-Störung (BED, wo man ähnlich der Bulimie Essanfälle hat, nur mit dem kleinen, aber bedeutsamen Unterschied, dass in diesem Fall das zu viel Aufgenommene nicht erbrochen wird). Es sind zudem noch atypische Formen benannt, wo jeweils nicht alle Diagnosekriterien erfüllt werden (American Psychiatric Association 2013; Dilling et al. 2000; de Zwaan & Herzog 2011). Ich habe mir erlaubt, als Sonderform noch die »Anorexia by proxy« aufzunehmen.

Hauptsymptom sind jeweils ausgeprägte Veränderungen des Essverhaltens, z. B. ein pathologischer Umgang mit Nahrung sowie die Unfähigkeit, genug zu sich zu nehmen oder das Auftreten von Essanfällen und die übermäßige Beschäftigung mit den Themen Figur, Nahrung und Gewicht, auch Störungen des Körperbildes, Selbstwertprobleme, psychosoziale und sexuelle Probleme, Depressionen und ausgeprägte Leistungsorientierung (Legenbauer & Vocks 2014; Fairburn et al. 2012).

Literatur zu Kapitel 3

Association AP. Diagnostische Kriterien DSM-5 (2020). Deutsche Ausgabe herausgegeben von Peter Falkai und Hans-Ulrich Wittchen, mit herausgegeben von Manfred Döpfner, Wolfgang Gaebel, Wolfgang Maier, Winfried Rief, Henning Saß und Michael Zaudig. Göttingen: Hogrefe.

Dilling H, Mombour WH, Schmidt MH, Schulte-Markwort E (Hrsg) (2000). Internationale Klassifikation psychischer Störungen. ICD-10, Kapitel V (F); klinisch-diagnostische Leitlinien. Bern: Huber.

Fairburn CG, Czaja J, Bohn K (2012). Kognitive Verhaltenstherapie und Essstörungen. Mit 8 Tabellen. Stuttgart: Schattauer.

Legenbauer T, Vocks S (2005). Manual der kognitiven Verhaltenstherapie bei Anorexie und Bulimie. Mit 123 Arbeitsblättern, 2 Tabellen; inklusive einer CD-ROM mit allen Arbeitsmaterialien. Heidelberg: Springer.

Zwaan M de, Herzog W (2011). Diagnostik der Essstörungen. Was wird das DSM-5 bringen? Der Nervenarzt; 82(9): 1100–1106.

4 Anorexia nervosa

4.1 Symptomatik

Bei der Anorexia nervosa besteht die Unfähigkeit, ein normales Körpergewicht zu halten. Affektiv ist die Angst vor Gewichtszunahme (Gewichtsphobie) kennzeichnend. Selbst bei erheblichem Untergewicht fühlen sich die Betroffenen zu dick (Cash & Deagle 1997; Heilbrun & Witt 1990). Die Patienten nehmen weniger zu sich (restriktiver Typus) oder üben zu viel Sport aus, erbrechen oder nehmen Laxanzien ein (beim Binge-Eating/Purging-Typus). Subjektiv hingegen sehen sich die Patienten als besonders diszipliniert an und werten die Gewichtsabnahme als positiv.

Kognitiv zeigt sich eine fehlende Krankheitseinsicht, zwanghaft wird über das Essen nachgedacht, es zeigen sich eine besondere Leistungsorientierung sowie ein übertriebener Perfektionismus, außerdem besteht häufig ein niedriges Selbstwertgefühl (Jacobi et al. 2000).

Auch zeigen die Patienten bizarre Verhaltensweisen, wie das Zerschneiden des Essens in winzigste Stücke, oder sie kauen lange und spucken die Nahrung dann doch aus. Im Sinne der sogenannten »altruistischen Abtretung« werden hochkalorische Mahlzeiten für andere hergestellt, sodass sie selbst umso mehr auf die eigene Verzichtsleistung stolz sein können. Übermäßig häufiges Wiegen, langes Joggen oder vielstündiges Spazierengehen gehören ebenfalls zum üblichen Verhaltensrepertoire (Holtkamp et al. 2004).

Auch die Wahrnehmung verändert sich, schon die Aufnahme geringer Nahrungsmengen kann zu Völlegefühl und Unwohlsein führen, und Hunger wird nicht mehr wahrgenommen (Papezová et al. 2005; Legenbauer & Vocks 2014). Die AN beginnt meist mit strenger Diät in der Adoleszenz und manifestiert sich dann vor dem Hintergrund eines belastenden Lebensereignisses.

Fallbeispiel

Ich hatte ein wirklich gutes Gefühl. Eine Woche lang in drei Einzelgesprächen und einer Gruppenstunde tiefsinnige Erkenntnisse über die psychodynamischen Zusammenhänge in der Lebensgeschichte der Patientin gewonnen. Ich hatte immer besser verstanden, wie das alles zusammenhängt. Die Patientin war aus meiner Sicht hochmotiviert. Wir hatten das Vorgehen im Detail besprochen, alles war bisher reibungslos verlaufen. Die Waage zeigte 44 Kilogramm an, ein Kilogramm weniger als letzte Woche. »Ich versteh das auch nicht«, jammerte sie, »ich hab mich doch an alles gehalten! Ich will doch unbedingt zunehmen, das können Sie mir glauben!«

4.1.1 Hyperaktivität bei Anorexia nervosa

Viele der Patientinnen sind erschreckend hyperaktiv. Södersten und Kollegen (Södersten et al. 2019) fordern eine radikale Abkehr vom bisherigen Mainstream-Denken in der Anorexieforschung. Die zentrale Annahme der Körperbildstörung als zentrales kausales Agens vernachlässige die Hyperaktivität als Kernsymptom. Ruhelosigkeit und fortgesetzte motorische Aktivität seien konstitutiv für die AN. Ruhelosigkeit wurde schon in den ersten Beschreibungen der Krankheit stark hervorgehoben, sie wurde aber später zunehmend als sekundäres Phänomen hingestellt. Dies sei umso überraschender, als dass Hyperaktivität schon lange vor der AN-Symptomatik bestehe (Davis et al. 2005). Schon der berühmte Urvater der modernen Psychiatrie Pierre Janet stellte fest, dass die übertriebene motorische Aktivität oft der Nahrungsverweigerung vorausgeht (Janet 1901). Diese übertriebene Aktivität würde das Gefühl der Euphorie befördern, wie man es bei ekstatischen Heiligen kenne, was dann Nahrungsaufnahme überflüssig mache (Janet 1907). Hier wurde bereits in jüngerer Zeit ein pharmakologischer Versuch unternommen, diesen tückischen Teufelskreis von restriktivem Essverhalten und exzessiver Aktivität zu durchbrechen, und zwar mit der Off-Label-Behandlung mit Metreleptin. Hierbei handelt es sich um rekombinantes menschliches Leptin. Möglicherweise könnte es in der Zukunft eine Rolle bei der Behandlung der AN spielen (Hebebrand & Herpertz-Dahlmann 2019).

Fallbeispiel

Als ich in der psychiatrischen Fachklinik begonnen hatte, musste ich als junger Assistenzarzt feststellen, dass die anorektischen Patientinnen nach dem Mittagessen eine halbe Stunde »Nach-Ruhe« einzuhalten hatten. Ich dachte mir: »Was soll denn das? Ist ja wie im Gefängnis hier!« Anschließend erfuhr ich, dass die Patienten, die zur Gewichtszunahme hier sein sollten, regelmäßig 5-mal die Woche 1,5 Stunden lang auf dem Spinning-Fahrrad trainierten. Eine Patientin, die zur Aufnahme anstand, rannte 100-mal die Treppe rauf und runter, eine andere stundenlang ziellos in einem Affenzahn durch die Innenstadt, natürlich aus Angst vor Gewichtszunahme – oder »weil's halt gesund ist«.

Binge eating/Purging bei der AN

Essanfälle kommen nicht nur bei der Binge-Eating-Störung und der Bulimie vor, sondern auch bei einem Subtypus der Anorexia nervosa, dem Binge-Eating/Purging-Typus, wenn innerhalb der letzten drei Monate Essanfälle oder kompensatorisches Verhalten wie Erbrechen oder Abführmittelmissbrauch vorkommen. Der restriktive Typus liegt hingegen vor, wenn vorrangig durch Diäten, Fasten und übermäßige körperliche Betätigung Gewichtsabnahme erzielt wird.

4.1.2 Intimität

Dass die Anorexie weit mehr als ein Problem der Nahrungsaufnahme ist, zeigt sich z.B. am Erleben von Intimität: Maier und Kollegen (Maier et al. 2018) untersuchten das Erleben von Intimität bei AN-Patienten. Dies ist relevant, da Intimität und psychosexuelle Entwicklung eines der Kernprobleme bei der Anorexia nervosa darstellen. Bei der Untersuchung mit fMRI ergab sich, dass AN-Patienten intime Stimuli (Zeigen entsprechender intimer, aber nicht primär sexuell gefärbter Bilder) anders als Normalpersonen erlebten. Das Prozessieren erotischer Themen durch den Parietalkortex scheint bei der AN defizitär zu sein.

4.1.3 Dysmorphophobische Ängste

Unter laufender Behandlung können die Mehrzahl der AN-Patienten eine teilweise Recovery erreichen (Wiederherstellung des Gewichts), aber die Raten einer vollständigen Recovery sind gering, und es gibt eine hohe Anzahl von Rückfällen, sodass man AN als chronische Erkrankung betrachten kann, die charakterisiert ist durch viele biopsychosoziale Faktoren (Beilharz et al. 2019; Herzog et al. 1999).

Ein hoher Risikofaktor für den Rückfall beinhaltet auch das Auftreten dysmorphophobischer Ängste (Keel et al. 2005). Dies tritt auf, wenn sich die Patientin um ein entstelltes Aussehen sorgt, was im Allgemeinen durch andere nicht beobachtet wird oder anderen unbedeutend erscheint (Cash & Hrabosky 2003). Es beinhaltet Abnormalitäten darin, wie sich die Patientinnen subjektiv erleben und ihren Körper im Vergleich zum neutralen Beobachter sehen (Mancuso et al. 2010).

Dysmorphophobe Ängste kommen auch bei anderen Störungen vor, bei Depressionen und Schizophrenie, aber vor allem bei der AN und bei der körperdysmorphen Störung (Body dysmorphic disorder, BDD) (Konstantakopoulos et al. 2012). Bei der BDD sorgt man sich um erlebte Defekte beim Aussehen, die anderen kaum auffallen, aber erheblichen Stress beim Patienten verursachen und das Alltagsfunktionieren nachhaltig behindern.

Zwischen 26 und 46 % von AN-Patienten haben möglicherweise eine komorbide BDD, was dann mit größeren funktionalen Einschränkungen einhergeht (Cerea et al. 2018). In einer Studie von Beilharz (Beilharz et al. 2020) zeigte sich, dass zwei Drittel der AN-Teilnehmer dysmorphophobe Sorgen im Sinne einer BDD hatten. Größere dysmorphophobe Ängste sind stark mit Essstörungssymptomatologie und Sorgen um Gewicht und Aussehen verbunden.

Dysmorphophobe Sorgen sind Ausdruck eines tiefen Gefühls, nicht in Ordnung zu sein, und mit Scham verbunden (Weingarden et al. 2018). Wenn AN-Patienten eine objektivere Weltsicht gewinnen könnten, könnte das hilfreich sein, denn ein gestörtes Körperbild ist ein Prädiktor für einen Rückfall (Keel et al. 2005). Techniken, die zur Reduktion körperdysmorphen Sorgen beitragen, wie kognitive Restrukturierung, Exposition und Spiegeltraining, können hier hilfreich sein (Ferrer-Garcia & Gutierrez-Maldonado 2012).

Fallbeispiel

Mehrfach hatte ich Patienten, die glaubten, irgendein Körperteil wäre nicht in Ordnung, meist handelte es sich um irgendein prominentes Körperteil, z. B. die Nase, Ohren etc. Es waren ausnahmslos Männer mit einer tiefen Selbstwertkrise, z. B. nach einer Trennung. Und immer handelte es sich um eine langwierige schwierige Therapie, denn wenn jemand 100-mal am Tag in den Spiegel schaut und er von morgens bis abends gedanklich darum kreist, dass da z. B. was mit seiner Nase nicht stimmt, ist dieser Gedanke ganz schön schwer wieder loszuwerden.

4.1.4 Medizinische Folgen der AN

Als Folge des Hungerns zeigen sich körperliche Symptome, bezogen auf Haut, Skelett und Mund, Herz-Kreislauf-System, metabolische und endokrinologische Prozesse. Osteoporose und/oder Diabetes mellitus sind weitere mögliche Folgen.

Die Vielfalt somatischer Komplikationen

Gosseaume und Kollegen (Gosseaume et al. 2019) fassten die wesentlichen somatischen Komplikationen bei der AN zusammen. Somatische Komplikationen ergeben sich auf drei Achsen.

Somatische Komplikationen

- Untererernährungskomplikationen mit Risiko von Herzversagen, Hypertransaminasämie und Leberversagen, funktionellen Darmstörungen, hämatologischen Störungen, Knochendemineralisierung, hormonalen Störungen, pathologischen Verhaltenskonsequenzen (von Erbrechen oder Trinken von zu viel Wasser [Potomanie]), stomatologischen Komplikationen, Hypokaliämie und Hypernatriämie.
- Auch gibt es zahlreiche metabolische Komplikationen – im Falle der sogenannten »Wiederernährung« (wenn man also versucht, die Patienten sozusagen »wiederaufzufüttern«).
- Gefährlich sind auch kardiale Komplikationen, die bei bis zu 60 % auftreten, oft verbunden mit erhöhtem Risiko des Herztods. Diese können das Myokard, das Perikard, die Mitralklappe oder das Erregungsleitungssystem betreffen. Histologisch findent sich oft eine vakuoläre Degeneration, Myokardausdünnung und eine moderate interstitielle Fibrose. Klinisch kann können sich eine linksventrikuläre Dysfunktion zeigen, eine kardiale Hypotrophie, Mitralklappenprolaps, und ein Long-QT-Syndrom zeigen.

Refeeding = syndrôme de renutrition inappropriée.

Des Weiteren kann sich die Knochendichte vermindern, die multifaktoriell bedingt ist und mit Östrogen-Mangel, Vitamin-D- und Kalzium-Mangel, verbunden mit Hypoproteinämie, Hyperkortisolismus, IGF-1-Mangel und niedrigen Leptinspiegeln zusammenhängt. Das Knochenbruchrisiko ist um den Faktor 7 erhöht.

Hämatologisch können sich Leukopenie und Thrombozytopenie zeigen, die Folge chronischer Unterernährung sind und auch sekundär als Folge von Folsäure, Vitamin-B12- und Kupfer-Mangel auftreten können.

Auch der Darm ist betroffen, mit Dysphagie und Magenbrennen, was in bis zu 20 % der Patienten auftreten kann. Auch das Gefühl früher Sättigung, von Magendehnung und postprandialer Übelkeit kann auftreten, was mit verlangsamter Magenentleerung zusammenhängen kann.

Etwa 40–50 % der Patienten haben ein IBS (Irritable Bowel Syndrom, Reizdarmsyndrom). Verstopfung tritt sehr häufig auf. Bei ebenfalls 40–50 % der Patienten zeigt sich eine Hypertransaminasämie. Zum einen ist die bedingt durch Unterernährung und kann moderat (AST und ALT < 200 IU) oder selten stark ausfallen (AST und ALT > 200 IU).

Auch durch »Refeeding«/Wiederernährung (ein gutes deutsches Wort für »Refeeding« gibt es leider nicht) kann Hypertransaminasämie* bedingt sein, sie ist aber meist moderat. In diesem Fall muss man die Wiederernährung abbremsen.

Die Protein- und Energiemangelernährung führt auch zur Immundefizienz und zur erhöhten Infektanfälligkeit, chronische Infekte können aus der Lymphopenie resultieren. Am häufigsten kann es zu atypischen mykobakteriellen Infektionen der Lunge kommen, im Sinne einer opportunistischen Infektion, wie man sie auch von HIV kennt.

Endokrine Störungen schließlich führen zu Amenorrhöe, Unfruchtbarkeit und zur Erniedrigung der Knochendichte. Die Unfruchtbarkeit ist in der Regel reversibel, wenn die Patientinnen für

* zu viel Enzyme in der Leber → sie beginnen sich in den Blutkreislauf zu bewegen.

12–18 Monate ein normales Gewicht erreicht haben (BMI >18,5). Hyperkortisolismus wegen Stress aufgrund der Unterernährung kann muskuläre Atrophie und Hautbrüchigkeit verursachen. Auch Störungen des Schilddrüsenstoffwechsels kommen vor. Leptin, ein anorexigenes (appetithemmendes) Hormon, ist reduziert, und es ist beteiligt an der Verminderung der Knochendichte und an der hohen physischen Aktivität. Ghrelin, ein orexigenisches (appetitförderndes) Peptidhormon, wird übermäßig stark sezerniert, was zeigt, dass die Patienten gegen Hungern ankämpfen. Auch kann sich aufgrund der Fehlfunktion der Hirnanhangsdrüse ein Syndrom der inappropriaten ADH-Sekretion (SiADH) entwickeln, mit moderater Hyponatriämie (Natriummangel).

Verschiedene Spurenelemente, Vitamine, Mineralien etc. können bei Essstörungen fehlen. Der Zustand kann sich zu Beginn der Wiederernährung verschlimmern. Daher sollen anfangs Vitamine, Spurenelemente, Phosphor und Thiamin gegeben werden.

Zinkmangel kommt oft vor, Zink stimuliert den Appetit. Auch Vitamin-D-Mangel kommt bei bis zu 60 % der Patienten vor. Dieser Zustand kann auch eine mangelhafte Immunantwort und depressive Symptome auslösen.

Selten kann es auch zu Neuropathien wegen Vitamin-B12-Mangels oder Herzschäden durch Selenmangel kommen.

Durch die pathologischen Verhaltensweisen der AN-Kranken kann es häufig zu einer Hypokaliämie kommen, aufgrund von Purgingverhalten und Trinken von zu viel Wasser. Hier muss man Acht geben, dies nicht zu schnell auszugleichen, um keine zentrale pontine Myelinolyse zu riskieren – eine fatale neurologische Komplikation, bei der sich quasi der Hirnstamm auflöst.

Auch können Zahnschäden auftreten, Zahnschmelzschäden, Gingivitis, Stomatitis.

Bei schwerer Unterernährung kann enterale Ernährung über eine Nasensonde erwogen werden, was aber die Körperbildstörung verschlimmern kann. In der Folge seien noch einmal einzelne Bereiche näher betrachtet, auch folgt noch eine kurze Graphik hierzu (► Abb. 4-1).

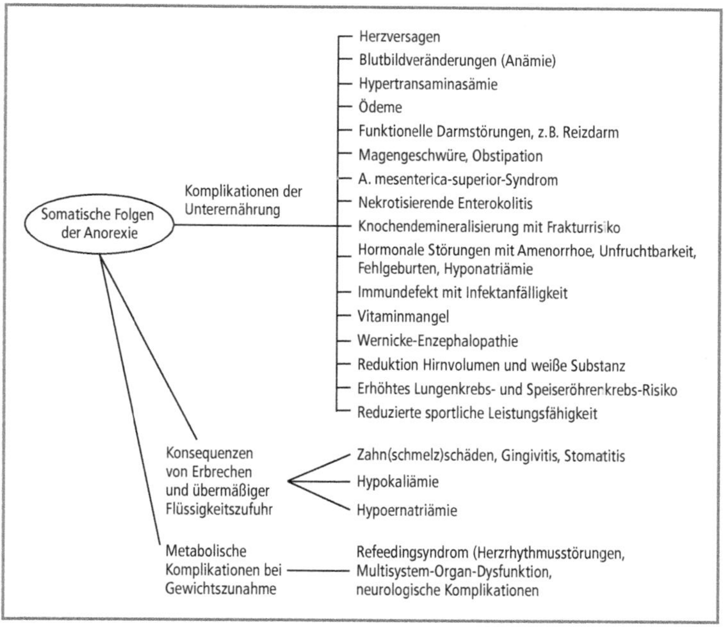

Abb. 4-1 Somatische Komplikationen

Folgen im Herz-Kreislauf-System

Es können EKG-Veränderungen auftreten, Arrhythmien, QT-Zeit-Verlängerungen etc.

Das Arteria-mesenterica-superior-Syndrom

Eine weitere, denkbar üble Komplikation ist das Arteria-mesenterica-superior-Syndrom (Watters et al. 2019), charakterisiert durch postprandialen Bauchschmerz und Übelkeit, was 15–20 Minuten nach der Aufnahme oraler Nahrung eintritt und sich durch Erbrechen bessert. Die Patienten nehmen dann noch weniger auf, was zu weiterer Gewichtsabnahme führen kann und die duodenale Obstruktion noch verstärkt.

Verursacht wird es durch Kompression des dritten Teils des Duodenums durch die Aorta von hinten und die superiore Mesenterialarterie von vorne. Das Mesenterium um die SMA herum ist von Fettgewebe umgeben, was als Polster fungiert, sodass das Duodenum zwischen SMA und Aorta ohne Hindernis arbeiten kann. Durch Gewichtsverlust und Malnutrition kann das Fettgewebe schwinden, sodass die SMA nach medial wandert und sich so der normale Winkel zwischen SMA und Aorta verengt. Dies führt zur externen mechanischen Kompression des Duodenums, was zu intestinaler Obstruktion, Bauchschmerz und Erbrechen führen kann.

Das Syndrom wird bei AN-Patienten häufig übersehen, weil man es der psychiatrischen Krankheitskomponente zuschreibt. Die Patienten haben oft auch eine Gastroparese, was die abdominalen Symptome noch verschlimmert. Eine chirurgische Behandlung ist nicht zu empfehlen, weil es ein erhöhtes OP-Risiko gibt. Oft reicht eine Flüssigdiät, manchmal können motilitätsfördernde Medikamente wie Metoclopramid helfen.

Folgen am Magen-Darm-Trakt

Des Weiteren können Magenbrüche auftreten, Magengeschwüre, Verlangsamung der Speiseröhren- und Magenentleerung, Obstipation, Schwellung der Speicheldrüsen u. a. (Legenbauer & Vocks 2014).

Die nekrotisierende Enterokolitis

Die nekrotisierende Enterokolitis (NEC) ist eine seltene Ursache des akuten Abdomens und hat eine der höchsten Mortalitätsraten (Schapira et al. 2020). Hierbei handelt es sich um eine Nekrose der Darmmukosa mit Zystenbildung.

Dies betrifft meist das terminale Ileum, Caecum und Colon ascendens und wird oft kompliziert durch Perforation, Gangrän und Sepsis. Die Pathogenese ist unklar.

Bei der AN befördert wohl das Hungern eine gastrointestinale Stase, was die Darmentleerung behindert, die Darmtransitzeit verlängert, was zur regionalen Minderperfusion und zu Ischämie und Schädigung der mukosalen Integrität führt, was wiederum die Invasion krank machender gasbildender Bakterien fördert und letztlich zur Nekrose führt.

Skelett

Beim Skelett zeigen sich Osteoporose, mehr Knochenbrüche, auch eine verminderte Wachstumsrate (Zipfel et al. 2000; Modan-Moses et al. 2021).

Blutbild

In 25 % der Fälle zeigt sich eine Anämie, mitunter auch ein Vitamin-B12- oder Folsäure-Mangel. Transaminasen und Bilirubin können erhöht sein. Auch Cholesterin und Kreatinin können reduziert sein (wegen der reduzierten Muskelmasse). Auch die Glukose ist meist zu niedrig (Zipfel et al. 2003).

Elektrolyte

Besonders die Gefahr einer Hypokaliämie ist zu beachten, was zu kardialen Komplikationen wie Arrhythmien führen kann. Das Auftreten einer Hypokaliämie nebst metabolischer Alkalose kann auf Diuretikamissbrauch oder Erbrechen hinweisen (Zipfel et al. 2003). Auch Blutsalze, wie Natrium, Magnesium und Kalzium, sowie Zink müssen überwacht werden (Legenbauer & Vocks 2014).

Ödeme

20 % der Patienten bekommen Ödeme als direkte Folge oder später, nachdem sie mit dem Konsum von Laxanzien oder Diuretika aufgehört haben (Yücel et al. 2005).

Haut

Auch zeigen sich eine Trockenheit der Haut, verstärkte Schuppenbildung, Blauverfärbung der Lippen (Akrozyanose), Marmorierung der Haut (Cutis marmorata), Uhrglasnägel, Lanugobehaarung, Haarausfall und eine Beeinträchtigung der Wundheilung (Jacobi et al. 2004).

Endokrinologie

Der Wachstumshormonspiegel kann ansteigen, das Schilddrüsenhormon T3 (Trijodthyronin) kann erniedrigt sein, während T4 (Tetrajodthyronin) und Thyreotropin oft normal sind. Es zeigen sich erhöhte 24-h-Kortisolsekretionsraten und eine verringerte Supprimierbarkeit der Kortisolfreisetzung im Dexamethasonhemmtest, auch kann die Regelblutung ausbleiben (Amenorrhoe) (Fichter et al. 1990; Legenbauer & Vocks 2014).

Die Funktion der Hypothalamus-Hypophysen-Gonaden-Achse ist beeinträchtigt, dies führt zu einem Ausbleiben der Regel (sekundäre Amenorrhoe). Bei Anorexie vor der Pubertät zeigt sich eine verzögerte Pubertätsentwicklung (primäre Amenorrhoe). Eine typische Ernährung bei der typischen Anorexie-Patientin sieht in etwa so aus: 1 Apfel und 1 Tasse ungesüßten Kaffees zum Frühstück, zum Mittagessen nur etwas grüner Salat, ein halbes Brötchen und etwas Diät-Cola und zum Abendessen Knäckebrot mit Magerquark, eine halbe Tomate und 2 Tassen Tee (Vocks et al. 2018).

Es können aber auch Essanfälle auftreten. Die Häufigkeit der Essanfälle variiert von einem Anfall pro Woche bis 20 Anfällen pro Tag. Bei der Bulimia nervosa (BN) zeigen sich im Mittel zehn Essanfälle pro Woche (Guertin 1999). 70–90 % der BN-Kranken erbrechen mit Finger oder Druck auf den Magen, dies kann später automatisiert ablaufen. Oft zeigen sie kompensatorische Strategien, wie Benutzung von Laxanzien. Abführmittel führen aber vor allem zu Wasserausscheidung, sodass keine dauerhafte Gewichtsreduktion erfolgt, sie reduzieren bloß das Völlegefühl. Manche verwenden auch Einläufe oder Diuretika zur Entwässerung, auch hiermit ist nur ein vorübergehender Erfolg zu erzielen. Auch können Appetitzügler verwendet werden, die z. T. über Schwarzmarktkanäle bezogen werden. Auch Schilddrüsenhormone werden verwendet, der Stoffwechsel wird beschleunigt, was aber das Herz belastet und zu einer künstlichen Hyperthyreose führt.

Schwangerschaft

Oft zeigt sich während der Schwangerschaft eine zu geringe Gewichtszunahme der Mutter (Koubaa et al. 2005), Früh- und Fehlgeburten und eine erhöhte Mortalität kommen vor (Legenbauer & Vocks 2014).

Neurologische Folgen

Es zeigten sich Reduktionen im Gesamthirnvolumen und der weißen Hirnsubstanz, ein Anstieg der Liquormenge, ein Unterschied in der Aktivität des temporalen Kortex und des Cingulums, auch eine Fehlregulation von Serotonin und Dopamin im limbischen System (Legenbauer & Vocks 2014).

Wernicke-Enzephalopathie

Eine mögliche negative Folge des Hungerns ist schwere Unterernährung (Oudman et al. 2018). Längere Nahrungsrestriktion und extremer Gewichtsverlust bei der AN sind assoziiert mit globaler zerebraler Atrophie und begleitenden kognitiven Defiziten (Van den Eynde et al. 2012). Insbesondere Vitamin-B1(Thiamin)-Defizite wurden mit neuropsychiatrischen Problemen assoziiert, wie Depression, emotionaler Labilität, kognitiven Defiziten und Appetitverlust (Lishman 1998). Thiamin-Mangel kommt bei ca. 38 % der AN-Patienten vor und wird oft nicht beachtet (Winston et al. 2000). Akute Gewichtsschwankungen können zu Volumenveränderungen der Mamillarkörper im Gehirn führen (Khalsa et al. 2016), was eine spezifische Sensitivität auf Vitamin-B-Mangel zeigt. Die Thalamus-Region unterliegt einem hohen oxidativen Metabolismus und reagiert generell sensitiver auf Thiamin-Mangel.

Eine mögliche Folge längeren Vitamin-B1-Mangels ist die Wernicke-Enzephalopathie (WE). Sowohl junge als auch ältere Patienten mit AN können ein Risiko für die WE haben. In Studien zeigte sich für Patienten, die eine WE entwickelten, ein hoher Gewichtsverlust von 6 kg in 2 Monaten, man nimmt einen Zusammenhang zwischen Gewichtsverlust und WE an (Oudman et al. 2018). WE ist charakterisiert durch eine klassische Trias von Bewusstseinsstörungen, Augenbewegungsstörungen und eine Ataxie (Koordinationsstörung der Muskulatur), die vor allem den Gang betrifft. Augenzeichen wurden beschrieben als typisch für WE nach Alkoholismus. Bei den AN-Fällen, die Oudman et al. untersuchten, zeigten die Hälfte der Patienten auch vertikale Augenbewegungsauffälligkeiten, wie einen Upbeat- oder Downbeat-Nystagmus, oder eine aufwärtsgerichtete Blicklähmung. Frühere Beschreibungen von Augensymptomen bei WE beschrieben vertikale Augenmuskelstörungen als eher selten im Vergleich zu horizontalen (Renthal et al. 2014). Bei den AN-Patienten zeigten sich auch komplexe Präsentationen wie Diplopie, fehlender Pupillenreflex wegen einer Nervus-opticus-Pathologie oder eine ungewöhnlich hohe Stimme. Zwei Patienten entwickelten ein »Refeeding«-Syndrom.

Ein Refeeding-Syndrom (Wiederernährungssyndrom) kommt bei schwer unterernährten Patienten vor, wenn sie wiederaufgefüttert werden. Es zeichnet sich durch Herzrhythmusstörungen, Multisystem-Organ-Dysfunktion und neurologische Komplikationen aus, was bis zum Tode führen kann (Boateng et al. 2010). Insgesamt scheint die WE bei AN-Patienten zu schwereren neurologischen Problemen zu führen als beim Alkoholismus, als Kombination von vertikalen und horizontalen okulären Störungen, komplexen Hirnnervenproblemen und Refeeding-Syndrom. Leider wird dies oft erst spät erkannt, auch weil das Syndrom selten ist.

Komorbide haben die betroffenen Patienten oft psychiatrische Störungen wie Depressionen, Generalisierte Angststörung, Agoraphobie und Alkoholismus. Es kann auch zu schwerer Apathie oder psychotischen Symptomen kommen. Jüngeres Alter schützt eher vor Störungen des Bewusstseins, die vorkommen können (Oudman et al. 2018).

Das WE könnte vollständig verhindert werden durch prophylaktische parenterale Thiamingaben. Suboptimale Thiaminspiegel können zu depressiven Symptomen, emotionaler Labilität, Appetitverlust und kognitiven Problemen führen. Thiamin wird spezifisch für den Glukosemetabolismus des Gehirns gebraucht. Rasche Behandlung der ersten Symptome mit hohen Dosen parenteralen Thiamins sind nötig, um Schlimmeres zu verhindern. Empfohlen wird parenterales Thiamin 500 mg dreimal täglich, wodurch sich Symptome des akuten WE auflösen (Pike & Dunne 2015). Die Gabe muss parenteral sein, weil orale Supplementierungen nicht ausreichend resorbiert werden (Handler & Perkin 1982). Rechtzeitige Thiamingaben können also lebensrettend sein.

Krebsrisiko

Catalá-López und Kollegen (Catalá-López et al. 2019) untersuchten das Krebsrisiko bei Anorexia nervosa. In einem systematischen Review und einer Metaanalyse von sieben Kohortenstudien mit Patienten mit AN fand sich keine Assoziation von Anorexia nervosa mit der Gesamt-Krebsinzidenz oder -Mortalität. Die AN war invers assoziiert mit Brustkrebs, aber positiv assoziiert mit dem Risiko, Lungenkrebs oder Speiseröhrenkrebs zu entwickeln. Ungefähr 3,4 Millionen junger Leute weltweit haben Anorexia nervosa. Krebs ist die zweithäufigste Todesursache weltweit (Fitzmaurice et al. 2018) mit mehr als 9,6 Millionen Toten im Jahr 2017. Einige Metaanalysen zeigen, dass ein zu hoher BMI ein Risikofaktor verschiedenerer Krebssorten ist (Afshin et al. 2015). So fand sich eine Assoziation des BMI mit Krebs der Verdauungsorgane, hormonbezogenen Krebsarten, Uteruskrebs, Nierenkrebs und Multiplem Myelom. Und Adipositas ist assoziiert mit dem Risiko kolorektalen Krebses, von Gallenblasenkrebs, Magenkrebs, Ovarialkrebs und multiplem Myelom. Die zugrundeliegenden Mechanismen sind bisher nicht verstanden.

In Tierstudien wirkt Kalorienrestriktion schützend gegen Krebsentwicklung (Dirx et al. 2003). Auch kalorienreduzierte Diäten oder Fasten könnten das Krebsrisiko beeinflussen. Anorexia nervosa ist ein Paradebeispiel der Energierestriktion. So wäre es interessant zu wissen, ob bei der AN häufiger oder seltener Krebs auftritt, was auch schon Gegenstand einiger Untersuchungen war. In der Untersuchung von Catala-López und Kollegen (Catalá-López et al. 2019) zeigte sich nun, dass AN mit einigen Krebssorten assoziiert war, aber mit anderen nicht, was noch einmal zeigt, dass die Krebsentstehung heterogen und komplex abläuft.

Brustkrebs trägt am meisten zur Krebslast unter jungen Erwachsenen weltweit bei (Fitzmaurice et al. 2018). Die genannte Metaanalyse legt nahe, dass AN mit verminderter Brustkrebsinzidenz einhergeht, verglichen mit der allgemeinen weiblichen Population. Auf der anderen Seite besteht eine schwache positive Assoziation mit einem gesteigerten Risiko, Lungenkrebs und Speiseröhrenkrebs zu entwickeln.

Anorexia nervosa ist eine Erkrankung, die mit Veränderungen in hormonalen Profilen einhergeht (Zipfel et al. 2015). Eine reduzierte Serumkonzentration an Östradiol und Insulin-like growth factor 1, verbunden mit verminderter Lebenszeitexposition gegenüber Östrogenen wegen verspätet einsetzender Pubertät, könnte zum Teil erklären, wieso junge Frauen mit AN ein vermindertes Brustkrebsrisiko und auch ein niedriges Risiko, an anderen hormonsensitiven Tumoren zu erkranken, haben. Weil das verminderte Krebsrisiko auf östrogenresponsive Tumoren beschränkt war, mutmaßen die Autoren, dass die Kalorienrestriktion nicht wesentlich zum Krebsschutz beiträgt. Das gesteigerte Risiko für Lungenkrebs oder Speiseröhrenkrebs wiederum scheint nicht damit zu tun haben, dass die Patienten mehr rauchen. Klare Erklärungen für das zum Teil erhöhte Krebsrisiko gibt es nicht. Möglicherweise spielen die psychiatrischen Komorbiditäten hier eine Rolle (Zipfel et al. 2015; Fitzpatrick & Lock 2011).

Essstörungen und sportliche Leistung

El Ghoch und Kollegen (El Ghoch et al. 2013) berichten über den Zusammenhang zwischen Essstörungen und sportlicher Leistung: Sie zeigten, dass Essstörungen einen negativen Effekt auf psychische Fitness und sportliche Leistung durch relative Energielosigkeit, exzessiven Fettverlust, Dehydratation und Elektrolytstörungen haben. Athletiktrainer sollten über die Risikofaktoren von Essstörungen, wie die Verschlechterung der sportlichen Leistung bei Athleten, aufgeklärt werden, insbesondere wenn sie untergewichtig sind oder Zeichen einer Essstörung zeigen und eine medizinische Intervention erforderlich ist.

Essstörungen kommen bei Athleten häufiger vor als in der Allgemeinbevölkerung, und sie treten bei Frauen (20,1 %) häufiger auf als bei Männern (7,7 %) (Sundgot-Borgen & Torstveit 2004). In einer britischen Studie von weiblichen Läuferinnen hatten 29 von 184 Athleten (16 %) eine Essstörung von klinischer Bedeutung. Von diesen hatten 3,8 % eine AN, 1,1 % eine BN und 10 % eine »Eating disorder not other specified« (Hulley & Hill 2001). Bei Athleten wurden gestörtes Essverhalten, niedriges Gewicht und niedrige Energiezufuhr mit einem Zustand assoziiert, den man als »Female athlete triad syndrome« bezeichnet, was sich zusammensetzt aus einem Cluster von drei klinischen Eigenschaften: menstruelle Dysfunktion, niedrige Energieverfügbarkeit und reduzierte Knochendichte (Yeager & Agostini 1993). Das Vorkommen aller drei Charakteristika dieses Syndroms bei Athleten liegt bei ca. 4,3 %, was von gesunden Kontrollen nicht wesentlich abweicht, aber schon zwei Komponenten von drei werden gesehen bei 5,4 % bis 26,4 % (Torstveit & Sundgot-Borgen 2005).

Körperliche Fitness ist definiert als Zustand des Wohlbefindens mit einem niedrigen Risiko vorzeitiger Gesundheitsprobleme, der Energie, an verschiedenen psychischen Aktivitäten teilzuhaben, und ist einer der wichtigsten Prädiktoren für gute Gesundheit und die Prävention von lebensstilbezogenen Krankheiten. Sie wird gemessen als Summe von morphologischer Fitness, Knochenstärke, muskulärer Fitness, Beweglichkeit, motorischer Fitness, kardiovaskulärer Fitness und metabolischer Fitness (Bouchard et al. 1994).

Verschiedene Studien zeigten eine Reduktion der muskulären Fitness bei essgestörten Langzeit-Patienten (Sundgot-Borgen & Torstveit 2010). Einige Studien zeigten verminderte muskuläre Kraft und schlechtere aerobe Fitness (Rowland et al. 2003; Chantler et al. 2006). Selbst nach »Refeeding« und Gewichtswiederherstellung ist die Lage nicht so einfach: Waller und Kollegen zeigten eine teilweise Verbesserung der aeroben Kapazität nach acht Wochen des »Refeedings«, aber die Werte waren immer noch gegenüber der Norm reduziert (Waller et al. 1996).

Alberti und Kollegen (Alberti et al. 2013) untersuchten 37 AN-Patienten vor und nach kompletter Gewichtsnormalisierung (≥ 18,5 BMI). Es zeigte sich, dass sich die physische Fitness trotz Wiederernährung nicht vollständig normalisierte. Vermutlich bedarf es eher einer längeren Periode der Gewichtserhaltung nach Gewichtswiederherstellung zur völligen Normalisierung.

Viele Coaches und Athleten glauben, dass Gewichtsverlust und Dünnsein einen positiven Effekt auf die sportliche Leistung hätten. Hier sind die Ergebnisse aber sehr widersprüchlich. Gewichtsverlust und niedriges Gewicht können wohl einen positiven Effekt auf die Leistung in einigen Sportarten haben, aber ab einem bestimmten Punkt verschlechtert fortschreitender Gewichtsverlust die Leistung, vermutlich wegen des exzessiven Verlusts von Magermasse (»lean body mass« = Körpergewicht minus Speicherfett) und Flüssigkeiten, wie man es bei Patienten mit AN sieht (Wilmore 1992). Bei schwerem Gewichtsverlust zeigen sich irgendwann Symptome des Hungerns. Dies sind z. B. übermäßige Beschäftigung mit Gedanken über Essen und Trinken, Irritabilität, Stimmungsveränderungen, Schlafstörungen, sozialer Rückzug, Schwäche, gastrointestinales Unbehagen, Kälteintoleranz, behinderte Konzentration, Apathie und erhöhte Sättigung (Dalle Grave et al. 2011), welche in jedem Fall die sportliche Leistung beeinträchtigen.

Häufig zeigt sich bei essgestörten Patienten exzessives und zwanghaftes Trainieren. Exzessiv ist es dann, wenn es mit anderen wichtigen Aktivitäten kollidiert, zu unpassenden Zeiten vorkommt oder in unpassenden Settings stattfindet oder trotz Verletzungen oder medizinischen Komplikationen fortgesetzt wird (Dalle Grave et al. 2009). Zwanghaft ist es dann, wenn es mit dem subjektiven Gefühl des Getriebenseins verbunden ist, sodass es immer Priorität gegenüber anderen Aktivitäten (z. B. Schule oder Arbeit) erhält und bei Aufschub mit Schuld- oder Angstgefühlen verbunden ist (ebd.). Exzessives und zwanghaftes Trainieren ist mit allerlei Komplikationen wie Überlastungsfrakturen und kardialen Komplikationen assoziiert (Vernay et al. 2013), aber auch mit höheren Therapieabbruchsraten (El Ghoch et al. 2013), schlechterem Outcome (Dalle Grave et al. 2008) und schnelleren Rückfällen (Strober et al. 1997).

Übertriebenes Training wird oft nur schwer erkannt, außer wenn die Athleten Müdigkeit, Amenorrhoe, Gewichtsverlust, Schlafstörung oder Verschlechterung bei sportlicher Leistung zeigen (dies nennt man Übertrainingssyndrom).

Fallbeispiel

Vor nicht allzu langer Zeit sah ich mit Entsetzen eine Laufveranstaltung, wo eine komplett anorektische Spitzenläuferin alle Rekorde brach. Ich erschrak gewaltig und postete wütend in einem Social-Media-Forum, dass so was doch verboten gehöre. Die solle doch lieber mal einer zielgerichteten Behandlung zugeführt werden. Ich erntete allerdings entweder großes Unverständnis oder Achselzucken: »Im Spitzensport gehört das halt dazu«!

Anfangs kann eine Gewichtszunahme die athletische Leistung verbessern, verursacht durch Heraufregulation der HPA-Achse und einen Anstieg an Kortison, Adrenalin und Noradrenalin. Jedoch produziert die dietäre Restriktion im Langzeitverlauf eine zunehmende Verschlechterung der Leistung durch Glykogen-Depletion. Und diese führt zu

- verfrühter Reduktion von physischer, psychischer und seelischer Leistungsfähigkeit,
- zirkulierendem Laktat, was in muskulären Schmerz übergeht,
- Dehydration, was muskuläre Krämpfe bewirkt, und
- Verlust von Magermasse, wodurch es zu einer Reduktion an muskulärer Kraft und aerober Leistung kommt.

Coaches und Athleten sollten informiert werden, wenn die Athleten einen BMI <18,5 haben, sodass sie nicht trainieren sollten, bis sie ein gesundes Gewicht haben. Athleten mit Essstörungen sollten, selbst wenn sie kein Untergewicht haben, nur an Wettbewerben oder am Training teilnehmen, wenn sie in Behandlung sind, und sie gewillt sind, ihre Kalorienzufuhr auf das Training abzustimmen und sie keine Zeichen der Dehydration zeigen.

Fallbeispiel – ein Fall von Topiramat-Missbrauch

Kakunje et al. (2020) berichten über einen interessanten Fall von Topiramat-Missbrauch. Topiramat ist eine neuere antiepileptische Substanz, die als Stimmungsstabilisator verwendet und zur Behandlung von Epilepsie eingesetzt wird. Sie wirkt u. a. über die Beeinflussung von Natriumkanälen und GABA-Rezeptoren.

Die Autoren berichten über eine Patientin mit einem Gliom im rechten Temporallappen, der Tumor wurde entfernt. Nach Rückkehr in die Schule wurde sie gehänselt wegen Übergewicht, nahm darauf nichts mehr zu sich und begann, Topiramat zu nehmen. Normalerweise sollte man davon nicht mehr als 400 mg/d zu sich nehmen. In der Literatur gibt es Fälle von Patienten, die in wenigen Monaten bis zu 10 kg abnahmen. Es wurde auch verwendet als Stimmungsstabilisierer bei Binge-eating-Patienten zur Verbesserung der Impulskontrolle und wegen der gewichtsreduzierenden Eigenschaften.

In verschiedenen Studien wurde gezeigt, dass die Anorexie nach Topiramat-Gebrauch begann.

Im vorliegenden Fall wurde die Patientin im Verlauf auf 400 mg herunterdosiert, bekam zusätzlich Escitalopram im Rahmen der AN-Therapie und erhielt RET-Therapie (Rational-emotive Therapie), nahm im Verlauf 3 kg zu.

Literatur zu Abschnitt 4.1

Afshin A, Micha R, Khatibzadeh S et al. (2015). The impact of dietary habits and metabolic risk factors on cardiovascular and diabetes mortality in countries of the Middle East and North Africa in 2010. A comparative risk assessment analysis. BMJ Open; 5(5): e006385.

Alberti M, Galvani C, Capelli C et al. (2013). Physical fitness before and after weight restoration in anorexia nervosa. J Sports Med Phys Fitness; 53(4): 396–402.

Beilharz F, Phillipou A, Castle D et al. (2019). Dysmorphic concern in anorexia nervosa. Implications for recovery. Psychiatr Res; 273: 657–661.

Beilharz JE, Paterson M, Fatt S et al. (2020). The impact of childhood trauma on psychosocial functioning and physical health in a non-clinical community sample of young adults. Aust N Z J Psychiatry; 54(2): 185–194.

Boateng AA, Sriram K, Meguid MM, Crook M (2010). Refeeding syndrome. Treatment considerations based on collective analysis of literature case reports. Nutrition 2010; 26 (2): 156–167.

Bouchard C, Tremblay A, Després JP et al. (1994). The response to exercise with constant energy intake in identical twins. Obes Res; 2(5): 400–410.

Cash TF, Deagle EA (1997). The nature and extent of body-image disturbances in anorexia nervosa and bulimia nervosa. A meta-analysis. Int J Eat Dis; 22(2): 107–126.

Cash TF, Hrabosky JI (2003). The effects of psychoeducation and self-monitoring in a cognitive-behavioral program for body-image improvement. Int J Eat Dis; 11(4): 255–270.

Catalá-López F, Forés-Martos J, Driver JA et al. (2019). Association of Anorexia Nervosa With Risk of Cancer. A Systematic Review and Meta-analysis. JAMA Net Op; 2(6): e195313.

Cerea S, Bottesi G, Grisham JR, Ghisi M (2018). Non-weight-related body image concerns and Body Dysmorphic Disorder prevalence in patients with Anorexia Nervosa. Psychiatr Res; 267: 120–125.

Chantler I, Szabo CP, Green K (2005). Muscular strength changes in hospitalized anorexic patients after an eight week resistance training program. Int J Sports Med; 27(8): 660–665.

Dalle Grave R, Calugi S, Marchesini G (2008). Compulsive exercise to control shape or weight in eating disorders. Prevalence, associated features, and treatment outcome. Compr Psychiatr; 49(4): 346–352.

Dalle Grave R, Calugi S, Corica F et al. (2009). Psychological variables associated with weight loss in obese patients seeking treatment at medical centers. J Acad Nutr Diet; 109(12): 2010–2016.

Dalle Grave R, Calugi S, Centis E et al. (2011). Cognitive-behavioral strategies to increase the adherence to exercise in the management of obesity. J Obes; 2011: 348293.

Davis C, Blackmore E, Katzman DK, Fox J (2005). Female adolescents with anorexia nervosa and their parents. A case-control study of exercise attitudes and behaviours. Psychol Med; 35(3): 377–386.

Dirx MJM, van den Brandt PA et al. (2003). Energy restriction early in life and colon carcinoma risk. Results of The Netherlands Cohort Study after 7.3 years of follow-up. Interdis Int J Am Canc Soc; 97(1): 46–55.

El Ghoch M, Soave F, Calugi S, Dalle Grave R (2013). Eating disorders, physical fitness and sport performance. A systematic review. Nutr; 5(12): 5140–5160.

Ferrer-García M, Gutiérrez-Maldonado J (2012). The use of virtual reality in the study, assessment, and treatment of body image in eating disorders and nonclinical samples. A review of the literature. Nutr; 9(1): 1–11.

Fichter MM, Pirke KM, Pöllinger J et al. (1990). Disturbances in the hypothalamo-pituitary-adrenal and other neuroendocrine axes in bulimia. Biol Psychiatr; 27(9): 1021–1037.

Fitzmaurice C, Akinyemiju TF, Al Lami FH et al. Global, Regional, and National Cancer Incidence, Mortality, Years of Life Lost, Years Lived With Disability, and Disability-Adjusted Life-Years for 29 Cancer Groups, 1990 to 2016 (2018). A Systematic Analysis for the Global Burden of Disease Study. JAMA Onc; 4(11): 1553–1568.

Fitzpatrick KK, Lock J (2011). Treating Anorexia nervosa. New York: Guilford.

Gosseaume C, Dicembre M, Bemer P et al. (2019). Somatic complications and nutritional management of anorexia nervosa. Clin Nutr Exp; 28: 2–10.

Guertin TL. (1999). Eating behavior of bulimics, self-identified binge eaters, and non-eating-disordered individuals. What differentiates these populations? Clin Psych Rev; 19(1): 1–23.

Handler CE, Perkin GD (1982). Anorexia nervosa and Wernicke's encephalopathy. An underdiagnosed association. The Lancet; 2(8301): 771–772.

Hebebrand J, Herpertz-Dahlmann B (2019). Eating disorders and obesity in children and adolescents. St. Louis, Missouri: Elsevier.

Heilbrun AB, Witt N (1990). Distorted body image as a risk factor in anorexia nervosa. Replication and clarification. Psychol Rep; 66(2): 407–416.

Herzog DB, Dorer DJ, Keel PK et al. (1999). Recovery and relapse in anorexia and bulimia nervosa. A 7.5-year follow-up study. J Am Acad Child Adolesc Psychiatry; 38(7): 829–837.

Holtkamp K, Hebebrand J, Herpertz-Dahlmann B (2004). The contribution of anxiety and food restriction on physical activity levels in acute anorexia nervosa. J Eat Disord; 36(2): 163–171.

Hulley AJ, Hill AJ (2001). Eating disorders and health in elite women distance runners. Int J Eat Disord; 30(3): 312–317.

Jacobi C (2000). Beeinträchtigungen des Selbstkonzepts bei Eßstörungen. Z Clin Psychol Psych; 29(2): 75–96.

Jacobi C, Abascal L, Taylor CB (2004). Screening for eating disorders and high-risk behavior. Caution. Int J Eat Disord; 36(3): 280–295.

Janet P (1901). The mental state of hystericals. A study of mental stigmata and mental accidents. New York: Putnam.

Janet P (1907). L'automatisme psychologique. Essai de psychologie expérimentale sur les formes inférieures de l'activité humaine. Paris: Alcan.

Kakunje A, Mithur R, Shihabuddeen I et al. (2020). Topiramate (1000 mg) Abuse for Weight Loss in an Adolescent With Anorexia Nervosa. J Clin Psychopharm; 40(3): 312–314.

Keel PK, Dorer DJ, Franko DL et al. (2005). Postremission predictors of relapse in women with eating disorders. Am J Psychiatry; 162(12): 2263–2268.

Khalsa SS, Kumar R, Patel V et al. (2016). Mammillary body volume abnormalities in anorexia nervosa. Int J Eat Disord; 49(10): 920–929.

Konstantakopoulos G, Varsou E, Dikeos D et al. (2012). Delusionality of body image beliefs in eating disorders. Psychiatr Res; 200(2–3): 482–488.

Koubaa S, Kouba S, Hällström T et al. (2005). Pregnancy and neonatal outcomes in women with eating disorders. Obst Gyn; 105(2): 255–260.

Legenbauer T, Vocks S (2014). Manual der kognitiven Verhaltenstherapie bei Anorexie und Bulimie. Mit weit über 100 Arbeitsblättern [mit CD-ROM; eBook inside]. Berlin, Heidelberg: Springer.

Lishman WA (1998). Cerebral beriberi (Wernicke's encephalopathy). J Psychosom Res; 44(6): 631–632.

Maier S, Spiegelberg J, Jacob G et al. (2018). Neural correlates of intimate picture stimuli in females. Psychiatry Res Neuroimaging; 273: 9–15.
Mancuso SG, Knoesen NP, Castle DJ (2010). The Dysmorphic Concern Questionnaire. A screening measure for body dysmorphic disorder. Aust New Z J Psychiatr; 44(6): 535–542.
Modan-Moses D, Yaroslavsky A, Pinhas-Hamiel O et al. (2020). Prospective Longitudinal Assessment of Linear Growth and Adult Height in Female Adolescents With Anorexia Nervosa. J Clin Endocr Metab; 106(1): e1–e10.
Oudman E, Wijnia JW, Oey MJ et al. (2018). Preventing Wernicke's encephalopathy in anorexia nervosa. A systematic review. Psychiatry Clin Neurosci; 72(10): 774–779.
Papezová H, Yamamotová A, Uher R (2005). Elevated pain threshold in eating disorders. Physiological and psychological factors. J Psychiatr Res; 39(4): 431–438.
Pike KM, Dunne PE (2015). The rise of eating disorders in Asia. A review. J Eat Disord; 3: 33.
Renthal W, Marin-Valencia I, Evans PA (2014). Thiamine deficiency secondary to anorexia nervosa. An uncommon cause of peripheral neuropathy and Wernicke encephalopathy in adolescence. Ped Neurol; 51(1): 100–103.
Rowland T, Koenigs L, Miller N (2003). Myocardial performance during maximal exercise in adolescents with anorexia nervosa. J Sports Med Phys Fitness; 43(2): 202–208.
Schapira B, Nazarian S, Thanapal M et al. (2020). Necrotising enterocolitis in an adult with anorexia nervosa. Ann R Coll Surg Engl; 102(8): 560–565.
Södersten P, Brodin U, Zandian M, Bergh CEK (2019). Verifying Feighner's Hypothesis; Anorexia Nervosa Is Not a Psychiatric Disorder. Front Psychol; 10: 2110.
Strober M, Freeman R, Morrell W (1997). The long-term course of severe anorexia nervosa in adolescents. Survival analysis of recovery, relapse, and outcome predictors over 10-15 years in a prospective study. Int J Eat Disord; 22(4): 339–360.
Sundgot-Borgen J, Torstveit MK (2004). Prevalence of eating disorders in elite athletes is higher than in the general population. Clin J Sport Med; 14(1): 25–32.
Sundgot-Borgen J, Torstveit MK (2010). Aspects of disordered eating

continuum in elite high-intensity sports. Scand J Med Sci Sports; 20 Suppl 2: 112–121.

van den Eynde F, Samarawickrema N, Kenyon M et al. (2012). A study of neurocognition in bulimia nervosa and eating disorder not otherwise specified-bulimia type. J Clin Exp Neuropsychol; 34(1): 67–77.

Vernay J, Briard D, Roubini A (2013). Hyperkaliémie secondaire à l'activité physique intense. Une complication rare de l'anorexie mentale. Presse Med; 42(5): 906–908.

Vocks S, Bauer A, Legenbauer T (2018). Körperbildtherapie bei Anorexia und Bulimia nervosa. Ein kognitiv-verhaltenstherapeutisches Behandlungsprogramm. Göttingen: Hogrefe.

Waller DA, Sheinberg Al, Gullion C et al. (1996). Impulsivity and neuroendocrine response to buspirone in bulimia nervosa. Biol Psychiatry; 39(5): 371–374.

Watters A, Gibson D, Dee E et al. (2020). Superior mesenteric artery syndrome in severe anorexia nervosa. A case series. Clin Case Rep; 8(1): 185–189.

Weingarden H, Shaw AM, Phillips KA, Wilhelm S (2018). Shame and Defectiveness Beliefs in Treatment Seeking Patients With Body Dysmorphic Disorder. J Nerv Ment Dis; 206(6): 417–422.

Wilmore JH (1992). Energy efficiency in endurance athletes. Everett, Washington, DC: Audio Productions.

Winston AP, Jamieson CP, Madira W et al. (2000). Prevalence of thiamin deficiency in anorexia nervosa. Int J Eat Disord; 28(4): 451–454.

Yeager KK, Agostini R, Nattiv A, Drinkwater B (1993). The female athlete triad. Disordered eating, amenorrhea, osteoporosis. Med Sci Sports Exerc; 25(7): 775–777.

Yücel B, Ozbey N, Polat A, Yager J (2005). Weight fluctuations during early refeeding period in anorexia nervosa. Case reports. Int J Eat Disord; 37(2): 175–177.

Zipfel S, Löwe B, Herzog W (2000). Essverhalten, Ess-Störungen und Adipositas. Ther Umsch; 57(8): 504–510.

Zipfel S, Friederich H, Quenter A et al. (Hrsg) (2003). Erste Ergebnisse der Interventionsstudie zur Behandlung von Patienten mit Adipositas und »Binge-Eating Disorder«. Stuttgart, New York: Thieme.

Zipfel S, Giel KE, Bulik CM et al. (2015). Anorexia nervosa. Aetiology, assessment, and treatment. Lancet Psychiatry; 2(12): 1099–1111.

4.2 Inzidenz

Die Inzidenz liegt in Deutschland bei ca. 8 Fällen pro 100 000 Einwohner (Jacobi et al. 2004). Vermutlich ist es zu einem Anstieg der Neuerkrankungen bei 15- bis 19-Jährigen gekommen, während sonst für Frauen und Männer > 35 die Zahlen stabil blieben (Lucas et al. 1999). In den letzten Jahren ist eine Stabilisierung der Inzidenz von AN und BM festzustellen. Die Erstmanifestation verschiebt sich zu jüngeren Patienten (Smink et al. 2012).

Literatur zu Abschnitt 4.2

Jacobi C, Morris L, Zwaan M de (2004). An overview of risk factors for anorexia nervosa, bulimia nervosa and binge eating disorder 2004. Clinical Handbook of Eating Disorders. Boca Raton: CRC Press; 141–188.

Lucas AR, Crowson CS, O'Fallon WM, Melton LJ (1999). The ups and downs of anorexia nervosa. J Eat Disord; 26(4): 397–405.

Smink FRE, van Hoeken D, Hoek HW (2012). Epidemiology of eating disorders. Incidence, prevalence and mortality rates. Curr Psychiatry Rep; 14(4): 406–414.

4.3 Prävalenz

In einer großen amerikanischen Studie wurde eine Lebenszeitprävalenz von 0,9 % für Frauen und von 0,3 % für Männer festgestellt. Viele Betroffene sind Frauen. Mädchen zwischen 14 und 19 Jahren stellen 40 % aller Erkrankten und 60 % der weiblichen Betroffenen (Legenbauer & Vocks 2014). Das Verhältnis erkrankter Männer zu Frauen liegt bei 1 : 11 (Hoek et al. 1995). Meine klinische Erfahrung ist, dass essgestörte Männer überproportional häufig homosexuell sind, aber vielleicht ist dies angesichts zu kleiner Fallzahl ein Irrtum. Für Zwillingskohorten finden sich noch höhere Prävalenzen (Keski-Rahkonen et al. 2007), auch gibt es bestimmte Risikopopulationen, z. B. Models, Balletttänzer und Leistungssportler bei Frauen sowie Skispringer, Ruderer, Ringer und Hochspringer bei Männern (Sundgot-Borgen et al. 2003).

Literatur zu Abschnitt 4.3

Hoek HW, Bartelds AI, Bosveld JJ et al. (1995). Impact of urbanization on detection rates of eating disorders. Am J Psychiatr; 152(9): 1272–1278.

Keski-Rahkonen A, Hoek HW, Susser ES et al. (2007). Epidemiology and course of anorexia nervosa in the community. Am J Psychiatry; 164(8): 1259–1265.

Legenbauer T, Vocks S (2014). Manual der kognitiven Verhaltenstherapie bei Anorexie und Bulimie. Mit weit über 100 Arbeitsblättern. Berlin, Heidelberg: Springer.

Sundgot-Borgen J, Fasting K, Brackenridge C et al. (2003). Sexual harassment and eating disorders in female elite athletes – a controlled study. Scand J Med Sci Sports; 13(5): 330–335.

4.4 Mortalität

Besonders die Anorexia nervosa geht mit einer erhöhten Sterblichkeit einher. So sterben 0,56 % der Patienten pro Jahr an der Essstörung oder Folgeschäden, das Sterberisiko ist etwa vervierfacht und damit ähnlich hoch wie bei der Alkoholabhängigkeit (Legenbauer & Vocks 2014). Im Vordergrund stehen medizinische Komplikationen, z. B. Infektionen mit Sepsis, Elektrolytentgleisungen, assoziiert mit erhöhter Sterblichkeit sind niedriger BMI bei Aufnahme, Zwangssymptome, Drogenkonsum und komorbide Depressionen (Pompili et al. 2004). Außerdem ist das Suizidrisiko erhöht, besonders für Anorektikerinnen vom sogenannten Purging-Subtyp (Legenbauer & Vocks 2014).

Fallbeispiel

Ein nett anzuschauender, allerdings bedrohlich bzw. kritisch abgemagerter Patient nahm und nahm nicht zu. Ich rätselte mit allen Kollegen herum, woran das wohl liegen könne, bis uns auffiel, dass er nicht nur eine halbe Stunde lang die Reiskörner auf dem Teller hin- und herschob, bis er wagte, eins zu essen, sondern er auch das Frühstücksei fein säuberlich filettierte und nur die dünne Außenhaut aß. Der Rest wanderte dann heimlich in die Hosentasche.

Literatur zu Abschnitt 4.4

Legenbauer T, Vocks S (2014). Manual der kognitiven Verhaltenstherapie bei Anorexie und Bulimie. Mit weit über 100 Arbeitsblättern. Berlin, Heidelberg: Springer.

Pompili M, Mancinelli I, Girardi P et al. (2004). Suicide in anorexia nervosa. A meta-analysis. Int J Eat Disord; 36(1): 99–103.

4.5 Rückfall, Remission und Recovery

Rückfälle kommen häufig bei Individuen vor, die AN-Behandlung erhalten. Es gibt aber keine einheitliche Definition eines Rückfalls in Bezug auf AN. Bei AN gelingt es oft, das Gewicht wiederherzustellen, aber es gibt hier ein extrem hohes Risiko für einen frühen Rückfall (Carter et al. 2012), und mehr als 50 % Rückfälle werden innerhalb des ersten Jahres nach erfolgreicher Krankenhausbehandlung gesehen. Ursprünglich hatte ein Europäisches Expertenteam die Definitionen aus der Depressionsliteratur versucht auf die AN und BN zu adaptieren (Kordy et al. 2002). Unglücklicherweise wurden diese Kriterien nicht von allen übernommen. Auch die Begriffe »Recovery« und »Remission« sind nicht einheitlich definiert worden.

»Recovery« meint normalerweise eine längere Zeit, in der wenige oder keine Kriterien der Störungen mehr erfüllt sind, die Remission hingegen beschreibt einen kürzeren Zeitraum.

Manche Quellen verwenden bei der Recovery-Definition nur den BMI, andere beziehen sich rein auf psychiatrische Symptome. Andere wiederum beziehen sich auf Körpergewicht und Menstruation, weitere auf Körpergewicht und klinische Symptome. Insgesamt gibt es hier eine riesige Variationsbreite an Definitionen in der Literatur.

Ein ähnliche Variabilität findet sich bei den »Relapse«-Kriterien. In Studien zeigen sich Rückfallraten von 9 % bis hin zu 52 % im Gefolge der Behandlung, bei den meisten Studien liegt der Prozentsatz bei über 25 % (Herzog et al. 1999). Adoleszente und Individuen mit restriktivem Subtyp der AN haben ein geringeres Rückfallrisiko. Das erste Jahr ist das kritischste, besonders hoch ist das Rückfallrisiko in den ersten drei Monaten nach Behandlung. Es überrascht nicht, dass diejenigen, die eine vollständige Recovery zeigen, geringere Rückfallraten (9 %) zeigen als diejenigen, die nur eine teilweise Recovery zeigen (35 %) (Kordy et al. 2002). Khalsa und Kollegen (Khalsa et al. 2017) schlugen eine plausible Standarddefinition vor:

Eine »Full recovery« liegt hierbei vor bei BMI ≥20 oder ≥90 % des Idealgewichts, Dauer: zwölf Monate; Symptomatik: keine signifikante Angst vor Gewichtszunahme; Verhalten: kein restriktives Essverhalten, kein Bingen oder Purging; EDE (der Test Eating Disorder Examination) innerhalb einer Standardabweichung vom Normalen. Es wird dann weiter differenziert in teilweise Recovery, Vollremission, Teilremission, Partial Relapse. Das andere Ende der Skala bildet »Full relapse«, mit signifikanter Angst vor Gewichtszunahme, signifikantem restriktiven Bingen oder Purging-Verhalten, EDE ≥ zwei Standardabweichungen vom Normalen, Dauer über drei Monate.

Literatur zu Abschnitt 4.5

Carter FA, Boden JM, Jordan J et al. (2015). Weight suppression predicts total weight gain and rate of weight gain in outpatients with anorexia nervosa. Int J Eat Disord; 48(7): 912–918.

Herzog DB, Dorer DJ, Keel PK et al. (1999). Recovery and relapse in anorexia and bulimia nervosa. A 7.5-year follow-up study. J Am Acad Child Adolesc Psychiatry; 38(7): 829–837.

Khalsa SS, Portnoff LC, McCurdy-McKinnon D, Feusner JD (2017). What happens after treatment? A systematic review of relapse, remission, and recovery in anorexia nervosa. J Eat Disord; 5: 20.

Kordy H, Krämer B, Palmer RL et al. (2002). Remission, recovery, relapse, and recurrence in eating disorders. Conceptualization and illustration of a validation strategy. J Clin Psych; 58(7): 833–846.

4.6 Diagnosekriterien der Anorexia nervosa

4.6.1 ICD-10-Kriterien

Die Diagnose-Kriterien der Anorexia nervosa (ICD-10: F50.0) lauten wie folgt:

A) Gewichtsverlust oder bei Kindern fehlende Gewichtszunahme. Dies führt zu einem Körpergewicht von mindestens 15 % unter dem normalen oder dem für das Alter und die Körpergröße erwarteten Gewicht.
B) Der Gewichtsverlust ist selbst herbeigeführt durch Vermeidung von fett machenden Speisen.
C) Selbstwahrnehmung als zu fett, verbunden mit einer sich aufdrängenden Furcht, zu dick zu werden. Die Betroffenen legen für sich selbst eine sehr niedrige Gewichtsschwelle fest.
D) Umfassende endokrine Störung der Hypothalamus-Hypophysen-Gonaden-Achse; sie manifestiert sich bei Frauen als Amenorrhoe, bei Männern als Interesseverlust an Sexualität und

Potenzverlust. Eine Ausnahme stelle das Persistieren vaginaler Blutungen bei anorektischen Frauen dar, die eine Hormonsubstitution erhalten (meist als kontrazeptive Medikation).

E) Die Kriterien A und B für eine Bulimia nervosa (F50.2) werden nicht erfüllt.

Bei Beginn der Erkrankung vor der Pubertät ist die Abfolge der Pubertätsentwicklung verzögert oder gehemmt (Wachstumsstopp, fehlende Brustentwicklung und primäre Amenorrhoe bei Mädchen, bei Jungen bleiben die Genitalien kindlich). Nach Remission wird die Pubertätsentwicklung, bei verspäteter Menarche, häufig normal abgeschlossen (Legenbauer & Vocks 2014).

4.6.2 DSM-5

Die für die Forschung eher relevante DSM-5-Klassifikation (APA 2013) aus den USA hingegen legt die Schwerpunkte anders. Schon die Vorgängerversion DSM-IV unterschied zwei Unterformen: den restriktiven und den Binge-Eating/Purging-Typus.

Das DSM-5 fokussiert auf die Einschränkung der Nahrungsaufnahme, ein deutlich unter dem Normalen liegenden Gewicht, auf die starke Angst vor Gewichtszunahme und gegenregulatorische Maßnahmen, eine ausgeprägte Störung des Körperbildes. Bezüglich der genannten Subtypen soll nur der Zeitraum der letzten drei Monate herangezogen werden, da die Subtypen wechseln können (Peat et al. 2009). Die DSM-5-Kriterien unterscheiden sich von jenen der ICD-10, da sie nicht nur die Verhaltensweisen, sondern auch die innerpsychischen Vorgänge beschreiben, und dies wirkt insgesamt differenzierter.

Literatur zu Abschnitt 4.6

Association AP (2013). Diagnostic and Statistical Manual of Mental Disorders (DSM-5®). Washington, DC: American Psychiatric Association Press.

Legenbauer T, Vocks S (2014). Manual der kognitiven Verhaltenstherapie bei Anorexie und Bulimie. Mit weit über 100 Arbeitsblättern [mit CD-ROM; eBook inside]. Berlin, Heidelberg: Springer.

Peat J, Barton B, Elliott E (2009). Statistics Workbook for Evidence-based Health Care. New York, NY: John Wiley & Sons.

4.7 Die Anorexia nervosa als Suchterkrankung?

Rodriguez-Martin und Kollegen (Rodriguez-Martin et al. 2020) greifen die Konzeptualisierung der Anorexie als einer Suchterkrankung auf bzw. nutzen dies als Metapher in ihren Therapien, was sich in einem von ihnen geschilderten Fall als für die Therapien nützlich zeigte.

Sie führen an, dass Komorbiditäten zwischen Essstörung und Abhängigkeit häufig sind, sodass in Entzugskliniken häufiger Patienten mit Essstörung als Zweitpathologie eintreffen. Bei Patienten mit Bulimia nervosa (BN) wurde bereits in der Literatur berichtet, dass die Metapher der Bulimie als Sucht hilfreich sein kann, um Therapiemotivation zu erzeugen (Meule 2019). Immerhin gibt es ja auch deutliche Ähnlichkeiten, die in der Impulsivität und Zwanghaftigkeit liegen. Diese Sichtweise wurde bereits 1984 erstmals vertreten (Meule et al. 2015).

Literatur zu Abschnitt 4.7

Rodríguez-Martín B, Martín-García M, Martínez-Infiesta I et al. (2020). Treating Anorexia as Addiction. A Case Study with 2-Years of Follow-Up. J Psychiatr Dis; 4(3), 94–100.

Meule A (2019). A Critical Examination of the Practical Implications Derived from the Food Addiction Concept. Curr Obes Rep; 8(1): 11–17.
Meule A, Hermann T, Kübler A (2015). Food addiction in overweight and obese adolescents seeking weight-loss treatment. Eur Eat Disord Rev; 23(3): 193–198.

4.8 Reaktionen der Umgebung auf das Leben mit AN-Patienten

Patienten mit chronischer und schwer verlaufender AN leben oft in einer gewissen Isolation. Die Familienmitglieder sind hingegen oft sehr stark involviert und verstrickt, wenn ein Familienmitglied unter AN leidet. Verwandte können in der Anfangsphase der Erkrankung dazu gebracht werden, Hilfe zu suchen, was einen prognostisch günstigen Effekt haben kann. Aber die Aushandlung des Übergangs in Therapie mit den Patienten kann anfangs schwierig sein, wenn sie sich dem krankheitsbedingt versperren. Die Störung und Unterbrechung des Funktionierens als Gesamtfamilie, der Arbeit und der sozialen Anpassung variiert mit dem Entwicklungsalter, der Stimmung und anderen klinischen Eigenschaften. Viele Patienten mit chronischer Verlaufsform bleiben in Abhängigkeit von ihren Familien während ihrer gesamten Lebenszeit (Hjern et al. 2006).

Die Angst, die erzeugt wurde durch den offensichtlichen Krankheitszustand und die Frustration, verursacht durch den Widerstand gegen die offensichtliche Lösung, endlich etwas zu essen, befeuert eine tiefgreifende und gemischte emotionale Reaktion sowohl bei Krankenschwestern als auch bei Familien. Die fehlende Krankheitseinsicht, besonders bei restriktiver AN, bleibt meist während und auch nach der Behandlung bestehen (Gorwood et al. 2019). Es können sich kritische, feindliche, überprotektive Verhaltensweisen sowie Kontrollverhaltensweisen als Gegenreaktionen entwickeln. Familienmitglieder können bei Esstörungsverhaltensweisen beschwichtigend auftreten, in eine Position der Kollusion geraten, sich um die Essstörungsregeln herum organisieren (also sich der Krankheit unterwerfen) und die negativen Konsequenzen dieser Verhaltensweisen ignorieren (was die Krankheit am Laufen hält) (Sepulveda et al. 2009).

Es kann so zu Spaltungsprozessen innerhalb von Familien kommen. Einige tragen eine besonders hohe Last, während andere entmachtet und ausgeschlossen werden können. Hohe empfundene Last und niedrige Effektivität der Fürsorge sind häufig und assoziiert mit hohen Leveln von Depression und Angst. Außerdem können die Reaktionen der Gesellschaft problematisch sein.

Die eigenen emotionales Reaktionen der Betreuenden können der Familie als Einheit schaden, wenn Beziehungen zerbrechen in Reaktion auf nachgebende und erlaubende Verhaltensweisen oder abweichende Formen von reaktiv ausgedrückten Gefühlen.

Geschwister können in die Problematik mit hineingezogen werden, können ihre eigenen Probleme entwickeln oder frühzeitig das Haus verlassen, weil ihre eigenen Bedürfnisse vernachlässigt werden (Dimitropoulos et al. 2013). So kann sich ein Teufelskreis eskalierenden interpersonellen Stresses entwickeln.

Es erscheint insgesamt wichtig, dass Betreuende und sonstige den Patienten Nahestehende nicht vom Behandlungsprozess ausgeschlossen werden.

Adressieren stressvoller interpersoneller Reaktionen

Eine Hypothese, die aus dem kognitiven interpersonellen Modell resultiert, ist, dass die toxischen Konsequenzen, die durch Isolation entstehen, über die Essstörung verbessert werden können, und zwar durch Skillstraining auch für Familienmitglieder oder nahe Anverwandte über die Lebenszeit hinweg (Treasure & Nazar 2016). Skills ist ein Begriff vor allem aus der Borderline-Persönlichkeitsstörungs-Therapie; es geht um das Erlernen von Fertigkeiten, um z. B. mit Anspannungszuständen fertigzuwerden.

Die Verbesserung der interpersonellen Milieus beginnt oft zu Hause. Die Beziehung zwischen Angehörigen und Patienten werden z. B. dadurch erschwert, dass der reduzierte Ausdrucksgehalt bzw. die ausgedünnte Mimik der Patienten es für Angehörige schwer macht, das Ausmaß des Leidens der Patienten zu erkennen. AN-Patienten sind auch uneinsichtig in Bezug auf den Einfluss ihres Verhaltens auf andere. Betreuer und Pflegekräfte sind oft gestresst durch die fehlende Krankheitseinsicht der Patienten und ihren Unwillen, die Krankenrolle zu akzeptieren.

Die Betreuer und Pflegenden sollten folgende Skills vermitteln:

- Psychoedukation über die Krankheit und ein Störungsmodell entwickeln (ein kognitiv-interpersonelles Modell), welches auf prädisponierende, auslösende und aufrechterhaltende Faktoren abhebt
- Informationen, wie Betreuende ihre Energie und Einsicht über ihre eigenen emotionalen Reaktionen formen können, um einen ruhigen, mitfühlenden und hilfreichen Kontext zu befördern
- Einführung in effektive Supporttechniken wie Motivational Interviewing (eine spezielle Interviewtechnik, die besonders in der Suchttherapie hilfreich ist), den Gebrauch von Verhaltensexperimenten, in denen man Risiken auf sich nimmt, und Expositionsübungen

Ein besseres Verständnis der Erkrankung reduziert den Disstress der Betreuuenden (Magill et al. 2016). Die auf dem kognitiven interpersonellen Modell, dem Model of Anorexia Treatment for Adults (MANTRA, Schmidt et al. 2018), basierende Behandlung für Patienten mit AN beinhaltet auch einen Teil, der sich mit den Sorgen der Betreuenden beschäftigt. Ein mitfühlendes, wechselseitig supportives Familienmilieu ist essentiell. Natürlich kommt es auch hier oft zu Missverständnissen, die aber häufig in einen neuen Kontext gestellt werden können – als wertvolle Möglichkeit, etwas daraus zu lernen.

Literatur zu Abschnitt 4.8

Dimitropoulos G, Freeman VE, Bellai K, Olmsted M (2013). Inpatients with severe anorexia nervosa and their siblings. Non-shared experiences and family functioning. Eur Eat Disord Rev; 21(4): 284–293.

Gorwood P, Duriez P, Lengvenyte A et al. (2019). Clinical insight in anorexia nervosa. Associated and predictive factors. Psychiatry Res; 281: 112561.

Hjern A, Lindberg L, Lindblad F (2006). Outcome and prognostic factors for adolescent female in-patients with anorexia nervosa. 9- to 14-year follow-up. Br J Psychiatry; 189: 428–432.

Magill N, Rhind C, Hibbs R et al. (2016). Two-year Follow-up of a Pragmatic Randomised Controlled Trial Examining the Effect of Adding a Carer's Skill Training Intervention in Inpatients with Anorexia Nervosa. Eur Eat Disord Rev; 24(2): 122–130.

Schmidt U, Startup H, Treasure J (2018). A Cognitive-Interpersonal Therapy Workbook for Treating Anorexia Nervosa. The Maudsley Model. London: Routledge.

Sepulveda AR, Kyriacou O, Treasure J. (2009) Development and validation of the accommodation and enabling scale for eating disorders (AESED) for caregivers in eating disorders. BMC Health Serv Res; 9: 171.

Treasure J, Nazar BP (2016). Interventions for the Carers of Patients With Eating Disorders. Curr Psychiatr Rep; 18(2): 16.

4.9 Schwere und andauernde Anorexia nervosa (SEAN)

In einem Mini-Review untersuchten Zhu und Kollegen (Zhu et al. 2020) die psychologischen Behandlungen von Fällen mit schwerer und andauernder Anorexia nervosa (Severe and enduring anorexia nervosa [SEAN]).

Eine signifikante Anzahl von Menschen mit AN bleiben für viele Jahre krank, wobei die Therapie immer herausfordernder und teurer wird, während die Krankheit fortschreitet und die Gesundung immer weniger wahrscheinlicher wird (Eddy et al. 2017). Diese Patienten haben die höchste Mortalität von allen seelischen Erkrankungen und erleiden oft persönliche und finanzielle Verarmung. Es ist noch einmal wesentlich festzustellen, dass Heilungen noch Jahrzehnte nach Beginn der Erkrankung vorkommen und dass die Erkrankung nicht als per se unbehandelbar hingestellt wird, etwa aufgrund langer Dauer (Eddy et al. 2017; Keski-Rahkonen & Mustelin 2016).

Wie ist SEAN definiert? Gemäß Hay und Touyz (Hay & Touyz 2018) liegt hier folgendes Bild vor:

- Ein andauernder Zustand von dietärer Restriktion, Untergewicht und Überbewertung von Gewicht/Aussehen mit funktioneller Beeinträchtigung
- Eine Dauer von > 3 Jahren der AN (Andere Definitionen gehen von einer Krankheitsdauer > 7 Jahren aus)
- Exposition gegenüber wenigstens zwei evidenzbasierten Behandlungen, die in angemessener Weise durchgeführt wurden, zusammen mit einer diagnostischen Einschätzung, die eine Beurteilung der Kenntnisse der Patienten über die Essstörung und Beurteilung der Stufe der Veränderung beinhaltet.

Die meisten Therapien für Patienten mit SEAN basierten bisher auf »klinischer Weisheit« mit nur wenigen klinischen Studien (Wonderlich et al. 2012).

Was sind Therapieziele bei Behandlungen für SEAN-Patienten? Darüber gibt es unterschiedliche Ansichten. Einige meinen, man sollte die Therapieziele in Richtung Verbesserung der Lebensqualität als primärem Outcome-Parameter anpassen (Bamford et al. 2015). Andere hingegen meinen, das Ziel der vollen Gewichtswiederherstellung sollte das primäre Ziel bleiben, egal wie lang die Krankheit andauert und wie schwer sie ist (Raykos et al. 2018).

Diese Patienten sind wirklich schwer zu behandeln, da sie oft in schlechtem Zustand in die Praxis oder Klinik kommen, schlecht motiviert sind, sich allein und nicht ausreichend unterstützt fühlen und überwältigende Gefühle von Hoffnungslosigkeit verspüren (Strober 2004). Die Sehnsucht nach vollständiger Heilung ist hier bisher unrealistisch. Die Anwendung der üblichen Therapieziele kann fehlgehen, da sich Therapeutenziele und Patientenziele nicht decken, was auch zu hohen Abbruchraten führt (Wonderlich et al. 2012).

Ein systematischer Review aus dem Jahre 2012 (Hay et al. 2012) betont, dass es wenige evidenzbasierte Behandlungen für SEAN-Patienten gibt. Hier gab es keine klare Evidenz für irgendeine psychologische Behandlung, von Medikation gar nicht erst zu reden. Es wurde lediglich festgestellt, dass es wohl einen Vorteil geben müsse für eine spezialisierte Behandlung gegenüber einer nicht spezialisierten Behandlung und dass kognitive Verhaltenstherapie (KVT) für AN (CBT-AN) die Rückfallquoten nach Gewichtsnormalisierung senkt.

Es wurden einige Therapien untersucht, die typische Problembereiche der SEAN-Patienten adressieren, dies sind: Specialist Supportive Clinical Management (SSCM, Bamford et al. 2015), CBT-AN (Raykos et al. 2018), das Community Outreach Partnership Programm (COPP, Williams et al. 2010), das Maudsley Model of Anorexia Nervosa treatment for Adults (MANTRA, Schmidt et al. 2014) und eine Therapieform, welche von Strober (2004) beschrieben wurde. Auf einige dieser Therapien wird noch später in diesem Buch zurückgekommen werden.

Die sogenannte transdiagnostische CBT enhanced-broad (CBT-EB, Fairburn 2008) wurde auch berücksichtigt – eine spezialisierte Form der kognitiven Verhaltenstherapie, bei der die zusätzlichen Module bezüglich Komorbiditäten, interpersonelle Therapie, klinischem Perfektionismus und niedriger Selbstachtung hinzugefügt wurden. (Dies ist eine Form der kognitiven Verhaltenstherapie, die sich als nützlich bei der AN erwiesen hat und von Fairburn entwickelt wurde.) Bei all diesen Therapien wird die interdisziplinäre Zusammenarbeit betont; wesentliche Ziele sind

- die Verbesserung der Lebensqualität,
- die Betonung der Bedeutung von medizinischer Sicherheit und
- die Ermutigung zur Gewichtszunahme.

Wonderlich und Kollegen (Wonderlich et al. 2012) befürchteten, dass die Versuche, auf diese Weise die Behandlung für SEAN-Patienten anzupassen, zu eher supportiven Behandlungen führen könnten, die also gar nicht spezifisch die Grundproblematik adressieren.

Bei so schwer kranken Patienten stellt sich auch die Frage, ob ein palliatives Vorgehen sinnvoll ist. Ethik, die Rolle von palliativen Ansätzen und der Zeitpunkt, ab dem eine Behandlung gegen den Willen des Patienten erforderlich ist, werden in der Literatur eher stiefmütterlich behandelt. Gemäß Strober (Strober 2004) kommt es bei diesen Patienten vor allem darauf an, sie zu unterstützen und ein palliatives, haltendes Management anzubieten.

Man hat für diese schwerkranken Patienten auch medikamentöse Ansätze versucht, z. B. wurden Substanzen wie Dronabinol, ein synthetisches Cannabinoid (Andries et al. 2014), untersucht. Solche Behandlungen sollten aber bestenfalls adjuvant verwendet werden, immer nur in Kombination mit psychologischen Behandlungsansätzen. Zhu und Kollegen (Zhu et al. 2020) geben eine Übersicht über seit 2012 erfolgten Behandlungsstudien mit psychologischen Therapien:

Sie erwähnen eine Studie, die SSCM und CBT-AN in jeweils adaptierter Form verglich (Bamford et al. 2015). Hier stand die Verbesserung der Lebensqualität im Vordergrund, nicht so sehr die Gewichtszunahme. Diese wurde zu 76 % von den Patienten bis zum

Recovery-Rate – Erholungszeit

Ende besucht (mehr als 30 Wochen Therapie). Es zeigten sich signifikante Verbesserungen bei den Essstörungsymptomen, der Lebensqualität und beim Gewicht, auch nach einem Jahr Katamnese. Die Patienten mit schweren Symptomen, zusätzlicher Depression, höherem Alter und jene, die »purgen«, profitierten hier mehr von der modifizierten CBT-AN (Le Grange et al. 2014).

2013 verglichen Dalle Grave et al. (Dalle Grave et al. 2013) die kurzzeitigen und längeren Effekte von CBT – in fokussierter und in breiter angelegter Form – bei 80 jungen Erwachsenen mit schwerer AN und einer medianen Krankheitsdauer von fünf Jahren. Hier verbesserten beide Behandlungen signifikant Gewicht, Essstörung und allgemeine Psychopathologie.

MANTRA ist eine Therapieform, die einen motivierenden Interviewstil verwendet und u.a. die Unterstützung einer nichtanorektischen Identität fördert (Schmidt et al. 2013). Sie wurde in zwei randomisierten kontrollierten Studien (RCTs) gegen SSCM bei Teilnehmern mit Krankheitsdauer >7 Jahren getestet. Beide Therapien führten zu statistisch signifikanter Verbesserung bei BMI und der Essstörungssymptomatologie. Jedoch wurde MANTRA besser akzeptiert und führte zu höheren Raten in puncto regulärer Beendigung der Therapie.

In der ANTOP-Studie (Anorexia nervosa treatment of outpatients), einer großen multizentrischen RCT (randomisiert kontrollierte Studie), wurde FPT (dreiphasige psychodynamische Behandlung, die auf interpersonelle Beziehungen fokussiert) (Zipfel et al. 2014) mit CBT-E und einem optimierten »Treatment as usual« (TAU) verglichen.

Nach dem Ende der Behandlung hatten alle Gruppen in identischer Weise an Gewicht zu genommen und zeigten sämtlich reduzierte Psychopathologie-Werte. Nach einem 12-Monate-Follow-up hatten die FPT-Patienten höhere Recovery-Raten im Vergleich zu jenen, die optimierter TAU zugeordnet waren, aber CBT-E und FPT unterschieden sich nicht in den Recovery-Raten. Außerdem nahmen die CBT-E-Patienten schneller an Gewicht zu und verbesserten sich besser gegenüber der ED-Psychopathologie (ED = Eating Disorder).

Cognitive Remediation Therapy (CRT)

CRT ist ursprünglich für Schizophrenie-Patienten entwickelt worden. Tchanturia und Kollegen (Tchanturia et al. 2007) entwickelten eine Form für die AN. Sie adressiert vor allem die kognitive Inflexibilität der Patienten.

Dingemans und Kollegen (Dingemans et al. 2014) untersuchten in einer RCT die Effektivität von CRT, und zwar intensive TAU im Vergleich zu CRT plus TAU. Die Patienten, die zusätzlich CRT bekamen, verbesserten sich signifikant mehr in Bezug auf die essstörungsbezogene Lebensqualität.

Exposure and Response Prevention for Anorexia nervosa (AN-EXRP) ist eine manualisierte Behandlungsmethode, die sich auf essensbezogene Ängste konzentriert und dysfunktionales Essverhalten durch Ermutigung verändern soll, sich mit den Ängsten zu konfrontieren (Steinglass et al. 2014). Essstörungsbezogene Symptome werden mit besonderem Fokus auf Exposition und Ritualverhinderung modifiziert. Die Patienten werden durch eine Hierarchie provokativer Esssituationen geführt, und die Aufmerksamkeit wird darauf gelenkt, ritualisierte Verhaltensweisen zu stoppen und die tatsächliche Angst zu vertreiben.

Steinglass und Kollegen (Steinglass et al. 2014), führten ein RCT durch, um AN-EXRP als adjuvante Strategie zu beurteilen, um Essverhalten während der Gewichtswiederherstellung zu verbessern, und verglichen es mit CRT. Dies bezog sich auf Patienten mit AN und 10-jähriger Krankheitsdauer. Die AN-EXRP-Patientinnen schnitten im Vergleich zu CRT in Bezug auf Nahrungsaufnahme besser ab.

Regulating Emotions and Changing Habits (REaCH)

AN-Patienten entwickeln restriktive Essverhaltensweisen, die fest verwurzelt sind und reflexhaft auf bestimmte Schlüsselreize hin auftreten. REaCH ist eine Verhaltenstherapie für ein solches gestörtes Essverhalten, die auf einer Behandlung für komplexe Verhaltensweisen, wie der »Habit reversal therapy« für das Tourette-Syndrom, basiert (Steinglass et al. 2018). Es handelt sich um eine manualisierte Behandlung mit den vier Hauptkomponenten

- Cue-Awareness (Erkennen von Hinweisreizen),
- Entwicklung neuer Routinen,
- Unterdrückung schädlicher Verhaltensweisen und
- Emotionsregulation.

In einer Proof-of-Concept-RCT (Machbarkeits-/Pilotstudie) von Steinglass und Kollegen (Steinglass et al. 2018) wurden 22 Patienten entweder einer supportiven Psychotherapie (SPT) oder der REaCH zugeordnet (Patienten mit 15,5 Jahren durchschnittlicher Krankheitsdauer). REaCH veränderte besser maldadaptive Routinen und wurde mit klinisch bedeutsameren Verbesserungen in Bezug auf Essstörungsymptome und Energiezufuhr assoziiert.

Insgesamt gibt es immer noch zu wenige Studien, vor allem für Patienten mit lange andauernder schwerer Erkrankung. Es bedarf auch neuer Therapiekonzepte statt der traditionellen direktiven und paternalistischen Modelle, die oft die Patienten hospitalisiert, traumatisiert und entmutigt zurücklassen (Zhu et al. 2020). Man sollte auch die Patientenwünsche bei der Behandlung besser berücksichtigen (Yager 2019).

Wie entwickelt sich eine schwere andauernde Form der AN?

Das Erhaltungsmodell der schweren und andauernden AN besteht aus drei Komponenten:

- Die erste Komponente umfasst die interpersonellen Konsequenzen der AN. Diese entstehen durch die Auswirkungen chronischer Auszehrung auf die soziale Kognition und der Reaktion anderer auf die Krankheit.
- Die zweite Komponente bezieht sich auf die Verhaltenskonsequenzen der AN. Neuroadaptation und Gewohnheiten entstehen als Folge wiederholten Verhaltens. Auch können »Fütterungserfahrungen« aversives Lernen in Richtung auf Nahrung bewirken.
- Die dritte Komponente bezieht sich auf die Antwort auf chronischen Stress, die auf eine genetische Prädisposition zurückgehen kann, frühe averse Erfahrungen oder auch sekundäre Folge der Auszehrung sein kann.

Schwierigkeiten in interpersonellen Beziehungen prädisponieren für die Entwicklung einer AN, sind aber auch sekundäre Konsequenz der Krankheit.

Soziale Ängste sind ein häufiger Vorbote von Essstörungen (Goddard & Treasure 2013). Möglicherweise gibt es auch eine Verbindung zwischen Essstörungen und Autismus-Spektrum-Störungen (Nielsen & Mitchell 2015). Probleme mit sozialer Kognition können auch genetisch mitbedingt sein, so hatte die Nachkommenschaft von Müttern mit einer Geschichte von Essstörungen Anomalien in puncto sozialer Kognition während der Kindheit (Kothari et al. 2015).

Probleme der sozialen Kognition mögen als Endophänotyp zu betrachten sein, welcher das Risiko der Entwicklung einer ED begünstigt. Aber auch adverse soziale Erfahrungen, wie Kindesmisshandlung, unsichere Bindung (Jewell et al. 2016), oder sozialer

Ausschluss (Cardi et al. 2018) können die interpersonellen Beziehungsmuster prägen und die normale Identitätsentwicklung behindern (Vartanian et al. 2018).

Patienten mit AN berichten eher frühe maldadaptive Schemata und Schwierigkeiten der Emotionsregulation mit größerem Gebrauch dysfunktionaler interpersoneller Emotionsregulationsstrategien (Oldershaw et al. 2015). Probleme der Emotionsregulation können eine Schlüsselrolle bei der Aufrechthaltung der Essstörungssymptomatik spielen. So kann eine Interaktion zwischen sozialen Vulnerabilitätseigenschaften, Risiken in der interpersonellen Umgebung und dysfunktionaler Emotionsprozessierung zur Entwicklung einer AN prädisponieren, sie wäre somit eine »sozial-emotionale« Störung (Rapee et al. 2019). Probleme der sozialen Kognition können auch sekundäre Folgen des Hungerns sein. Die Anomalien beinhalten Defizite in nonverbalem emotionalen Ausdruck sowie Vermeidung oder Unterdrückung von Emotionen, um z. B. Konflikte zu vermeiden (Oldershaw et al. 2015).

4.9.1 Die Früherkennung schwerer Anorexia-nervosa-Fälle

Herpertz-Dahlmann (2020) reflektiert über schwere Fälle von Anorexia aus entwicklungspsychologischer Perspektive bzw. die Frage, wie man potentielle Risiken im frühen Krankheitsverlauf erkennen könnte. Bei Durchsicht alter Krankenakten scheinbar unbehandelbarer Patienten versuchte sie sich zu vergegenwärtigen, ob sie bestimmte Gemeinsamkeiten hätten. Sie schaute sich Krankenakten von zehn Patienten unter 19 Jahren an, die die Kriterien erfüllten, die Hay and Touyz aufstellen (Hay und Touyz 2018): Krankheitsdauer mehr als 3 Jahre und Durchführung wenigstens zweier evidenzbasierter Behandlungen ohne signifikante Besserung. Hier fand sie Gemeinsamkeiten:

Die Patienten waren als Kind schüchtern und litten unter Trennungsangst, wenn sie in den Kindergarten mussten. Sie hatten nur wenige Freunde und deutliche soziale Kontaktschwierigkeiten. Auch Verwandte litten an psychiatrischen Erkrankungen, wie Depression, Alkoholismus und Essstörungen. Oft gab es Schwierigkeiten um den Zeitpunkt der Geburt herum. Bei der Erstvorstellung zeigten sie schwere Depressionen oder eine ausgeprägte Sozialphobie und zeichneten sich durch besonderen Perfektionismus aus. Die Eltern berichteten über ausgeprägte besondere Gewohnheiten, die nicht nur mit der Essstörung zusammenhingen. Auch hatten viele der Patienten abdominale Schmerzen während der Kindheit und Adoleszenz gehabt – ein Grund, warum sie weniger aßen. In einer größeren Untersuchung hatten viele der Patienten schon zwei Jahre vor der Diagnose mehr gastrointestinale Medikation eingenommen (Demmler et al. 2020).

Verdauungsprobleme scheinen also oft mit der Krankheit einherzugehen. Herpertz-Dahlmann schlägt vor, größere prospektive Analysen zur Unterscheidung einzelner Einflussfaktoren zu unternehmen, um eine Art Risikoarchitektur der Erkrankung aufzuklären, sodass man schon im Vorfeld einen Risikoscore entwickeln könnte. Auch sollte die Herausbildung von Gewohnheiten besser untersucht werden. Schließlich sollte man auch das Augenmerk auf Resilienzfaktoren legen. So falle auf, dass bei bestimmten Lebensereignissen – wie Etablieren einer romantischen Beziehung, Wechsel in eine neue Stadt, erfolgreicher Studienstart oder Wechsel zu einem noch nicht erschöpften Therapeuten – Besserungen erreichbar waren, die vorher nicht möglich schienen.

4.9.2 Die schwere Anorexia nervosa – ein Fall für palliative Behandlung?

Westermair und Kollegen (Westermair et al. 2020) meinen, dass manche Patienten mit AN unter leitliniengerechter Therapie in einer Spezialambulanz kein zufriedenstellendes Ausmaß an Lebensqualität erreichen, und diskutieren palliativmedizinische Ansätze.

Fallbeispiel

Die Autoren beschreiben einen eindrücklichen Fall einer schließlich verstorbenen Patientin mit Anorexie, primärer Amenorrhö, Zwangsstörung und PTBS. Im 17. Lebensjahr erfolgte die erste Behandlung, die zur Gewichtszunahme führte, danach kam es aber immer wieder zu Abnahmen, frustraner Wiederernährung, letztlich war die Compliance nicht ausreichend, und die Patientin verstarb. Irgendwann sei bei wiederholten Wiederernährungsversuchen in der Intensivmedizin der Begriff der »Medical futility« geprägt worden, der sich mit Aussichtslosigkeit übersetzen lasse. Diese sei hier wohl gegeben. Die Autoren beschreiben Elemente einer palliativen Behandlung der Anorexie, die sich von der kurativ orientierten Palliativtherapie durch Fokussierung auf Lebensqualität, gemeinsames Festlegen individueller Ziele, individueller auf die Patienten zugeschnittene Ziele, bedarfsorientierter Zuwendung, Priorisierung von Therapiezielen nach Patientenwunsch unterscheide.

Ich kann dieser Herangehensweise nicht folgen. Während doch in den Eingangszeilen berichtet wurde, dass die Patientin unter einer Zwangsstörung und einer PTBS litt, wird auf die entsprechende Behandlung, insbesondere der PTBS, mit kaum einem Wort eingegangen. Welche Schwierigkeiten traten dabei auf? Wurde z.B. EMDR versucht?

Aus meiner klinischen Erfahrung scheint es mir nicht unwahrscheinlich, dass die beschriebene Patientin zugrundeliegend eine komplexe PTBS hatte und eine spezifische Traumatherapie sie aus dem Kreislauf hätte herausholen können. Dann wäre die Anorexie ein Epiphänomen – der Versuch, um jeden Preis die Autonomie zu behalten und die Hilflosigkeitsgefühle aus der Traumatisierung zu überwinden.

Natürlich kann ich zu dem konkreten Fall letztlich nichts sagen, und mir steht es nicht zu, über die Therapien anderer zu urteilen, ich möchte bloß zu bedenken geben: Bevor man sich über Palliation Gedanken macht, sollte man sich von der Auswegslosigkeit und Tristesse des konkreten Falls nicht zum Aufgeben verleiten lassen, sondern lieber nach Wegen suchen, Diagnostik und Therapie zu verbessern. Palliativmedizin hat meines Erachtens in der Psychiatrie wenig zu suchen – fraglos eine provokante Position, zu der ich aber gerne stehe.

Literatur zu Abschnitt 4.9

Andries A, Frystyk J, Flyvbjerg A, Støving RK (2014). Dronabinol in severe, enduring anorexia nervosa. A randomized controlled trial. Int J Eat Disord; 47(1): 18–23.

Bamford B, Barras C, Sly R et al. (2015). Eating disorder symptoms and quality of life. Where should clinicians place their focus in severe and enduring anorexia nervosa? Int J Eat Disord; 48(1): 133–138.

Cardi V, Mallorqui-Bague N, Albano G et al. (2018). Social Difficulties As Risk and Maintaining Factors in Anorexia Nervosa. A Mixed-Method Investigation. Front Psychiatr; 9: 12.

Dalle Grave R, Calugi S, Conti M et al. (2013). Inpatient cognitive behaviour therapy for anorexia nervosa. A randomized controlled trial. Psychother Psychosom; 82(6): 390–398.

Demmler JC, Brophy ST, Marchant A et al. (2020). Shining the light on eating disorders, incidence, prognosis and profiling of patients in primary and secondary care. National data linkage study. Br J Psychiatry; 216(2): 105–112.

Dingemans AE, Danner UN, Donker JM et al. (2014). The effectiveness of cognitive remediation therapy in patients with a severe or enduring eating disorder. A randomized controlled trial. Psychother Psychosom; 83(1): 29–36.

Eddy KT, Tabri N, Thomas JJ, Murray HB et al. (2017). Recovery From Anorexia Nervosa and Bulimia Nervosa at 22-Year Follow-Up. J Clin Psychiatry; 78(2): 184–189.

Fairburn CG (2008). Cognitive behavior therapy and eating disorders. New York: Guilford Press.

Goddard E, Treasure J (2013). Anxiety and Social-Emotional Processing in Eating Disorders. Examination of Family Trios. Cogn Ther Res; 37(5): 890–904.

Hay P, Touyz S (2018). Classification challenges in the field of eating disorders. Can severe and enduring anorexia nervosa be better defined? J Eat Disord; 6: 41.

Hay PJ, Touyz S, Sud R (2012). Treatment for severe and enduring anorexia nervosa. A review. J Intellect Dev Disabil; 46(12): 1136–1144.

Herpertz-Dahlmann B (2020). Serious and enduring anorexia nervosa from a developmental point of view. How to detect potential risks at an early stage and prevent chronic illness? Int J Eat Disord; 53(8): 1313–1314.

Jewell T, Blessitt E, Stewart C et al. (2016). Family Therapy for Child and Adolescent Eating Disorders. A Critical Review. Fam Process; 55(3): 577–594.

Keski-Rahkonen A, Mustelin L (2016). Epidemiology of eating disorders in Europe. Prevalence, incidence, comorbidity, course, consequences, and risk factors. Curr Opin Psychiatr; 29(6): 340–345.

Kothari R, Barona M, Treasure J, Micali N (2015). Social cognition in children at familial high-risk of developing an eating disorder. Front Behav Neurosci; 9: 208.

Le Grange D, Fitzsimmons-Craft EE, Crosby RD et al. (2014). Predictors and moderators of outcome for severe and enduring anorexia nervosa. Behav Res Ther; 56: 91–98.

Nielsen S, Mitchell AJ (2015). Comment on »Re-examining premature mortality in anorexia nervosa. A meta-analysis redux« by Keshaviah et al. [Comprehensive Psychiatry 55 (2014) 1773–1784]. Comprehensive Psychiatry; 61: 131–132.

Oldershaw A, Lavender T, Sallis H et al. (2015). Emotion generation and regulation in anorexia nervosa. A systematic review and meta-analysis of self-report data. Clin Psychol Rev; 39: 83–95.

Rapee RM, Oar EL, Johnco CJ et al. (2019). Adolescent development and risk for the onset of social-emotional disorders. A review and conceptual model. Behav Res Ther; 123: 103501.

Raykos BC, Erceg-Hurn DM, McEvoy PM et al. (2018). Severe and enduring anorexia nervosa? Illness severity and duration are unrelated to outcomes from cognitive behaviour therapy. J Consult Clin Psychol; 86(8): 702–709.

Schmidt U, Renwick B, Lose A et al. (2013). The MOSAIC study – comparison of the Maudsley Model of Treatment for Adults with Anorexia Nervosa (MANTRA) with Specialist Supportive Clinical Management (SSCM) in outpatients with anorexia nervosa or eating disorder not otherwise specified, anorexia nervosa type. Study protocol for a randomized controlled trial. Trials; 14: 160.

Steinglass JE, Albano AM, Simpson HB et al. (2014). Confronting fear using exposure and response prevention for anorexia nervosa. A randomized controlled pilot study. Int J Eat Disord; 47(2): 174–180.

Steinglass JE, Glasofer DR, Walsh E et al. (2018). Targeting habits in anorexia nervosa. A proof-of-concept randomized trial. Psychol Med; 48(15): 2584–2591.

Strober M (2004). Pathologic fear conditioning and anorexia nervosa. On the search for novel paradigms. Int J Eat Disord; 35(4): 504–508.

Tchanturia K, Whitney J, Treasure J (2007). Can cognitive exercises help treat anorexia nervosa? Eat Weight Disord; 11(4): e112–6.

The Maudsley Model of Anorexia Treatment for Adults (MANTRA) (2014). An Introduction to Model, Evidence-Base and Treatment: Workshop 2.1.2014.

Touyz S, Le Grange D, Lacey H, Hay P (2016). Managing Severe and Enduring Anorexia Nervosa. A Clinician's Guide. London: Routledge.

Vartanian LR, Hayward LE, Smyth JM et al. (2018). Risk and resiliency factors related to body dissatisfaction and disordered eating. The identity disruption model. Int J Eat Disord; 51(4): 322–330.

Westermair AL, Perrar KM, Schweiger U (2020). Ein palliativer Ansatz für schwerste Anorexia nervosa? Nervenarzt; 91(5): 411–416.

Wonderlich S, Mitchell JE, Crosby RD et al. (2012). Minimizing and treating chronicity in the eating disorders. A clinical overview. Int J Eat Disord; 45(4): 467–475.

Yager J (2020). Trends in Psychiatric Residency Education and Practice From 1944 to 2019. A Loving, Informal, and Highly Personal Review Served With Gently Roasted Sacred Cow. J Psychiatr Pract; 26(6): 493–502.

Zhu J, Yang Y, Touyz S et al. (2020). Psychological Treatments for People With Severe and Enduring Anorexia Nervosa. A Mini Review. Front Psychiatr; 11: 206.

Zipfel S, Wild B, Groß G et al. (2014). Focal psychodynamic therapy, cognitive behaviour therapy, and optimised treatment as usual in outpatients with anorexia nervosa (ANTOP study). Randomised controlled trial. The Lancet; 383(9912): 127–137.

5 »Anorexia by proxy«

die Angehörigen (meist Mütter) führen die Krankheiten bei anderen selbst herbei

In einem Fachartikel von Tury und Kollegen (Tury et al. 2020) wird über verschiedene Fälle einer artifiziellen anorektischen Störung berichtet, quasi einem »Anorexia-by-Proxy-Syndrom«.

Dies fällt heutzutage unter die DSM-5-Kategorie »Somatic symptom and related Disorders«, als »Facticious disorder imposed on another (FDIA)«. Früher bezeichnete man dies als »Münchhausen by Proxy«, benannt nach dem Baron Münchhausen, der drastische Lügengeschichten erfand. In diesem Fall produziert ein Patient erfundene Informationen über den Körperzustand des Kindes oder produziert direkt via Misshandlung oder Vergiftung Symptome beim Kind. Der Patient fälscht körperliche Symptome, präsentiert dem Arzt ein Opfer (hier das Kind) als krank, behindert oder verletzt. Im Grunde handelt es sich um eine Form des Kindesmissbrauchs. Das Elternteil nutzt hier das Kind als Erweiterung des eigenen Egos, unbewusste Ängste gegenüber dem Kind können sich hier manifestieren – oder die symbolische Erklärung »Hör auf zu existieren«. Motivation kann sein, dass Aufmerksamkeit gesucht wird, oder das Symbolisieren von Überlegenheit gegenüber anderen Pflegepersonen. Es wird Stolz daraus bezogen, eine gute, besorgte Pflegeperson zu sein. Diese Patienten haben oft eine psychiatrische Vorgeschichte oder Suizidgeschichte in der Anamnese. In 75 % der Fälle handelt es sich um Mütter, die oft histrionisch sind oder Borderline-Persönlichkeitsstörungen haben. Die Kinder leiden unter der oft Ablehnung durch die Mutter, entwickeln Schuldgefühle.

Tury und Kollegen beschreiben verschiedene Fälle und verweisen noch auf einen Fall von »Orthorexia by proxy«, in dem ein einjähriges Kind in einem kritischen Zustand eingeliefert wurde, weil es mit einer inflexiblen veganen Diät ernährt wurde, was zur Unterernährung führt. Auch in Bezug auf Fettsucht können ähnliche Fälle auftreten, z. B. das »Feeding-Syndrom«, beschrieben durch Giovanelli und Peluso (2006). Hier beobachtet man mitunter einen Fettfetischismus. Das Körperfett wird zum Objekt sexueller Attraktion. Sexuelle Erregung wird durch das Fett, aber auch durch den Prozess des Fütterns erreicht.

Tury und Kollegen halten die beschriebenen Fälle für ein Spektrum mit verschiedenen Ausprägungsgraden:

Auf der einen Seite des Spektrums findet sich die klassische AN mit bestimmten psychosomatischen Eigenschaften der Familie, die – wie schon Minuchin aufzeigte (Minuchin et al. 2009) – auf unbewusste familiäre Prozesse verweisen, die den Krankheitsprozess anstoßen.

Auf der anderen Seite kann sich die Körperbildstörung des Elternteils auf das Kind übertragen, wenn das Elternteil den Körper des Kindes ändern möchte.

Drittens kann Schaden zugefügt werden, und zwar dadurch, dass Eltern aufgrund einer symbiotischen Beziehung zum Kind verhindern, dass das Kind behandelt wird oder die Behandlung fortgesetzt wird. Dies scheint besonders häufig vorzukommen.

Auch kann es zu einer Projektion des eigenen anorektischen Verhaltens kommen; Körpergewicht und Gestalt werden beim Kind kritisiert, obwohl dieses völlig normal ist. Schlimmer sind die Fälle, wenn ein Elternteil aufgrund der eigenen Körperbildstörung das Kind zum Hungern bringt. Und am schlimmsten sind die Fälle von Kindesmissbrauch, wenn das Kind nicht gefüttert wird – nicht wegen einer Körperbildstörung, sondern z. B. als Form einer Bestrafung.

Literatur zu Kapitel 5

Giovanelli D, Peluso NM (2006). Feederism. A new sexual pleasure and subculture. In: Meeks C, Fischer N, Seidman S (eds). Introducing the new sexuality studies. Original essays and interviews. London: Routledge; 331–336.

Meeks C, Fischer N, Seidman S (eds) (2006). Introducing the new sexuality studies. Original essays and interviews. London: Routledge.
Minuchin S, Rosman BL, Baker L (2009). Psychosomatic Families. Anorexia Nervosa in Context. Harvard University Press.
Tury F, Szalai TD, Szabo K, Abraham I (2020). Factitious Disorder Imposed on Another or Child Abuse – the Case of Anorexia Nervosa (Former »Anorexia by Proxy Syndrome« – a Review and Case Studies). J Obes Eat Disord; 6(2): 3.

6 Bulimia nervosa

Auch dies ist eine ernstzunehmende Essstörung, bei dieser wird diskutiert, ob hier die Mortalität nicht doch höher liegt als bisher angenommen (Nielsen 2001).

6.1 ICD-10-Kriterien

Die Bulimia nervosa (F50.2) wird in der ICD-10 wie folgt definiert:

A) Häufige Episoden von Essattacken (in einem Zeitraum von drei Monaten mindestens 2-mal pro Woche), bei denen große Mengen an Nahrung in sehr kurzer Zeit konsumiert werden
B) Andauernde Beschäftigung mit dem Essen, eine unwiderstehliche Gier oder ein Zwang zu essen
C) Die Patienten versuchen, der Gewichtszunahme durch die Nahrung mit einer oder mehreren der folgenden Verhaltensweise entgegenzusteuern:
   1. Selbstinduziertes Erbrechen
   2. Missbrauch von Abführmitteln
   3. Zeitweilige Hungerperioden
   4. Gebrauch von Appetitzüglern, Schilddrüsenpräparaten oder Diuretika. Wenn die Bulimie bei Diabetikerinnen auftritt, kann es zu einer Vernachlässigung der Insulin-Behandlung kommen
D) Selbstwahrnehmung als »zu fett«, mit einer sich aufdrängenden Furcht, zu dick zu werden (was meist zu Untergewicht führt)

Sie wurde erst spät als eigenständige Essstörung aufgeführt (Russell 1979). Im Rahmen eines Essanfalls werden süße und hochkalorische Lebensmittel vorgezogen. Charakteristisch ist der Konsum einer großen Menge an Nahrungsmitteln. Sonst besteht ein eher gezügeltes Essverhalten. Es zeigen sich kompensatorische selbstreinigende Verhaltensweisen, wie Erbrechen, exzessiver Sport, Fasten, Abführmittelmissbrauch, Gebrauch von Diuretika u. a. Dies lindert das Völlegefühl und die Angst vor Gewichtszunahme. So wird Spannung abgebaut. Die Patienten haben eine Intoleranz für Gefühle wie Ärger, Wut, Traurigkeit und Einsamkeit; sie versuchen, so ihre Emotionen zu regulieren.

Auch Bulimie-Patienten beschäftigen sich vorrangig mit Figur und Gewicht und zeigen eine Gewichtsphobie, das Selbstwertgefühl hängt vorrangig vom Gewicht ab, es kann normal oder (meist) leicht in Richtung Übergewicht verschoben sein. Auch hier ist das Körperbild verändert.

Fallbeispiel

Eine Patientin entwickelte plötzlich eine schwere Bulimie. Ursache waren Spannungen in der Familie: Die Mutter hatte entdeckt, dass ihr Ehemann homosexuell war, und wurde schwer depressiv.

6.2 Essanfälle

Essanfälle sind gekennzeichnet durch übermäßige Nahrungsaufnahme innerhalb eines bestimmten Zeitraums, d. h., es wird mehr gegessen, als andere Menschen typischerweise im selben Zeitraum zu sich nehmen. Die Anfälle gehen mit einem Kontrollverlust einher, die Person kann nicht aufhören zu essen oder isst für sie normalerweise subjektiv verbotene Speisen hochkalorischer oder fetthaltigerer Art (Legenbauer & Vocks 2014).

Im Essanfall werden 1000–2000 kcal bzw. je nach Untersuchung bis 20 000 kcal (Mitchell et al. 1985) konsumiert. In nachgestellten

Essszenarien wurden bei Frauen mit BN 3000–4500 kcal und bei Patienten mit Binge eating disorder 1500–3000 kcal konsumiert.

Wichtigstes Beurteilungskriterium bei der Beantwortung der Frage, ob ein Essanfall vorliegt, liegt im empfundenen Kontrollverlust. Die aufgenommene Menge ist weniger wichtig. Allerdings gibt es auch geplante Essanfälle, welche besonders der Stimmungsregulation dienen.

6.2.1 Auslösende Faktoren für Essanfälle

Bei Auslösung von Essanfällen spielen situative Faktoren, die subjektive Befindlichkeit und dysfunktionale Bewertungsprozesse eine Rolle (Legenbauer & Vocks 2014).

Situative Auslöser von Essattacken

Sie treten vor allem allein zu Hause auf, vor allem am Nachmittag und Abend. Begünstigend wirkt eine fehlende Tagesstruktur.
Durch Kopplung bestimmter nahrungsbezogener Reize mit spezifischen situativen Faktoren kann es zu einer Konditionierung an Zeit, Ort, Stimmungen oder an bestimmte Lebensmittel kommen (Legenbauer & Vocks 2014). Nahrungsaufnahme löst körperliche Reaktionen aus, die längerfristig klassisch konditioniert werden an mit der Nahrungsaufnahme verbundene Reize (fernsehen, Geruch, Küche), sodass diese Reize die körperlichen Reaktionen auch ohne Nahrungsaufnahme auslösen können. So könnten Reiz-Reaktions-Verbindungen automatisch auch biochemische Reaktionen bedingen, die eine exzessive Nahrungsaufnahme triggern können (Wardle 1990). Gezügelte Esser können einen Essanfall haben, wenn sie Geruch von Binge-Food riechen oder daran denken (Fedoroff et al. 1998).

Negative Emotionen als Auslöser von Essanfällen

Negative Stimmungen sagen Essanfälle voraus (Wegner et al. 2002). Bis zu einer Stunde vor dem Essanfall tritt oft noch negativere Stimmung auf (Alpers & Tuschen-Caffier 2001). Weitere Auslöser können sind Anspannung und ein größeres Verlangen nach Nahrung (Greeno et al. 2000).

Stress als Auslöser von Essanfällen

Stress fördert ein höheres Verlangen zu essen, die Tendenz zu Essanfällen und eine verringerte Kontrolle (Groesz et al. 2012). Restriktiv essende und bulimische Frauen empfinden alltägliche Belastungen stressreicher. Besonders interpersoneller Stress triggert Essanfälle (Tanofsky-Kraff et al. 2000).

Dysfunktionale Kognitionen als Auslöser von Essanfällen

Verschiedene Forschungsarbeiten bestätigen die Relevanz kognitiver Prozesse bei der Auslösung von Essanfällen (Waller 2002). Beispielsweise kann das Gefühl, Essregeln gebrochen zu haben, Essanfälle auslösen.

Vor dem Essanfall bestehen meist Kognitionen mit der Absicht einer Essattacke (»I brauch jetzt mei Betthupferl«) oder antizipierte Emotionsveränderung (»Wenn ich die Schokolade esse, geht es mir bestimmt besser«) (Legenbauer & Vocks 2014).

6.2.2 Funktion des Essanfalls

Die Theorie der Flucht vor aversiver Selbstaufmerksamkeit (Heatherton & Baumeister 1991), die ich für sehr plausibel halte, behauptet, dass sich durch Einengung der Wahrnehmung auf die gegenwärtige Stimulusumgebung die Selbstaufmerksamkeit reduziert. Negative Emotionen, bedrohliche Gedanken und innerer Druck können erfolgreich ausgeblendet werden (statt auf komplexe Inhalte wird auf den Kaloriengehalt der Nahrung fokussiert). Der Essanfall soll beruhigen und entspannen (Pudel & Westenhöfer 1998).

6.3 Medizinische Folgen der Bulimia nervosa

6.3.1 Gastrointestinale Folgen

Es kommt durch die beim Erbrechen in den Ösophagus übertretende Magensäure zu Entzündungen und Verletzungen sowie zu Einrissen der Schleimhaut. Im Magen kann es zu Gastritiden oder Perforationen kommen. Auch eine Pankreatitis (Birmingham und Boone 2004) sowie Zahnschäden, Speicheldrüsenschwellung und Entzündungen im Rachenraum sind nicht selten.

6.3.2 Elektrolyte

Häufig ist das Auftreten einer metabolischen Alkalose (Zipfel et al. 2003).

6.3.3 Weitere medizinische Folgen

Auch Blutbild- und endokrinologische Veränderungen, des Skelettes und der Reproduktionsfähigkeit kommen vor sowie das Erkranken an Diabetes (Typ 1 und Typ 2) (Legenbauer & Vocks 2014).

6.3.4 Psychische Folgen

Komorbide treten bei der BN eine Dysthymie und schwere depressive Episoden auf (Mangweth et al. 2003). Auch hier können Angststörungen als Komorbidität auftreten. Zwangssymptome (Rituale bei den Essanfällen, Putzrituale) können vorkommen sowie ein vermehrter Alkoholkonsum oder die Einnahme von Amphetaminen. Bei 33 % der Bulimikerinnen liegt eine Persönlichkeitsstörung vor, besonders oft die Borderline-Persönlichkeitsstörung (Grilo et al. 2003).

6.4 Verlauf

Die Bulimie beginnt oft nach einer Phase strenger Diät. Es kann sein, dass schon vorher eine Anorexie bestand. Störungsspezische Risikofaktoren für die Entwicklung einer Bulimie sind Übergewicht der Eltern, eigenes Übergewicht in der Kindheit, auch negative Bemerkungen der Familie über Figur, Gewicht und Aussehen (Fairburn et al. 1998). Früher Pubertätsbeginn und weibliches Geschlecht sind unspezifische stabile Faktoren, auch Gesundheitsprobleme in der frühen Kindheit (Jacobi 2005). Variable Einflüsse sind Gewichtssorgen, Diätverhalten und negatives Körperbild (Fairburn et al. 1998). Der Verlauf von 40 % der BN-Erkrankten ist chronisch oder intermittierend (Jacobi et al. 2008). Weitere 40 % heilen aus.

Literatur zu Kapitel 6

Alpers GW, Tuschen-Caffier B (2001). Negative feelings and the desire to eat in bulimia nervosa. Eat Behav; 2(4): 339–352.

Birmingham CL, Boone S (2004). Pancreatitis causing death in bulimia nervosa. Int J Eat Dis; 36(2): 234–237.

Fairburn CG (2008). Cognitive behavior therapy and eating disorders. New York: Guilford Press.

Greeno CG, Wing RR, Shiffman S (2000). Binge antecedents in obese women with and without binge eating disorder. J Consult Clin Psychol; 68(1): 95–102.

Grilo CM, Sanislow CA, Shea MT et al. (2003). The natural course of bulimia nervosa and eating disorder not otherwise specified is not influenced by personality disorders. The International journal of eating disorders; 34(3): 319–330.

Groesz LM, McCoy S, Carl J et al. (2012). What is eating you? Stress and the drive to eat. Appetite; 58(2): 717–721.

Heatherton TF, Baumeister RF (1991). Binge eating as escape from self-awareness. Psychol Bull; 110(1): 86–108.

Jacobi C (2005). Psychosocial risk factors for eating disorders. Dresden: Technische Universität.

Jacobi C, Schmitz G, Agras WS (2008). Is picky eating an eating disorder? The International journal of eating disorders; 41(7): 626–634.

Legenbauer T, Vocks S (2014). Manual der kognitiven Verhaltenstherapie bei Anorexie und Bulimie. Berlin, Heidelberg: Springer.

Mangweth B, Hudson JI, Pope HG et al. (2003). Family study of the aggregation of eating disorders and mood disorders. Psychol Med; 33(7): 1319–1323.

Mitchell JE, Hatsukami D, Eckert ED, Pyle RL (1985). Characteristics of 275 patients with bulimia. The American Journal of Psychiatry; 142(4): 482–485.

Pudel V, Westenhöfer J (1998). Ernährungspsychologie. Eine Einführung. Göttingen: Hogrefe.

Russell G (1979). Bulimia nervosa. An ominous variant of anorexia nervosa. Psychol Med; 9(3): 429–448.

Tanofsky-Kraff M, Wilfley DE, Spurrell E (2000). Impact of interpersonal and ego-related stress on restrained eaters. The International journal of eating disorders; 27(4): 411–418.

Treasure J, Schmidt U, van Furth E (eds) (2005). Handbook of eating disorders. Southern Gate, Chichester, Hoboken, NJ: John Wiley.

Waller G, Dickson C, Ohanian V (2002). Cognitive content in bulimic disorders. Core beliefs and eating attitudes. Eat Behav; 3(2): 171–178.

Wardle J (1990). Conditioning processes and cue exposure in the modification of excessive eating. Addictive behaviors; 15(4): 387–393.

Wegner KE, Smyth JM, Crosby RD et al. (2002). An evaluation of the relationship between mood and binge eating in the natural environment using ecological momentary assessment. The International journal of eating disorders; 32(3): 352–361.

Zipfel S, Löwe B, Herzog W (2005). Medical Complications. In: Treasure J, Schmidt U, van Furth E (eds). Handbook of eating disorders. Southern Gate, Chichester, Hoboken, NJ: John Wiley; 169–190.

7 Binge-Eating-Störung (BED)

7.1 Symptomatik

Wiederkehrendes Binge eating – ein attackenweises Verschlingen zu großer Nahrungsmengen, von englisch »binge« = das (Fress-) Gelage – ist ein schwerwiegendes Symptom und ein diagnostisches Kernkriterium für die BN und die Binge eating Disorder (BED; dt.: Binge-Eating-Störung). Es kommt aber auch vor bei der Anorexia nervosa vom Binge/Purging-Typus (AN-BP) (Donnelly et al. 2018). Gemäß DSM-5 muss dies mindestens 1-mal pro Woche vorkommen, um die Diagnose einer BN oder BED stellen zu können.

Während bei der BN Binge-Episoden vorkommen, denen unangemessene Kompensationsstrategien (wie Purging) folgen, um nicht zuzunehmen, kommt es bei der BED zu wiederkehrenden Binge-Episoden ohne Anwendung von Kompensationsstrategien.

KVT (Kognitive Verhaltenstherapie) ist die wichtigste Behandlung der BED (Hay et al. 2013). Die meisten Patienten mit BED suchen aber keine Behandlung auf, sondern stellen sich eher bei Therapeuten vor, um Gewicht abzunehmen (Hart et al. 2011).

Die BED ist assoziiert mit schlechtem psychischen und körperlichen Wohlbefinden, assoziiert auch mit schwerer Depression und anderen psychiatrischen Erkrankungen (Kessler et al. 2013), mit Beziehungsstress und schlechtem sozialen Funktionsniveau (Whisman et al. 2012), chronischem Schmerz (Kessler et al. 2013), Fettsucht und Diabetes (De Jonge et al. 2014).

Sie kann auch die Behandlung mit bariatrischer Chirurgie (also Chirurgie mit dem Ziel der Gewichtsabnahme) behindern, wobei 25 % dieser Patienten einen Kontrollverlust erleben, sodass sie den Ernährungsempfehlungen nach der Operation nicht folgen können, was dann einen weiteren Gewichtsverlust behindert (Yager et al. 2006).

Fallbeispiel

Nirgendwo habe ich Menschen je so kämpfen sehen wie in einer Kochgruppe von Übergewichtigen. Mindestens zwei hatten eine Binge-Eating-Störung und prügelten sich beinahe um das Gulasch und wegen der Frage, wer davon am meisten bekäme. In der Lebensgeschichte der beiden Patienten ging es um Vernachlässigung, Alleinsein und um die Erfahrung, meist nicht genug zu bekommen. Ein ziemlich platter psychodynamischer Zusammenhang, der hier aber voll ins Schwarze traf.

7.2 Prävalenz

Kommt bei Frauen (3,5 %) häufiger vor als bei Männern (2 %) und häufiger bei übergewichtigen Patienten (5–30 %), besonders bei denen, die schwer übergewichtig sind und entsprechende Behandlung suchen. Sie beginnt im frühen Erwachsenenalter (Stice et al. 2013).

7.3 Komorbiditäten

90 % der Menschen mit BN haben im Verlauf des Lebens eine zusätzliche psychiatrische Erkrankung, bei der BED ist die häufigste Komorbidität eine andere Essstörung, gefolgt von Depression und Bipolarer Störung (Welch et al. 2016).

7.4 Neurobiologie

Die BN und BED werden beide gegenwärtig konzeptualisiert als impulsiv-zwanghafte Essstörungen mit veränderter Belohnungssensitivität und essenbezogenen Aufmerksamkeitsverschiebungen (Kessler et al. 2016).

Achtung, jetzt wird's kompliziert (versteht man nicht ohne neuroanatomische bzw. neurophysiologische Grundkenntnisse): Die Veränderungen in kortikostriatalen Kreisläufen ähneln denen von Patienten mit Substanzmissbrauch, was sich in Veränderungen in der Funktion des präfrontalen und insularen Kortex, des orbitofrontalen Kortex (OFC) und des Striatum zeigt.

Bei der BED bewegen sich Individuen von einem ventral-striatalen, belohnungsbasierten Modus (von belohnungsbezogener Nahrungsaufnahme) hin zu einem dorsal-striatalen, impulsiv-zwanghaften Modus von belohnungsbezogener Essensaufnahme. Außerdem fand man eine Volumenreduktion im Nucleus caudatus im frontostriatalen Kreislauf (Coutinho et al. 2015).

Bei der BN oder BED ergeben sich, wenn sie klinisch signifikante Symptome zeigen, Reduktionen in der Gesamtgröße des Gehirns und eine reduzierte Aktivität in Regionen, die mit der Verhaltensregulation verbunden sind (fronto-striatale Kreisläufe).

Einige Studien zeigen Unterschiede der Aktivität in Nervenregionen, die mit emotionalem Prozessieren (Amygdala), Aufmerksamkeit und räumlicher Manipulation (mittlerer frontaler Gyrus) und visueller Prozessierung (Okzipitalkortex) assoziiert sind (Donnelly et al. 2018). Es gibt auch Veränderungen in Neurotransmitternetzwerken, im dopaminergen und Opioid-System; Ursache scheint eine Maladaptation im kortiko-striatalen Kreisläufen, die Motivation und Impulskontrolle regulieren, zu sein. Es zeigen sich auch subtile kognitive Störungen bei diesen Patienten (Svaldi et al. 2014).

Bei der BED spielen in der Summe wohl vor allem die folgenden Hirnregionen eine Rolle:

- das ventrale Striatum, welches mit zielgerichtetem Verhalten, Motivation und Belohnungssensitivität zu tun hat,
- das dorsale Striatum, welches mit zwanghaften Verhaltensweisen zu tun hat,
- der präfrontale Kortex, der für exekutive Funktionen zuständig ist (Everitt & Robbins 2013) und
- die Insula, die mit Interozeption, Entscheidungsfindung, Geschmacksempfinden und Nahrungsregulation zu tun hat (Naqvi & Bechara 2010).

Obwohl verschiedenste Neurotransmittersysteme bei der BED involviert sind, scheint es so zu sein, dass eine veränderte Dopaminfunktion von besonderer Bedeutung ist. Vermutlich handelt es sich um eine Imbalance zwischen direkten striatonigratalen Output-Pfaden und dem indirekten striatopallidalen Pfad (Nakanishi et al. 2014).

Die zwanghaften Verhaltensweisen könnten u.a. durch eine Hypofunktion des indirekten Pfades bedingt sein.

7.5 Therapie

Gängige Leitlinien empfehlen primär in Bezug auf Psychotherapie KVT und in Bezug auf Medikation SSRI (Selektive Serotonin-Wiederaufnahmehemmer, die gängigste Antidepressiva-Klasse).

KVT, Lisdexamfetamin (ein auch bei ADHS eingesetztes Betäubungsmittel) und SGA sind wirksam dabei, Binge-eating-Häufigkeit zu reduzieren und Abstinenz erreichen.

Mit geringerer Evidenz wird Topiramat empfohlen.

Lisdexamfetamin konnte in Studien Zwanghaftigkeit und Gewicht reduzieren (Brownley et al. 2016). Letzteres ist aber in dieser Indikation in Deutschland nicht zugelassen.

Gesprächstherapien – welcher Art auch immer – beschäftigen sich mit »Top-down«-kognitiven Prozessen. Je besser man die neurologischen Mechanismen versteht, desto klarer wird, dass zukünftige Therapien mehr die neurobiologischen Mechanismen, insbesondere das Inhibitionsdefizit, in der Therapie berücksichtigen müssten, um erfolgreich zu sein (Skunde et al. 2016). So hat repetitive transkranielle Magnetstimulation (rTMS) schlüsselreizinduziertes Nahrungs-Craving (das starke süchtige Verlangen, nach Alkohol, Nahrung oder anderen Drogen) reduziert (van den Eynde et al. 2010).

Auch Neurofeedback, eine Form von Biofeedback, bei dem Patienten aktiv und willentlich die neuronale Aktivität zu steuern trainierten – via Feedback über ein Gehirn-Computer-Interface –, erwies sich als aussichtsreich (Bartholdy et al. 2013). Hier sollte dringend mehr geforscht werden.

Literatur zu Kapitel 7

Bartholdy S, Musiat P, Campbell IC, Schmidt U (2013). The potential of neurofeedback in the treatment of eating disorders. A review of the literature. Eur Eat Disord Rev; 21(6): 456–463.

Brownley KA, Berkman ND, Peat CM et al. (2016). Binge-Eating Disorder in Adults. A Systematic Review and Meta-analysis. Ann Intern Med; 165(6): 409–420.

Coutinho J, Ramos AF, Maia L et al. (2015). Volumetric alterations in the nucleus accumbens and caudate nucleus in bulimia nervosa. A structural magnetic resonance imaging study. International Journal of Eating Disorders; 48(2): 206–214.

Donnelly B, Touyz S, Hay P et al. (2018). Neuroimaging in bulimia nervosa and binge eating disorder: a systematic review. J Eat Dis; 6(1): 3.

Everitt BJ, Robbins TW (2013). From the ventral to the dorsal striatum. Devolving views of their roles in drug addiction. Neurosc Beh Rev; 37(9 Pt A): 1946–1954.

Hay P (2013). A systematic review of evidence for psychological treatments in eating disorders. 2005–2012. Int J Eat Disord; 46(5): 462–469.

Jonge P de, Alonso J, Stein DJ et al. (2014). Associations between DSM-IV mental disorders and diabetes mellitus. A role for impulse control disorders and depression. J Psychiatr Res; 57(4): 699–709.

Kessler RM, Hutson PH, Herman BK, Potenza MN (2016). The neurobiological basis of binge-eating disorder. Neurosci Biobehav Rev; 63: 223–238.

Kessler RC, Berglund PA, Chiu WT et al. (2013). The Prevalence and Correlates of Binge Eating Disorder in the World Health Organization World Mental Health Surveys. Biological Psychiatry; 73(9): 904–914.

Hart LM, Granillo MT, Jorm AF, Paxten SJ (2011). Unmet need for treatment in the eating disorders. A systematic review of eating disorder specific treatment seeking among community cases. Clin Psychol Rev; 31(5): 727–735.

Nakanishi M, Oshita H, Tanaka Y et al. (2014). Near-Infrared Spectroscopy during the Verbal Fluency Task before and after Treatment with Image Exposure and SSRI Therapy in Patients with Obsessive-Compulsive Disorder. Case Rep Psychiatry; 2014: 591023.

Naqvi NH, Bechara A (2010). The insula and drug addiction. An interoceptive view of pleasure, urges, and decision-making. Brain Str Func; 214(5-6): 435–450.

Skunde M, Walther S, Simon JJ et al. (2016). Neural signature of behavioural inhibition in women with bulimia nervosa. J Psychiatry Neurosci; 41(5): E69–78.

Stice E, Rohde P, Shaw H, Marti CN (2013). Efficacy trial of a selective prevention program targeting both eating disorders and obesity among female college students. 1- and 2-year follow-up effects. J Consult Clin Psychol; 81(1): 183–189.

Svaldi J, Schmitz F, Trentowska M et al. (2014). Cognitive interference and a food-related memory bias in binge eating disorder. Appetite; 72: 28–36.

van den Eynde F, Broadbent H, Guillaume S et al. (2012). Handedness, repetitive transcranial magnetic stimulation and bulimic disorders. Eur Psychiatry; 27(4): 290–293.

Welch E, Jangmo A, Thornton LM et al. (2016). Treatment-seeking patients with binge-eating disorder in the Swedish national registers. Clinical course and psychiatric comorbidity. BMC Psych; 16(1): 163.

Whisman MA, Dementyeva A, Baucom DH, Bulik CM (2012). Marital functioning and binge eating disorder in married women. The International journal of eating disorders; 45(3): 385–389.

Yager J, Devlin MJ, Halmi KA et al. (2006). Treatment of patients with eating disorders. Am J Psych 2006; 163(7 suppl): 1–54.

8 Essstörungen bei Männern

Auch bei Männern kommen Essstörungen vor, Unterschiede bestehen hinsichtlich des Alters bei Beginn (Männer: 18–26, Frauen 12–18), prämorbidem Gewicht (64 % der Männer Übergewicht vor Beginn der Störung, Frauen 37 %) sowie dem Körperbild (Wunsch nach mehr Muskeln statt Schlankheit). Männer neigen dazu, mehr Sport zu machen (Fichter & Krenn 2003). Männer zeigen weniger Psychopathologie in Bezug auf Laxanzien, Diuretika oder Einnahme von »Diätpillen«, auch haben sie weniger Essanfälle (Fichter & Krenn 2003). Die Behandlungsergebnisse bei Männern sind allerdings etwas schlechter (Legenbauer & Vocks 2014).

Literatur zu Kapitel 8

Fichter M, Krenn H (2005). Eating Disorders in Males. In: Treasure J, Schmidt U, van Furth E (eds). Handbook of eating disorders. 2nd ed. Southern Gate, Chichester, Hoboken, NJ: John Wiley, pp. 369–383.

Legenbauer T, Vocks S (2014). Manual der kognitiven Verhaltenstherapie bei Anorexie und Bulimie. Mit weit über 100 Arbeitsblättern [mit CD-ROM; eBook inside]. 2., vollst. überarb. und erw. Aufl. Berlin [u.a.]: Springer. Online verfügbar unter http://deposit.d-nb.de/cgi-bin/dokserv?id=3838483&prov=M&dok_var=1&dok_ext=htm.

Treasure J, Schmidt U, van Furth E (eds) (2005). Handbook of eating disorders. 2nd ed. Southern Gate, Chichester, Hoboken, NJ: John Wiley.

9 Gemeinsamkeiten zwischen AN und BN

AN und BN zeigen beide eine Störung des Körperbildes.

Sowohl bei BN als auch bei AN besteht eine Gewichtsphobie mit Alles-oder-nichts-Denken. Es gibt aber auch einige Betroffene, die die gewichtsbezogenen Sorgen verneinen und verleugnen (»Non-fat phobic anorexia nervosa«).

Die Überbewertung von Gewicht und Figur ist beiden Störungen gemeinsam (Fairburn et al. 2003). Es kann auch ein Wechsel von der einen in die andere Störung erfolgen. Falls die Patientin nicht alle Kriterien erfüllt, sonst aber typische Zeichen der Essstörung vorliegen, kann im DSM-5 die Diagnose einer »Andere näher bezeichnete Fütter- oder Essstörung« diagnostiziert werden. Als ähnliche Kategorie gibt es die Atypische anorexia nervosa (F50.1) bzw. Atypische Bulimia nervosa (F50.3) in der ICD-10. Bei der Binge-Eating-Störung gibt es, wie bereits besprochen, Essanfälle ohne kompensatorische Maßnahmen, auch diese Patientinnen sind mit ihrem Körper sehr unzufrieden (Lewer et al. 2017).

Literatur zu Kapitel 9

Fairburn CG, Cooper Z, Shafran R (2003). Cognitive behaviour therapy for eating disorders. A »transdiagnostic« theory and treatment. Behav Res Ther; 41(5): 509–528.

Lewer M, Bauer A, Hartmann AS, Vocks S (2017). Different Facets of Body Image Disturbance in Binge Eating Disorder. A Review. Nutr; 9.

60–70 % aller Binge-Eating-Störung sind normalgewichtig?

10 Differentialdiagnosen zu Essstörungen

Differentialdiagnostisch kann ein erheblicher Gewichtsverlust auch bei gastrointestinalen Störungen, einer schweren depressiven Episode oder der Schizophrenie auftreten. Diese Patienten haben allerdings nicht die ausgeprägte »Gewichtsphobie« des Essgestörten und keine Veränderungen der Körperwahrnehmung. Eine Abgrenzung muss auch zur sozialen Phobie vorgenommen werden, zur Zwangsstörung oder der körperdysmorphen Störung. Die Lebenszeitprävalenz für Zwangsstörungen liegt bei der Anorexie bei bis zu 69 % (Serpell et al. 2002). Schwere Zwangsstörungen sind assoziiert mit Anorexia nervosa (Nestadt et al. 2003). Ein Drittel der Patienten wies eine Angststörung auf, das Risiko für eine GAS (Generalisierte Angststörung) ist bis zu 6-fach erhöht. Besonders anorektische Patienten vom bulimischen und Binge-eating/Purging-Typus haben häufiger Persönlichkeitsstörungen (Bottin et al. 2010).

Häufig findet sich ein ausgeprägter Perfektionismus, verbunden mit übermäßigen Sorgen bezüglich Figur und Gewicht. Die Patienten möchten etwas Besonderes sein, besser als der Durchschnitt sein, um Ablehnung zu vermeiden, was dazu beiträgt, das instabile Selbstwertgefühl zu stabilisieren (Legenbauer & Vocks 2014).

Bei der Binge-Eating-Störung liegt in 30–40 % der Fälle eine Adipositas vor. Es gibt auch zahlreiche andere internistische Krankheitsbilder, die ähnliche Störungen hervorrufen können, z. B. Morbus Crohn, daher ist immer internistische Abklärung wichtig. Diese Patienten haben aber normalerweise keine Gewichtsphobie.

Auch bei der Depression können Appetitlosigkeit oder Erbrechen kommen, exzessiver Sport, Gewichtsabnahme oder vielgestaltige Magen-Darm-Beschwerden.

Depression

Übermäßiges Essen (bei atypischer Depression) kommt vor, aber hier gibt es keine aus dem Rahmen fallenden Kompensationsversuche und keine übermäßigen Gewichtssorgen. Bei schwerer Depression ist auch Gewichtsabnahme typisch, die aber nicht aus einem Wunsch nach Gewichtsabnahme resultiert.

Sozialphobie

Hier besteht die Angst, vor anderen zu essen. Aber es treten keine Essanfälle oder massives Untergewicht auf.

PTBS

Psychogenes Erbrechen kommt vor bei Intrusionen und Flashbacks, aber hier ist das Erbrechen keine Kompensationsstrategie.

Zwangsstörung

Hier findet man ritualisiertes Essen, aber nicht nur begrenzt auf das Essen meist.

Somatoforme Störung

Hier kommt es auch zu Laxanzienabusus, aber nicht zur Gegenregulation in Form von Essattacken.

Auch Schluckbeschwerden sind möglich mit Gewichtsabnahme, aber diese Gewichtsabnahme ist nicht beabsichtigt.

Körperdysmorphe Störung

Hierbei kommt es zur übermäßigen Beschäftigung mit als defizitär erlebtem Körper. Bei Essstörungen geht es aber nur im Sinne von Alles-oder-nichts um das Dünn- oder Dick-Sein.

Essanfälle kommen auch bei der BPS (Borderline-Persönlichkeitsstörung) häufig vor. Aber hier gibt es keine kompensatorischen Strategien. Bei Schizophrenien sieht man Vergiftungsängste, die zur Abmagerung führen (Vocks et al. 2018).

Die höchste Komorbidität besteht für Depressionen. Bei der BN haben sie eine Lebenszeitprävalenz von 75 % (Bailer et al. 2000).

Frauen mit Bulimie zeigen häufig eher eine agitierte Depression. Komorbide sieht man auch Alkohol-, Medikamenten- oder Drogenmissbrauch: Alkoholkonsum findet statt oder Amphetaminkonsum, um den Hunger zu unterdrücken. Auch sind kognitive Einbußen häufig.

Passend zu diesem Thema zeigt die Graphik das bunte Spektrum möglicher Komorbiditäten und Differentialdiagnosen (▸ Abb. 10-1).

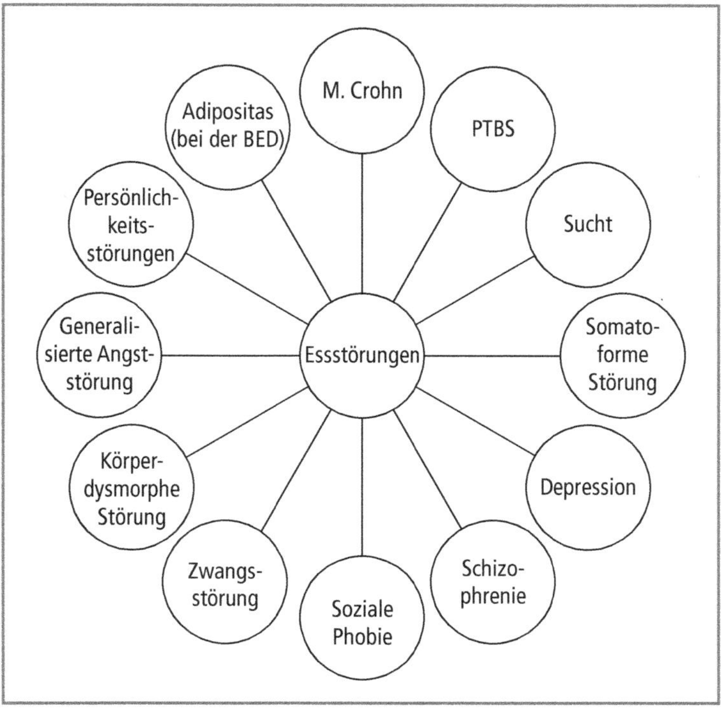

Abb. 10-1 Differentialdiagnosen und Komorbiditäten der Essstörung

Literatur zu Kapitel 10

Bailer U, Zwaan M de, Schüssler P et al. (2000). Diagnose und Therapie von Essstörungen. Wien Klin Wochenschr Educ; 112(20): 865–875.

Bottin J, Salbach-Andrae H, Schneider N, Pfeiffer E et al. (2010). Persönlichkeitsstörungen bei jugendlichen Patientinnen mit Anorexia und Bulimia nervosa. Z Kinder Jugendpsychiatr Psychother; 38(5): 341–350.

Legenbauer T, Vocks S (2014). Manual der kognitiven Verhaltenstherapie bei Anorexie und Bulimie. Mit weit über 100 Arbeitsblättern. Berlin u. a.: Springer.

Nestadt G, Addington A, Samuels J et al. (2003). The identification of OCD-related subgroups based on comorbidity. Biol Psychiatry; 53(10): 914–920.

Serpell L, Livingstone A, Neiderman M, Lask B (2002). Anorexia nervosa. Obsessive-compulsive disorder, obsessive-compulsive personality disorder, or neither? Clin Psychol Rev; 22(5): 647–669.

Vocks S, Bauer A, Legenbauer T (2018). Körperbildtherapie bei Anorexia und Bulimia nervosa. Ein kognitiv-verhaltenstherapeutisches Behandlungsprogramm. Göttingen: Hogrefe.

11 Ätiologie der Essstörungen

Bezüglich der Ätiologie (etwa: Krankheitsursache) kann man unterscheiden: Vulnerabilitätsfaktoren/prädisponierende Faktoren, Auslösefaktoren sowie aufrechterhaltende Faktoren.

11.1 Prädisponierende Faktoren

Bei den prädisponierenden Faktoren kann man weiter unterteilen in biologische, soziokulturelle, familiäre und Persönlichkeitsfaktoren (Legenbauer & Vocks 2014).

Biologische Faktoren kann man unterteilen in genetische und neurobiologische Veränderungen.

11.1.1 Risikofaktoren für AN

Kraemer und Kollegen (Kraemer et al. 1997) unterschieden spezifische und unspezifische sowie stabile und variable Risikofaktoren. Spezifische und stabile Risikofaktoren sollen Frühgeburt, Geburtstraumata, weibliches Geschlecht und nichtasiatische Herkunft darstellen, spezifisch aber variabel seien Adoleszenz und frühes Erwachsenenalter, das Vorhandensein eines negativen Körperbildes sowie Gewichtssorgen (Legenbauer & Vocks 2014).

11.1.2 Genetik (BN und AN)

50–83 % der Varianz bezüglich des Auftretens der BN und 28–83 % der Anorexia nervosa sind genetisch erklärbar (Frieling & Bleich 2008). Das Auftreten von Essanfällen, Erbrechen und restriktivem Essverhalten ist zu 46–72 % genetisch bedingt (Klump et al. 2000).

Die Erblichkeit dysfunktionaler Einstellungen zu Figur und Gewicht beträgt 32–72 % (Klump et al. 2000). Es sind familiäre Häufungen bekannt (Strober et al. 2000).

Genetik der Anorexia nervosa

Endocannabinoid-Pfad als Mitursache der AN

Das Endocannabinoidsystem spielt eine wichtige Rolle bei der Appetitregulation. Es gibt hier zwei Rezeptoren: CB1 und CB2 (Doris et al. 2019).

In Tiermodellen verstärkten Endocannabinoide die Nahrungsaufnahme. Cannabinoide induzieren auch Belohnungseffekte wie das Gefühl von Zufriedenheit nach dem Essen geschmackvoller Speisen (Di Marzo et al. 2001).

Genetische Varianten im CNR1-Gen, welches den CB1-Rezeptor kodiert, können wesentlich zur Empfindlichkeit für AN beitragen.

Erhöhtes Krankheitsrisiko

Die AN hat eine starke genetische Komponente. Es gibt einen vierfachen Anstieg in der Empfindlichkeit gegenüber AN unter Familienmitgliedern, und weibliche Verwandte von AN-Patienten haben ein 11-mal so großes Risiko, krank zu werden, im Vergleich zur Normalbevölkerung (Zipfel et al. 2015a).

Gene tragen zu 50–74 % zum AN-Entstehungsrisiko bei (Moskowitz & Weiselberg 2017), und monozygote Zwillinge haben eine höhere Wahrscheinlichkeit, AN zu entwickeln, als dizygote (Yilmaz et al. 2015). Die Erblichkeit bei nach strikten Kriterien definierter AN ist höher als diejenige von subsyndromalen Formen.

Es zeigte sich z. B., dass ESR2, das für den Östrogenrezeptor 2 kodiert, Varianten beherbergen kann, die mit AN assoziiert sind (Scott-van Zeeland et al. 2014), was dazu passt, dass die meisten AN-Fälle Frauen betreffen. Östrogene und ihr Rezeptor sind verknüpft mit der Ätiologie der AN.

In einer Studie aus 2017 wurde ein Whole-exome-sequencing-Ansatz verwendet, um 38 Individuen mit restriktiver AN und 55 mit AN, assoziiert mit Binge-/Purge-Verhalten, zu analysieren (Lutter 2017). Vermutlich schädliche Varianten gehörten immer zu drei Pfaden, nämlich

- dem Neuropeptid-Hormon-Signalweg,
- Entzündungs-Signalwegen und
- Wegen der cholinergen Neurotransmission.

Die meisten der identifizierten Neuropeptide regulieren Appetit und Homöostase des Körpergewichts. Zwei jüngere Artikel von Bienvenu et al. (Bienvenu et al. 2019a, 2019b) unterstützen die multigene Ätiologie der AN. In einer Familie fanden sich drei ultraseltene Varianten in DRD4, NMS und CCKAR, die hier prädisponierend wirkten (Bienvenu et al. 2019b). Diese Genvarianten sind allesamt mit dem Belohnungssystem verknüpft.

Genomweite und Kandidatengen-Assoziationsstudien

Die ersten zwei genomweiten Assoziationsstudien identifizierten einen AN-Suszeptibilitäts-Locus (= Empfindlichkeits-Locus) auf Chromosom 1 (Nakabayashi et al. 2009). Weitere Studien haben diese AN-Loci identifiziert als Opioid-Delta-1-Rezeptor (OPRD1), der als Rezeptor für endogene Opioide und Serotonin 1D fungiert (HTR1D), ein 5-HAT-Rezeptor ist, auf das ZNS wirkt und sowohl Angst als auch Bewegung betrifft (Brown et al. 2007). Watson et al. (Watson et al. 2019) führten eine genomweite Assoziationsstudie durch, die fast 17 000 Fälle zusammenführte und ca. 55 000 Kontrollen aus 17 europäischen Ländern, wobei acht Loci identifiziert werden konnten, die Polymorphismen tragen, die signifikant mit AN-Phänotypen korrelieren. Eine weitere genomweite Assoziationsstudie mit 1033 AN-Fällen und 3733 Kontrollen fand weitere genetische Risikofaktoren (Wang et al. 2011).

Eine weitere genomweite Assoziationsstudie bestätigte die Assoziation mit EBF1, der – wenn ausgeschaltet bei Mäusen – eine Reduktion von Fettgewebe und einen Abfall zirkulierenden Leptins verursacht (Li et al. 2017).

Durch Kandidatengenstudien wurde die Beteiligung von serotonergen Genen bei der Ätiologie der AN untersucht. Hier fand sich z. B. in einer Fallkontrollstudie bei Mexikanern, dass ein Polymorphismus im HTR2a-Gen assoziiert war mit Essstörungen und Individuen, die homozygot für das Alternate-Allel waren, ein erhöhtes Risiko für Suizidversuche als Komorbidität hatten (Genis-Mendoza et al. 2019). Dies wurde bestätigt in einer italienischen Kohorte (Ceccarini et al. 2020).

Auch Varianten im Dopaminrezeptor könnten eine Rolle bei der Entwicklung der AN spielen.

BDNF (kodierend für den Brain-derived-neurotrophischen Faktor) ist ein weiteres Kandidatengen für ein erhöhtes AN-Risiko.

In einer familienbasierten Studie von acht europäischen Populationen zeigte sich eine Assoziation des Val66Met-Polymorphismus (rs6265-Polymorphismus) mit dem restriktiven Subtyp der AN und niedrigem BMI (Ribasés et al. 2005). Verschiedene Studien zeigten auch eine Überrepräsentation von Varianten des Cannabinoidrezeptors (CNR1) bei Patienten mit AN (Monteleone et al. 2009). Eine ausführliche Übersicht zu solchen und ähnlichen Ergebnissen liefern Paolacci et al. (2020).

Syndrome mit Anorexie

Anorexia kann auch im Rahmen von Syndromen vorkommen, die allerdings selten erkannt werden.

Im Rahmen der Argininämie, die sich auszeichnet durch die Defizienz des Enzyms Arginase und rezessiv vererbt wird, kommt es zu progressiver Akkumulation von Arginin und Ammoniak im Blut. Das ZNS reagiert empfindlich auf Ammoniak. Diese Patienten können auch eine Anorexie entwickeln (Diez-Fernandez et al. 2018).

Bei der infantilen Hypophosphatämie, die ebenfalls rezessiv vererbt wird, ist die Entwicklung von Knochen und Zähnen betroffen. Dies wird verursacht durch eine Mutation in ALPL. Neben den hieraus entstehenden Knochensymptomen können auch Anorexie und wiederholtes Erbrechen vorkommen.

Weitere Syndrome, bei denen Anorexie auftreten kann, sind z. B. das Cyclic vomiting syndrome (Haan et al. 2002), die distale renale tubuläre Azidose mit hämolytischer Anämie (Yenchitsomanus et al. 2003) sowie der Citrin-Mangel (Takeuchi et al. 2015).

Es ist von großer Bedeutung, die genetische Basis von psychiatrischen Erkrankungen besser zu verstehen, auch die der AN (Curtis et al. 2019). Es besteht die Hoffnung, in Zukunft genetische Tests durchführen zu können, die eine Aussage über das AN-Risiko geben, so könnte man das Rückfallrisiko bestimmen, die an der Erkrankung beteiligten molekularen Pfade identifizieren und für die Zukunft Behandlungen auf der Grundlage des genetischen Hintergrunds entwickeln (Curtis et al. 2019).

So könnten maßgeschneiderte Medikamente entwickelt werden, wovon man derzeit noch weit entfernt ist. AN-Patienten haben beispielsweise oft hohe Plasmaendocannabinoidspiegel, die eine Beeinträchtigung im Endocannabinoidsystem nahelegen (Andries & Stoving 2011). Ein weiterer pharmakologischer Ansatz könnte der Einsatz von Serotoninrezeptorantagonisten sein. So führt die Stimulation von 5-HT4Rs-Aktivität im Nucleus accumbens zur Nahrungsaufnahme und fördert motorische Hyperaktivität (Jean et al. 2012). Substanzen, die die Aktivität von 5-HT4R hemmen, könnten hier nützlich sein (Leibowitz 1990). Weitere Ansätze betreffen die Supplementierung mit bestimmten Aminosäuren, z. B. Tryptophan (Haleem 2017).

Paolacci und Kollegen (Paolacci et al. 2020) schrieben einen brillanten Übersichtsartikel über die genetische Basis der Anorexia nervosa, den ich jedem Interessierten zu lesen empfehle. Sie stellen dar, dass die Anorexia nervosa oft einen familiären Hintergrund hat, bei starker Erblichkeit. Es wurden mittlerweile zahlreiche Genloci identifiziert, die an molekularen Pfaden beteiligt sind, die zur Anorexia führen können.

Zunächst stellen sie dar, dass die Aufrechterhaltung eines stabilen Gewichts zentral für das menschliche Überleben ist, sodass dies vom Körper auf komplexe Weise unter Beteiligung zentraler wie peripherer physiologischer Signale reguliert wird (Abdalla 2017).

AN-Patienten litten unter erheblichen Symptomen, sie zeigten Müdigkeit, Benommensein, Synkopen, bei chronischen Patienten seien alle Organe von der Fehlernährung betroffen (Zipfel et al. 2015b). Die Autoren schildern, AN habe die höchste Mortalität unter allen psychiatrischen Störungsbildern, weil sie zu bedeutsamen medizinischen Komplikationen führen kann (Moskowitz & Weiselberg 2017). Bei der AN gebe es zwar multifaktorielle Ursachen, aber der genetische Einschlag sei ziemlich hoch. Für Blutsverwandte gebe es ein höheres Risiko, an AN zu erkranken (Strober et al. 2000). Zwillingsstudien zeigten, dass genetische Faktoren eine fundamentale Rolle spielen (Devlin et al. 2002). Zahlreiche molekulare Pfade seien an der AN beteiligt:

Serotoninrezeptortransporter

So sind Serotoninrezeptortransporter von eminenter Bedeutung für die Regulation molekularer Substrate, die für das Überleben wichtig sind: Nahrungsaufnahme, Kontrolle von Angst, Angst vor Neuem, Lernen, Gedächtnis, Fortbewegung und peripherer Funktionen. Jede Fehlregulation in den Serotoninsystem führt zu AN-ähnlichen Symptomen.

Opioidpeptide

Auch Opioidpeptide sind von eminenter Bedeutung. Sie regulieren die Balance zwischen Energiezufuhr und -verbrauch durch belohnungsvermitteltes Verhalten. Sie werden im paraventrikulären Nucleus des Hypothalamus exprimiert, im ventromedialen Hypothalamus, der Amygdala, dem Nucleus accumbens und den Vorderhirnregionen (Hasan & Hasan 2011). Dopamin ist ein neuromodulierendes Katecholamin im Mittelhirn, und dopaminerge Neuronen regulieren emotionales Verhalten, natürliche Motivation, Belohnung und kognitive Funktion (Chao & Nestler 2004). Verschiedene Studien zeigen, dass AN durch veränderte Dopaminpfade verursacht werden könnte (Kaye et al. 1984). Gemäß einer anderen Studie führt Diäten nebst vermehrtem Sport zu einem Anstieg an Dopamin, welches Diäten und Sporttreiben bahnt, was wiederum zu der Drogenabhängigkeit ähnlichen Verhaltensweisen oder Hungern führen kann (Södersten et al. 2008).

Vitamin D3

Vitamin D3 hingegen ist ein Steroidhormon, dessen Fehlen mit Übergewicht und Diabetes korreliert ist. Es moduliert einen Rezeptor, der an Entzündungsvorgängen beteiligt ist, die mit Diäten in Verbindung gebracht werden (Tasegian et al. 2016). Die Rolle des Vitamin D3 bei der AN könnte mit dem Anstieg der Expression von Genen, die an der Östrogenbiosynthese beteiligt sind, assoziiert sein.

Hypothalamus

Der Appetit wird zentral über den Hypothalamus reguliert, der Signale aus der Peripherie integriert. Läsionen im lateralen Hypothalamus können zu einer dramatischen Reduktion der Nahrungsaufnahme bei Ratten führen (Anand & Brobeck 1951). Der zentrale Teil des Hypothalamus (Nucleus arcuatus) integriert Signale in Bezug auf Nahrungsaufnahme und Energieverbrauch (Miller 2017).

Diese Regulation basiert auf der Expression von Neuropeptiden und deren Rezeptoren. Andere Signale, die an der Regulation beteiligt sind, können durch das Fettgewebe produziert werden, so wie Leptin, oder vom Darm, wie Cholecystokinin (CCK) und Ghrelin. Es gibt zahlreiche Appetitmodulatoren wie Ghrelin, Leptin, CCK, Peptid YY (PYY), pankreatisches Polypeptid (PP), Oxyntomodulin (OXM) und Glukagon-ähnliches Peptid (GLP)-1. Ghrelin wird vom Magen und von pankreatischen Zellen produziert, hat zahlreiche Effekte bezüglich Essverhalten, Belohnungsmechanismen, Reproduktion und Wachstum und resultiert in positiver Energiebalance (Perry & Wang 2012). In zahlreichen Tierstudien zeigt sich, dass Ghrelin die Belohnungspfade im Gehirn aktiviert, die zur AN und anderen Suchterkrankungen wie Alkoholismus beitragen können (Perello & Dickson 2015).

Leptin

Leptin hat gleichfalls starke Effekte auf die Nahrungsaufnahme und den Energieverbrauch. Es reduziert den Appetit und trägt zu einer negativen Energiebalance bei (Steiner & Romanovsky 2007). Bei AN-Patienten kann der Serumspiegel von Leptin reduziert sein (Monteleone et al. 2005). Im Hypothalamus wirkt es vermittelnd über Regulatoren wie Neuropeptid Y (NPY).

NPY

NPY misst den Ernährungsstatus des Körpers, während des Fastens steigen die NPY-Spiegel. PPY wird postprandial sezerniert und vermindert den Appetit über Inhibition der Expression von NPY/AGRP (De Silva & Bloom 2012).

CCK

CCK hingegen verursacht eine kurzzeitige Hemmung der Nahrungsaufnahme (Cummings & Overduin 2007).

GLP-1

GLP-1 erhöht die Sättigung und reduziert die Nahrungsaufnahme (Shah & Vella 2014).

OXM

OXM verursacht eine kurzzeitige Unterdrückung der Nahrungsaufnahme und reduziert die Plasmaspiegel von Ghrelin (Perry & Wang 2012).

Neuronatinvarianten

Lombardi und Kollegen (Lombardi et al. 2019) berichten über die Bedeutung von Neuronatinvarianten. Sie führen an, AN stehe in Zusammenhang mit genetischen Faktoren, was sich an Familien- und Zwillingsstudien zeige. Gershon und Kollegen (Gershon et al. 1984) zeigten, dass die erstgradigen Verwandten von Patienten mit AN ein 3 %iges Lebenszeitrisiko hatten, die gleichen Symptome zu entwickeln, was mit einem relativen Risiko von 10 übereinstimmt. Patienten mit dem restriktiven Subtyp haben häufiger betroffene Verwandte, und monozygote Zwillinge sind sich ähnlicher. Daher scheinen diese Formen genetisch beeinflusster zu sein (Gorwood et al. 2003). Die Resultate wurden zuletzt bestätigt, und es kann sein, dass das relative Risiko unterschätzt wurde (Gorwood et al. 2016). Bis jetzt wurden aber noch keine spezifischen Gene identifiziert, zwar wurden Kandidatengene in genomweiten Analysen identifiziert, aber niemals wurden diese Ergebnisse sicher repliziert (Huckins et al. 2018).

Lombardi und Kollegen (Lombardi et al. 2019) führten nun in zwei unabhängigen Familien mit Männern mit Anorexia nervosa eine Exom-Analyse durch und fanden Varianten im Neuronatin-Gen (NNAT-Gen) in beiden Probanden. Die Exomsequenzierung zeigte eine Nonsense-Variante p.Trp33* in NNAT eines Patienten und eine seltene Variante in der 5‹-UTR-Region von NNAT beim anderen Patienten. Ein Screening des NNAT-Gens in einer Kohorte von 8 Männern und 144 Frauen mit AN zeigte 11 weitere NNAT-Varianten, was zeigte, dass 40 % der männlichen AN-Patienten und 6,25 % der weiblichen AN-Patienten eine NNAT-Variante trugen. Die Daten legen nahe, dass NNAT-Varianten und NNAT-Expressionsveränderungen assoziiert sein könnten mit der Empfänglichkeit für Essstörungen wie AN. Die Autoren spekulierten, dass ein konstitutionell reduzierter Spiegel der NNAT-alpha-Isoform im Gehirn und Fettzellen, was sie bei einem Patienten fanden, für AN disponieren könnte.

Welche Rolle spielt NNAT normalerweise im Körper?
Neuronatin wird in verschiedenen Geweben exprimiert, die mit dem metabolischen Energiehaushalt zu tun haben. Im erwachsenen Gehirn ist mRNA besonders in Hypothalamus und der Hirnanhangsdrüse vorhanden. Außerhalb des Gehirns wird Neuronatin in Geweben wie Pankreas und Schilddrüse exprimiert. Es wird normalerweise in den pankreatischen Beta-Inselzellen exprimiert. Abnormale Expression von Neuronatin in seiner Beta-Isoform verursacht die Zerstörung pankreatischer Insel-Zellen. Verlust von Neuronatin hingegen verursacht eine Reduktion von basaler und insulinstimulierter Glukoseaufnahme und Glykogensynthese.

Single-nucleotide Polymorphismen in der 3'-Region des Neuronatin Gens wurden mit Übergewicht schon in der Kindheit und Adipositas III. Grades in Verbindung gebracht (Vrang et al. 2010).

Bei Erwachsenen wird Neuronatin mRNA stark in hypothalamischen Kerngebieten exprimiert, wo die Expression durch Fasten und Leptin reguliert wird.

Insgesamt deuten diese und weitere Befunde darauf hin, dass NNAT bei der Körperfettregulation involviert sein könnte und möglicherweise ein Suszeptibilitätsfaktor bei der AN ist.

Literatur zu Abschnitt 11.1

Abdalla MMI (2017). Central and peripheral control of food intake. Endocr Regul; 51(1): 52–70.

Anand BK, Brobeck JR (1951). Hypothalamic control of food intake in rats and cats. Yale J Biol Med; 24(2): 123–140.

Andries A, Frystyk J, Flyvbjerg A, Støving RK (2014). Dronabinol in severe, enduring anorexia nervosa. A randomized controlled trial. Int J Eat Disord; 47(1): 18–23.

Bienvenu T, Lebrun N, Clarke J et al. (2019a). De novo deleterious variants that may alter the dopaminergic reward pathway are associated with anorexia nervosa. Eat Weight Disord; 25(6): 1643–1650.

Bienvenu T, Lebrun N, Clarke J et al. (2019b). Exome sequencing in a familial form of anorexia nervosa supports multigenic etiology. J Neur Transm; 126(11): 1505–1511.

Brown KMO, Bujac SR, Mann ET et al. (2007). Further evidence of association of OPRD1 & HTR1D polymorphisms with susceptibility to anorexia nervosa. Biol Psychiatry; 61(3): 367–373.

Bulik CM, Sullivan PF, Tozzi F et al. (2006). Prevalence, heritability, and prospective risk factors for anorexia nervosa. Arch Gen Psychiatry; 63(3): 305–312.

Calderón-Celis F, Sugiyama N, Yamanaka M et al. (2019). Enhanced Universal Quantification of Biomolecules Using Element MS and Generic Standards. Application to Intact Protein and Phosphoprotein Determination. Anal Chem; 91(1): 1105–1112.

Ceccarini MR, Tasegian A, Franzago M et al. (2020). 5-HT2AR and BDNF gene variants in eating disorders susceptibility. Am J Med Genet B Neuropsychiatr Genet; 183(3): 155–163.

Chao J, Nestler EJ (2004). Molecular neurobiology of drug addiction. Annu Rev Med; 55: 113–132.

Cummings DE, Overduin J (2007). Gastrointestinal regulation of food intake. J Clin Invest; 117(1): 13–23.

Curtis D, Adlington K, Bhui KS (2019). Pursuing parity. Genetic tests for psychiatric conditions in the UK National Health Service. Br J Psychiatry; 214(5): 248–250.

Devlin B, Bacanu S-A, Klump KL et al. (2002). Linkage analysis of anorexia nervosa incorporating behavioral covariates. Hum Mol Genet; 11(6): 689–696.

Di Marzo V, Petrocellis L de, Bisogno T (2001). Endocannabinoids Part I. Molecular basis of endocannabinoid formation, action and inactivation and development of selective inhibitors. Expert Opin Ther Targets; 5(2): 241–265.

Diez-Fernandez C, Rüfenacht V, Gemperle C et al. (2018). Mutations and common variants in the human arginase 1 (ARG1) gene. Impact on patients, diagnostics, and protein structure considerations. Hum Mutat; 39(8): 1029–1050.

Doris JM, Millar SA, Idris I, O'Sullivan SE (2019). Genetic polymorphisms of the endocannabinoid system in obesity and diabetes. Diabetes Obes Metab; 21(2): 382–387.

Frieling H, Bleich S (2008). Genetische Aspekte der Essstörungen. In: Herpertz S (Hrsg). Handbuch Essstörungen und Adipositas: mit 21 Tabellen. Heidelberg: Springer; 62–66.

Genis-Mendoza AD, Ruiz-Ramos D, López-Narvaez ML et al. (2019). Genetic association analysis of 5-HTR2A gene variants in eating disorders in a Mexican population. Brain Behav; 9(7): e01286.

Gershon ES, Schreiber JL, Hamovit JR et al. (1984). Clinical findings in patients with anorexia nervosa and affective illness in their relatives. Am J Psychiatry; 141(11): 1419–1422.

Gorwood P, Blanchet-Collet C, Chartrel N et al. (2016). New Insights in Anorexia Nervosa. Front Neurosci; 10: 256.

Gorwood P, Kipman A, Foulon C (2003). The human genetics of anorexia nervosa. Eur J Pharmacol; 480(1–3): 163–170.

Haan J, Kors EE, Ferrari MD (2002). Familial cyclic vomiting syndrome. Cephalalgia; 22(7): 552–554.

Haleem DJ (2017). Improving therapeutics in anorexia nervosa with tryptophan. Life Sci; 178: 87–93.

Herpertz S (Hrsg) (2008). Handbuch Essstörungen und Adipositas: mit 21 Tabellen. Heidelberg: Springer Medizin.

Hasan TF, Hasan H (2011). Anorexia nervosa. A unified neurological perspective. Int J Med Sci; 8(8): 679–703.

Huckins LM, Hatzikotoulas K, Southam L et al. (2018). Investigation of common, low-frequency and rare genome-wide variation in anorexia nervosa. Mol Psychiatry; 23(5): 1169–1180.

Jean A, Laurent L, Bockaert J et al. (2012). The nucleus accumbens 5-HTR$_4$-CART pathway ties anorexia to hyperactivity. Transl Psychiatry; 2: e203.

Klump KL, Bulik CM, Pollice C et al. (2000). Temperament and character in women with anorexia nervosa. J Nerv Ment Dis; 188(9): 559–567.

Legenbauer T, Vocks S (2014). Manual der kognitiven Verhaltenstherapie bei Anorexie und Bulimie. Mit weit über 100 Arbeitsblättern. Berlin: Springer.

Leibowitz SF, Weiss GF, Suh JS (1990). Medial hypothalamic nuclei mediate serotonin's inhibitory effect on feeding behavior. Pharmacol Biochem Behav; 37(4): 735–742.

Li D, Chang X, Connolly JJ et al. (2017). A genome-wide association study of anorexia nervosa suggests a risk locus implicated in dysregulated leptin signaling. Sci Rep; 7(1): 3847.

Lombardi L, Blanchet C, Poirier K et al. (2019). Anorexia nervosa is associated with Neuronatin variants. Psychiatr Genet; 29(4): 103–110.

Lutter M. Emerging Treatments in Eating Disorders. Neurother 2017; 14(3): 614–622.

Monteleone P, Bifulco M, Di Filippo C et al. Association of CNR1 and FAAH endocannabinoid gene polymorphisms with anorexia nervosa and bulimia nervosa. Evidence for synergistic effects. Genes Brain Behav 2009; 8(7): 728–732.

Monteleone P, Fabrazzo M, Maj M. Plasma leptin and antipsychotic-induced body weight gain. Neuropsychopharmacology 2005; 30(9): 1769; author reply 1770–1.

Moskowitz L, Weiselberg E. Anorexia Nervosa/Atypical Anorexia Nervosa. Curr Probl Pediatr Adolesc Health Care 2017; 47(4): 70–84.

Nakabayashi K, Komaki G, Tajima A et al. (2009). Identification of novel candidate loci for anorexia nervosa at 1q41 and 11q22 in Japanese by a genome-wide association analysis with microsatellite markers. J Hum Gen; 54(9): 531–537.

Paolacci S, Kiani AK, Manara E et al. (2020). Genetic contributions to the etiology of anorexia nervosa. New perspectives in molecular diagnosis and treatment. Mol Genet Genomic Med; 8(7): e1244.

Perello M, Dickson SL (2015). Ghrelin signalling on food reward. A salient link between the gut and the mesolimbic system. J Neuroendocrinol; 27(6): 424–434.

Perry B, Wang Y (2012). Appetite regulation and weight control. The role of gut hormones. Nutr & Diabetes; 2(1): e26–e26.

Ribases M, Gratacos M, Badia A et al. (2005). Contribution of NTRK2 to the genetic susceptibility to anorexia nervosa, harm avoidance and minimum body mass index. Mol Psychiatry; 10(9): 851–860.

Sánchez-López M, Ruiz-Hermosa A, Redondo-Tébar A et al. (2019). Rationale and methods of the MOVI-da10! Study – a cluster-randomized controlled trial of the impact of classroom-based physical activity programs on children's adiposity, cognition and motor competence. BMC Public Health; 19(1): 417.

Scott-Van Zeeland AA, Bloss CS, Tewhey R et al. (2014). Evidence for the role of EPHX2 gene variants in anorexia nervosa. Mol Psychiatr; 19(6): 724–732.

Shah M, Vella A (2014). Effects of GLP-1 on appetite and weight. Rev Endocr Metab Disord; 15(3): 181–187.

Silva A de, Bloom SR (2012). Gut Hormones and Appetite Control. A Focus on PYY and GLP-1 as Therapeutic Targets in Obesity. Gut Liver; 6(1): 10–20.

Södersten P, Nergårdh R, Bergh C et al. (2008). Behavioral neuroendocrinology and treatment of anorexia nervosa. Front Neuroendocrinol; 29(4): 445–462.

Steiner AA, Romanovsky AA (2007). Leptin. At the crossroads of energy balance and systemic inflammation. Prog Lipid Res; 46(2): 89–107.

Strober M, Freeman R, Lampert C et al. (2000). Controlled family study of anorexia nervosa and bulimia nervosa. Evidence of shared liability and transmission of partial syndromes. Am J Psychiatr; 157(3): 393–401.

Takeuchi S, Yazaki M, Yamada S et al. (2015). An Adolescent Case of Citrin Deficiency With Severe Anorexia Mimicking Anorexia Nervosa. Pediatrics; 136(2): e530–4.

Tasegian A, Curcio F, Dalla Ragione L et al. (2016). Hypovitaminosis D3, Leukopenia, and Human Serotonin Transporter Polymorphism in Anorexia Nervosa and Bulimia Nervosa. Mediators Inflamm; 2016: 8046479.

Vrang N, Meyre D, Froguel P et al. (2010). The imprinted gene neuronatin is regulated by metabolic status and associated with obesity. Obesity (Silver Spring); 18(7): 1289–1296.

Wang K, Zhang H, Bloss CS et al. (2011). A genome-wide association study on common SNPs and rare CNVs in anorexia nervosa. Mol Psychiatr; 16(9): 949–959.

Watson HJ, Yilmaz Z, Thornton LM et al. (2019). Genome-wide association study identifies eight risk loci and implicates metabo-psychiatric origins for anorexia nervosa. Nature Gen; 51(8): 1207–1214.

Yenchitsomanus P-T, Sawasdee N, Paemanee A et al. (2003). Anion exchanger 1 mutations associated with distal renal tubular acidosis in the Thai population. J Hum Genet; 48(9): 451–456.

Yilmaz Z, Hardaway JA, Bulik CM (2015). Genetics and Epigenetics of Eating Disorders. Adv Genom Gen; 5: 131–150.

Zipfel S, Giel KE, Bulik CM et al. (2015a). Anorexia nervosa. Aetiology, assessment, and treatment. Lancet Psychiatry; 2(12): 1099–1111.

Zipfel S, Löwe B, Herzog W (2015b). Verlauf und Prognose der Anorexia nervosa 2015. In: Herpertz S, de Zwaan M, Zipfel S (Hrsg). Handbuch Essstörungen und Adipositas. Berlin, Heidelberg: Springer; 57–61.

11.2 Molekulare Neuroanatomie der Anorexia nervosa

Letztlich gibt es keine effektive Behandlung, die das selbstinduzierte Aushungern, das gestörte Körperbild und die Angst vor Gewichtszunahme wirklich tiefgreifend umkehren könnte (Watson & Bulik 2013). Daher ist es dringend erforderlich, mehr zu wissen über anatomische und physiologische Details und ein besseres Wissen über die Pathophysiologie zu entwickeln.

Bis jetzt ist die Untersuchung von Hirnstrukturen rund um die Anorexia auf ziemlich grobschlächtige Untersuchungsmethoden angewiesen, denn das MRT hat immer noch eine zu schlechte Auflösung, als dass es die komplexe Pathologie auch nur annähernd aufklären kann. In Tierexperimenten hat man allerdings subkortikale neuronale Kreisläufe gefunden, die Appetit und Essverhalten steuern. Hier könnte man möglicherweise Angriffspunkte finden für spezifischere Behandlungen.

In der Folge wird bestehendes Wissen über die neuroanatomische und -physiologische Details zusammengetragen.

11.2.1 Die Rolle der weißen Substanz

Nilsson und Kollegen (Nilsson et al. 2019) sagen, dass seit langem eine Vergrößerung der Sulci oder der Ventrikel des Gehirns bei der AN bekannt sind. Es ist nicht klar, ob die strukturellen Hirnschäden Folge der Degeneration von Hirnzellen sind oder nur Folge von Flüssigkeitsverschiebungen. Sie vermuteten, dass neuronale Schäden am pathophysiologischen Prozess beteiligt sind. Dafür maßen sie die Spiegel von Neurofilament Light chain (NfL), einem Marker, der einen neuronalen Schaden anzeigt. Es zeigten sich signifikant höhere Marker für akuten neuronalen Schaden im Vergleich zu normalgewichtigen Frauen. Dieser scheint sich nach Wiederernährung teilweise zu erholen. Erhöhte NfL-Spiegel wurden auch bei anderen neurodegenerativen Prozessen, beim Schlaganfall und auch bei der bipolaren Störung gezeigt (Pujol-Calderon et al. 2019). Weiße Substanz könnte der Ursprung sein. Bei der AN wurden Reduktionen von weißer Substanz im dorsalen Striatum, dem Hippocampus, in der Hippocampus-Amygdala-Formation und dem Thalamus gefunden.

Der Hypothalamus ist zentral für die Regulation der Nahrungsaufnahme und die Regulation des Körpergewichts. Reduzierte Konnektivität zwischen orbitofrontalem Kortex und Amygdala zum Hypothalamus sowie die Atrophie grauer Substanz im Hypothalamus kommen bei der AN vor (Boghi et al. 2011). Man nimmt an, dass die Degeneration hypothalamischer Regelkreisläufe an der dauerhaft zu geringen Einnahme von Nahrung beteiligt sein könnte. Aber die erhöhten NfL Spiegel-könnten auch durch eine globale Reduktion des Hirnvolumens verursacht sein oder durch eine periphere Neuropathie aufgrund malutritionsverursachtem Thiaminmangel (Renthal et al. 2014).

Defekte der weißen Substanz auf mikrostruktureller Ebene

Phillipou und Kollegen untersuchten die weiße Substanz des Gehirns auf mikrostruktureller Ebene (Phillipou et al. 2018). Zum einen wurden Defekte in der grauen Substanz beschreiben (ebd.), aber auch Reduktionen in der weißen Substanz (Boghi et al. 2011). Diffusionsgewichtete Bildgebung (DWI) ist geeignet, um Differenzen in Bahnen weißer Substanz darzustellen. Dies erlaubt die Beurteilung mikrostruktureller Veränderungen der weißen Substanz – basierend auf der Hirnwasserdiffusion über »fraktionale Anisotropie« (FA) und Mean Diffusity (MD). (Für die genauere Bestimmung der Begriffe s. Philippou et al. [2018].)

Eine verminderte FA (im Vergleich zu Kontrollen) wurde schon für zahlreiche Hirnstrukturen gezeigt. Die Autoren vermuten, dass Veränderungen der mikrostrukturellen Eigenschaften eine Vulnerabilität bedeuten könnte in Bezug auf schlechtere kognitive Flexibilität und die Körperbildverzerrung, die charakteristisch ist für die AN. So gibt es Unterschiede für den Fornixbereich, der besonders zu tun hat mit Belohnungsprozessen. Überdies könnten Defizite in der Region die reduzierte Fähigkeit, Belohnung wahrzunehmen, oder Anhedonie, die bei der AN bekannt ist, verursachen. Verschiedene Untersuchungen legen auch Hirnstammdefekte nahe (insbesondere eine Dysfunktion im Colliculus superior). Defekte im Corpus callosum könnten eine verminderte kortikale Vernetzung bei der AN andeuten.

Der Fasciculus longitudinalis superior zeigte in der Untersuchung von Philippou et al. weit verteilte Defekte, was eine schlechte Integration zwischen frontalen, parietalen, temporalen und okzipitalen Regionen andeuten könnte. Besonders die reduzierte funktionale Konnektivität zwischen okzipitalen und parietalen Regionen könnte zum verzerrten Körperbild der Patienten beitragen, d.h. die Diskrepanz zwischen gespürter und gefühlter Größe

(Abel et al. 2016). Dazu tragen auch Defekte im Colliculus superior bei, der bei multisensorischen Integrationsleistungen beteiligt ist.

Es wird vermutet, dass mikrostrukturelle Defizite weißer Substanz nicht direkte Folge des Hungerns sind, sondern spezielle Eigenschaften des Gehirns des AN-Kranken sein könnten.

Dysfunktion des Mittelhirns

Neuere Ergebnisse zeigen, dass es bei Patienten mit AN eine Dysfunktion von Mittelhirn-Regionen gibt. Das Mittelhirn ist beteiligt am Initiieren und Hemmen von Augenbewegungen, und jüngere Untersuchungen zeigen Augenbewegungsabnormalitäten bei der AN (Phillipou et al. 2016). Außerdem gibt es in diesen Bereichen reduzierte Volumina grauer Substanz und mikrostrukturelle Defizite der weißen Substanz (Phillipou et al. 2018).

Gestörte Struktur und Funktion bestimmter Mittelhirnregionen könnten bei der AN eine Rolle spielen. Die Substantia nigra (SN) ist involviert bei der Reaktion auf belohnende Stimuli und Defizite. Die SN projiziert in verschiedene kortikale und subkortikale Regionen, z. B. auch zum Colliculus superior, der eine Rolle bei multisensorischen Integrationsvorgängen spielt. Weil die SN in verschiedene Hirnregionen ausstrahlt, könnte die funktionale Konnektivität dieser Region in andere Hirnregionen bei der AN behindert sein. Funktionale Konnektivität des inferioren parietalen Lappens (IPL) ist hier besonders interessant, da dieser an visuospatialer Perzeption und multisensorischer Integration beteiligt ist, besonders von Sehen und Körperempfinden, was bei der Körperbildstörung der Anorexie-Patienten eine Rolle spielen könnte.

Philippou und Kollegen (Phillipou et al. 2016) fanden eine reduzierte Konnektivität zwischen der linken SN und Clustern im linken inferioren Parietallappen/supramarginalen Gyrus und dem rechten posterioren Gyrus cingularis. Diese reduzierte Konnektivität wurde auch zwischen dem rechten SN und dem linken mittleren Frontallappen gefunden.

Reduzierte Kommunikation zwischen den SN und IPL könnte bei den atypischen Augenbewegungen eine Rolle spielen, die man bei der Krankheit findet, also auch beim gestörten Körperbild. Das heißt, die Tatsache, dass sich AN-Patienten dicker fühlen als sie tatsächlich sind, könnte mit der reduzierten funktionellen Konnektivität zwischen SN und somatosensorischen Regionen zusammenhängen.

Eine reduzierte Konnektivität wurde auch gefunden zwischen SN und posteriorem Gyrus cingularis, was bei der Aufmerksamkeitsregulation eine Rolle spielt, und zwischen dem SN und dem mittleren Gyrus frontalis. Die Körperbildverzerrung könnte auch mit den gefundenen strukturellen Defiziten, d.h. reduzierter grauer Substanz und reduzierter Integrität der weißen Substanz der Mittelhirnregionen, zusammenhängen. Philippou und Kollegen (Philippou et al. 2018) nehmen an, dass direkte Hirnstimulation, über transkranielle direkte Stimulation (tDCS) oder transkranielle Magnetstimulation (TMS) appliziert, möglicherweise hilfreich sein könnte.

Literatur zu Abschnitt 11.2

Boghi A, Sterpone S, Sales S et al. (2011). In vivo evidence of global and focal brain alterations in anorexia nervosa. Psychiatry Res; 192(3): 154–159.

Nilsson IAK, Millischer V, Karrenbauer VD et al. (2019). Plasma neurofilament light chain concentration is increased in anorexia nervosa. Transl Psychiatry; 9(1): 180.

Phillipou A, Carruthers SP, Di Biase MA et al. (2018). White matter microstructure in anorexia nervosa. Hum Brain Mapp; 39(11): 4385–4392.

Pujol-Calderón F, Portelius E, Zetterberg H et al. (2019). Neurofilament changes in serum and cerebrospinal fluid after acute ischemic stroke. Neurosci Lett; 698: 58–63.

Renthal W, Marin-Valencia I, Evans PA (2014). Thiamine deficiency secondary to anorexia nervosa. An uncommon cause of peripheral neuropathy and Wernicke encephalopathy in adolescence. Pediatr Neurol; 51(1): 100–103.

Watson HJ, Bulik CM (2013). Update on the treatment of anorexia nervosa. Review of clinical trials, practice guidelines and emerging interventions. Psychol Med; 43(12): 2477–2500.

11.3 Veränderungen von Zytokinen bei der Anorexia nervosa

Schließlich könnten auch Entzündungsvorgänge eine pathophysiologische Rolle bei der AN spielen und zur Aufrechterhaltung der Erkrankung betragen. Dalton et al. (2020) haben bei Patienten mit AN, die sich in einer spezifischen ED-Behandlung befanden, die Serumkonzentration von 27 Zytokinen verfolgt. Man untersuchte am Anfang und nach 12 und 24 Wochen der Behandlung. Hier fand man, dass anfangs erhöhte IL-6-Serumkonzentrationen sich während der ersten drei Monate spezialisierter Behandlung verbesserten, was auch mit der Verbesserung der Essstörungs-Symptomatik korrelierte. IL-6 könnte so etwas wie ein State-Biomarker der AN werden.

In vergangenen Untersuchungen fand man bereits erhöhte Spiegel proinflammatorischer Zytokine, inklusive IL-1ß, IL-6 und TNF-alpha (Dalton et al. 2018; Solmi et al. 2015). In dieser Untersuchung fand man nur Veränderungen von IL-6, welches binnen 12 Wochen abfiel, und Veränderungen von IL-7, was zwischen Woche 12 und 24 zunahm. In früheren Untersuchungen fand man Erhöhungen von TNF-alpha (Dalton et al. 2018). Aus Tierexperimenten weiß man, dass psychologischer Stress zu gesteigerter TNF-alpha-Produktion führen kann (Himmerich et al. 2013). Möglicherweise hängt der hier fehlende Anstieg damit zusammen, dass TNF-alpha weniger von stressreaktiven Zellen gebildet wird, aber die Gewichtszunahme zu einem Anstieg von TNF-alpha führt, sodass sich beide Effekte neutralisieren, da TNF-alpha mit dem Körpergewicht korreliert. Man nimmt auch an, dass das Darmmikrobiom, d.h. die Gesamtheit des Bakterienbesatzes des Darms (darauf wird sich an anderer Stelle in diesem Buch fokussiert werden), für Veränderungen der Zytokinproduktion und die Pathophysiologie der AN von Bedeutung sein könnte (Ruusunen et al. 2019), da man beobachtet hat, dass Veränderungen im Darmmikrobiom mit der Stimulation von Zytokinen assoziiert sind (Schirmer et al. 2016). Veränderungen der Entzündungsantwort im Darm können über den Vagusnerven Signale ans Gehirn geben, was die Hirnfunktion und das Verhalten verändern könnte (Bonaz et al. 2018).

Gesteigerte Darmpermeabilität (= Durchlässigkeit) könnte dazu führen, dass Antigene die Grenze in den Systemkreislauf überwinden könnten, was zu einer Entzündungsreaktion führen könnte. Bei Patienten mit AN scheint die Darmbarriere allerdings nicht verändert zu sein (Mörkl et al. 2019). Insgesamt sind bisher die Wechselwirkungen zwischen AN, dem Mikrobiom und dem Immunsystem noch nicht gut verstanden.

Veränderungen der Zusammensetzung des Mikrobioms bleiben bei AN-Patienten möglicherweise längerfristig bestehen (Mack et al. 2016).

Persistierende Zytokinstörungen könnten auch einen Bezug zu Depression und Angststörungen haben, was ja häufige Komorbiditäten sind (Ulfvebrand et al. 2015). IL-6 wurde in Verbindung gebracht mit psychologischen Symptomen wie Angst, sozialem Stress, Zwanghaftigkeit und Stimmungsänderungen (Lichtblau et al. 2013), auch mit körperlicher Betätigung (Lavebratt et al. 2017) und Appetitregulation (Paulsen et al. 2017). Periphere Zytokine wie IL-6 treten ins Gehirn ein und beeinflussen die Hirnfunktion und Entwicklung über humorale, neuronale und zelluläre Pfade und beeinflussen psychologische Zustände (Capuron & Miller 2011).

Sie können auch neuroendokrine Pfade beeinflussen und die Neurotransmitterproduktion und Signalwege beeinflussen, können z. B. die HPA-Achse beeinflussen und die Expression und Freisetzung von CRH, ACTH und Kortisol verändern (Capuron & Miller 2011). Relative Hyperkortisolämie wurde in Verbindung gebracht mit höherer Essstörungs-Psychopathologie (Lawson et al. 2011).

IL-6 ist auch involviert in die Regulation von Fettgewebe (Wedell-Neergaard et al. 2018) und Essensaufnahme (Wong & Pinkney 2004) und beeinflusst die Zusammensetzung des Darmmikrobioms (Schirmer et al. 2016).

IL-7 hingegen wird von stromalen und epithelialen Zellen an verschiedenen Stellen der Körperperipherie gebildet (Fry & Mackall 2002), wird für die Lymphozytenhomöostase (Khaled & Durum 2002) benötigt und induziert die Produktion proinflammatorischer Zytokine wie IL-1 IL-6, IL-8 und TNF-alpha (Alderson et al. 1991). Es reguliert das Körpergewicht über hypothalamische Wege und die Kontrolle des Fettgewebes (Makki et al. 2013). Hier bedarf es weiterer Forschung, um zu verstehen, was da genau geschieht.

Literatur zu Abschnitt 11.3

Alderson MR, Tough TW, Ziegler SF, Grabstein KH (1991). Interleukin 7 induces cytokine secretion and tumoricidal activity by human peripheral blood monocytes. J Exp Med; 173(4): 923–930.

Bonaz B, Bazin T, Pellissier S (2018). The Vagus Nerve at the Interface of the Microbiota-Gut-Brain Axis. Front Neurosci; 12: 49.

Capuron L, Miller AH (2011). Immune system to brain signaling. Neuropsychopharmacological implications. Pharm Ther; 130(2): 226–238.

Dalton B, Leppanen J, Campbell IC et al. (2020). A longitudinal analysis of cytokines in anorexia nervosa. Brain Behav Immun; 88–95.

Dalton B, Bartholdy S, Robinson L et al. (2018). A meta-analysis of cytokine concentrations in eating disorders. J Psychiatr Res; 103: 252–264.

Fry TJ, Mackall CL (2002). Interleukin-7. From bench to clinic. J Am Soc Hematol; 99(11): 3892–3904.

Himmerich H, Fischer J, Bauer K et al. (2013). Stress-induced cytokine changes in rats. Eur Cytok Net; 24(2): 97–103.

Khaled AR, Durum SK (2002). Lymphocide. Cytokines and the control of lymphoid homeostasis. Nat Rev Immunol; 2(11): 817–830.

Lavebratt C, Herring MP, Liu JJ et al. (2017). Interleukin-6 and depressive symptom severity in response to physical exercise. Psychiatry Res; 252: 270–276.

Lawson EA, Eddy KT, Donoho D et al. (2011). Appetite-regulating hormones cortisol and peptide YY are associated with disordered eating psychopathology, independent of body mass index. Eur J Endocrin; 164(2): 253–261.

Lichtblau N, Schmidt FM, Schumann R et al. (2013). Cytokines as biomarkers in depressive disorder. Current standing and prospects. Int Rev Psychiatr; 25(5): 592–603.

Mack I, Cuntz U, Grämer C et al. (2016). Weight gain in anorexia nervosa does not ameliorate the faecal microbiota, branched chain fatty acid profiles, and gastrointestinal complaints. Sci Rep; 6: 26752.

Makki K, Froguel P, Wolowczuk I (2013). Adipose tissue in obesity-related inflammation and insulin resistance. Cells, cytokines, and chemokines. Int Sch Res Notices; 139239.

Mörkl S, Lackner S, Meinitzer A et al. (2018). Gut microbiota, dietary intakes and intestinal permeability reflected by serum zonulin in women. Eur J Nutr; 57: 2985–2997.

Paulsen Ø, Laird B, Aass N et al. (2017). The relationship between pro-inflammatory cytokines and pain, appetite and fatigue in patients with advanced cancer. PloS One; 12(5), e0177620.

Ruusunen A, Rocks T, Jacka F, Loughman A (2019). The gut microbiome in anorexia nervosa. Relevance for nutritional rehabilitation. Psychopharm; 236(5): 1545–1558.

Schirmer M, Smeekens SP, Vlamakis H et al. (2016). Linking the Human Gut Microbiome to Inflammatory Cytokine Production Capacity. Cell; 167(7): 1897.

Solmi M, Veronese N, Favaro A et al. (2015). Inflammatory cytokines and anorexia nervosa. A meta-analysis of cross-sectional and longitudinal studies. Psychoneuroendocrinology; 51: 237–252.

Ulfvebrand S, Birgegård A, Norring C et al. (2015). Psychiatric comorbidity in women and men with eating disorders results from a large clinical database. Psychiatr Res; 230(2): 294–299.

Wedell-Neergaard A-S, Lang Lehrskov L, Christensen RH et al. (2019). Exercise-Induced Changes in Visceral Adipose Tissue Mass Are Regulated by IL-6 Signaling. A Randomized Controlled Trial. Cell Metab; 29(4): 844–855.e3.

11.4 Die Rolle von Zink und des Glutamatsystems

Hermens und Kollegen (Hermens et al. 2020) berichten über die Rolle von Zink und des Glutamatsystems bei der AN. Während 50 % der Personen mit AN in 5–10 Jahren eine vollständige Recovery erreichen, bleiben 20 % chronisch krank, ungefähr 10 % sterben (Steinhausen 2002), in erster Linie wegen medizinischer Komplikationen, ca. 20 % sterben an Suizid (Arcelus et al. 2011).

Die Patienten haben zwei allgemeine Defizite in Bezug auf Kognition.

Zum einen »Weak central coherence« (WCC) und zum anderen behindertes »Set-Shifting« (Treasure & Schmidt 2013):

- WCC meint einen kognitiven Stil mit einem Bias in Richtung Detail und Schwierigkeiten mit globalem Prozessieren. Bei der AN zeigt sich dies in einem Fokus auf individuelle Details (z. B. Körpergewicht und Aussehen), im Vergleich zu breiteren Konzepten (z. B. Selbsterleben) (Smith et al. 2018).
- Set-Shifting ist eine exekutive Funktion, die sich auf die Fähigkeit bezieht, flexibel zwischen unterschiedlichen Aufgaben hin und her zu schalten (Smith et al. 2018). Bei der AN zeigt sich dies als kognitive Inflexibilität (d. h. rigide Essverhaltensweisen) oder Reaktionsinflexibilität (z. B. Perseveration).

Es wird angenommen, dass Zinkmangel zur Pathophysiologie beitragen könnte. Zinkdefizit ist verbunden mit Gewichtsverlust, und Supplementierung mit Zink kann Gewichtszunahme fördern (Suzuki et al. 2011). Auch Depression und Angst können dadurch positiv beeinflusst werden (Katz et al. 1987). Es gibt keine wirksame Medikation für die AN. Zink und Olanzapin haben gewisse Wirksamkeit gezeigt, diese Behandlung haben glutamaterge/NMDA-Rezeptor-Pfade gemeinsam (Sacchi et al. 2017).

Von Zinkmangel wurde angenommen, dass es eine Schlüsselrolle bei der Pathophysiologie der AN haben könnte. Zink ist im Gehirn vor allem vorhanden in glutamatergen Neuronen, besonders im limbischen System (Hippocampus, Amygdala) und im Kortex. Es fungiert als allosterischer Neuromodulator der NMDA-Rezeptoren. Ein zinkdefizienter Zustand im Gehirn führt zur Überaktivierung von NMDA-Rezeptoren und zu reduzierter GABA-erger Hemmung von Glutamatfreisetzung (Hermens et al. 2020). Pathologisch erhöhte Spiegel von Glutamat führen zu dem exzessiven Einstrom von Kalzium in postsynaptische Neuronen, was zu entleerten BDNF-Spiegeln führt und die Synaptogenese behindert und Neuronentod bewirkt.

Hermens und Kollegen schlagen vor, dass eine kurzzeitige niedrigdosierte Behandlung mit dem potenten NMDA-Rezeptor-Antagonisten Ketamin helfen könnte, exzessive Glutamatneurotransmission zu normalisieren, und zwar durch die Blockade von NMDA-Rezeptoren, bis die Downregulation passiert. Caffino und Kollegen (Caffino et al. 2017) zeigten, dass die Selbstanwendung von niedrigdosiertem Ketamin bei Ratten über 5–6 Wochen hinweg eine generelle Downregulation von NMDA-Rezeptoren im PFC (präfrontalen Kortex) bewirkt. Anschließend könnte die Ketaminbehandlung gestoppt werden, und die Zinkgabe könnte dann eine Rückkehr zu normaler glutamaterger Funktion ermöglichen, was auch die BDNF-Spiegel anheben könnte. Auch die Synaptogenese könnte dadurch stimuliert werden. Glutamat-NMDA-Rezeptor-Dysfunktion in der präfrontalen Region ist assoziiert mit kognitiven Eigenheiten, wie behindertes Set-Shifting, und niedrigdosiertes Ketamin könnte dazu beitragen, diese kognitiven Defizite zu reduzieren.

Literatur zu Abschnitt 11.4

Arcelus J, Mitchell AJ, Wales J, Nielsen S (2011). Mortality rates in patients with anorexia nervosa and other eating disorders. A meta-analysis of 36 studies. Arch Gen Psychiatry; 68(7): 724–731.

Caffino L, Piva A, Giannotti G et al. (2017). Ketamine Self-Administration Reduces the Homeostasis of the Glutamate Synapse in the Rat Brain. Mol Neurobiol; 54(9): 7186–7193.

Hermens DF, Simcock G, Dutton M et al. (2020). Anorexia nervosa, zinc deficiency and the glutamate system. The ketamine option. Prog Neuropsychopharmacol Biol Psychiatry; 101: 109921.

Katz RL, Keen CL, Litt IF et al. (1987). Zinc deficiency in anorexia nervosa. J Adolesc Health Care; 8(5): 400–406.

Sacchi S, Novellis VD, Paolone G et al. (2017). Olanzapine, but not clozapine, increases glutamate release in the prefrontal cortex of freely moving mice by inhibiting D-aspartate oxidase activity. Sci Rep; 7: 46288.

Smith KE, Mason TB, Johnson JS et al. (2018). A systematic review of reviews of neurocognitive functioning in eating disorders. The state-of-the-literature and future directions. Int J Eat Disord; 51(8): 798–821.

Steinhausen H-C (2002). The outcome of anorexia nervosa in the 20th century. Am J Psychiatry; 159(8): 1284–1293.

Suzuki H, Asakawa A, Li JB et al. (2011). Zinc as an appetite stimulator – the possible role of zinc in the progression of diseases such as cachexia and sarcopenia. Recent Pat Food Nutr Agric; 3(3): 226–231.

Treasure J, Schmidt U (2013). The cognitive-interpersonal maintenance model of anorexia nervosa revisited. A summary of the evidence for cognitive, socio-emotional and interpersonal predisposing and perpetuating factors. J Eat Disord; 1: 13.

11.5 Die Rolle des Immunsystems bei der Anorexia nervosa

Gibson und Mehler (Gibson & Mehler 2019) diskutieren die Rolle des Immunsystems als Ganzes bei der AN. Offenbar gebe es eine gesteigerte Konzentration und Sekretion entzündungsfördernder Zytokine, sodass ein dysreguliertes Immunsystem bei der AN vorliegt, wie genetische Studien nahelegen. Wenn man die Immunsystemveränderungen bei Proteinmangelernährung und AN vergleicht, dann geht die AN mit gesteigerten proinflammatorischen Zytokinen einher, einem gesteigerten CD4/CD8-Verhältnis und gesteigerter T-Zell-Proliferation. Dies scheint nicht nur Folge der Malnutrition sein. Möglicherweise trägt ein primärer immunologischer Defekt zur Entwicklung der AN bei. Es scheint aus Sicht der Autoren wahrscheinlich, dass das Immunsystem kausal bei der Pathogenese und Aufrechterhaltung der AN beteiligt ist.

Literatur zu Abschnitt 11.5

Gibson D, Mehler PS (2019). Anorexia Nervosa and the Immune System-A Narrative Review. J Clin Med; 8(11): 1915.

11.6 Mikrobiom

Auch das Mikrobiom ist ein interessanter Ansatzpunkt für das verbesserte Verständnis der Zusammenhänge bei der Anorexia nervosa, und um neue Medikamente entwickeln zu können (Breton et al. 2019).

Der Darm ist ein metabolisches Organ, welches hunderte an Signalmolekülen produziert. Viele Darmbakterien produzieren Substanzen, die Neurotransmittern ähneln. So produzieren z. B. Bifidobakterium und Lactobacillus Gamma-Aminobuttersäure (GABA), andere Bakterien produzieren Noradrenalin, Dopamin oder Serotonin. Die Spiegel dieser Substanzen werden kontrolliert durch Darmmikroben. Auch Hormone wie Alpha-MSH, welches bei der Appetitkontrolle eine Rolle spielt, werden gebildet.

ClpB, eine Substanz, die durch Darmbakterien gebildet wird, kann direkt Neuronen aktivieren, die POMC bilden, einen Vorläufer des appetithemmenden Alpha-MSH-Neuropeptids. Dies ist ein Beispiel, wie von Bakterien abgeleitete Moleküle den Darm mit hypothalamischen Kreisläufen verbinden, die den Appetit steuern. Dies bildet also einen Ansatzpunkt für neue Medikamente.

Lange Phasen des Hungerns verändern das Darmmikrobiom tiefgreifend (Seitz et al. 2020). Die Darm-Hirn-Achse scheint mit der Regulierung des Körpergewichts und zahlreichen hormonellen, immunologischen und Entzündungsprozessen zu tun zu haben.

Bei Angststörungen, Depressionen und Stressreaktionen fanden Studien Hinweise auf einen Zusammenhang mit Veränderungen des Darmmikrobioms (Cryan et al. 2020)

Eine Stuhltransplantation von Patienten mit AN in Muttertiere bei Nagern konnte bei deren Nachwuchs Effekte auf Gewicht, Appetit, Angst- und Zwangssymptome zeigen (Hata et al. 2019).

Bei Transplantationsstudien mit keimfreien Mäusen zeigten sich Hinweise auf eine Rolle des Mikrobioms bei der Gewichtsregulation. Die Transplantation von Stuhl adipöser Mäuse in keimfreie Mäuse hingegen führt zu einer größeren Gewichtszunahme als eine Transplantation von Stuhl dünner Tiere (Ridaura et al. 2013).

Der Anteil von Bacteroidetes-Bakterien scheint wichtig zu sein und ist mit dem BMI assoziiert (Mörkl et al. 2017). Bei Patienten mit AN sind Bacteroidetes im Akutstadium der Erkrankung vermindert (Kleiman et al. 2015).

Leptin war mit einer erhöhten Anzahl an Bifidobacterium und Lactobacillus und einem verringerten Anteil an Bacteroides und Prevotella assoziiert, für Ghrelin gilt das Umgekehrte (Queipo-Ortuno et al. 2013).

Beim Mikrobiom von AN-Patienten kommt es zu einer Zunahme muzinabbauender Firmicutes und Verrucomicrobia (Kleiman et al. 2015). Dies könnte die Durchlässigkeit der Darmwand fördern und damit Immun- und Entzündungsreaktionen befördern.

Bei AN-Patienten fanden sich erhöhte Konzentrationen von Autoantikörpern für Hormone wie Leptin, Ghrelin, Orexin und alpha-MSH (melanozytenstimulierendes Hormon). Studien zur Darmflora von Patienten mit AN fanden eine reduzierte alpha-Diversität (Messung unterschiedlicher Arten in einer Darmflora) (Hanachi et al. 2019), was man auch bei Patienten mit chronisch entzündlichen Darmerkrankungen fand.

In einigen Studien fand man auch eine veränderte beta-Diversität, das ist die Messung der Unterschiedlichkeit des Mikrobioms zwischen verschiedenen Individuen einer Gruppe (Kleiman et al. 2015). Man fand bei AN-Patienten eine Zunahme an Firmicutes und eine Abnahme von Bacteroidetes (Kleiman et al. 2015), eine Zunahme von Methanobrevibacter smithii (Armougom et al. 2009) sowie eine Abnahme von Roseburia (Borgo et al. 2017).

Möglicherweise könnte man mit Probiotika oder Nahrungsergänzungsmitteln positive Effekte erzielen, z. B. mit Omega-3-Fettsäuren.

Bei gesunden Probanden konnten Probiotika eine Stimmungsverbesserung und positive kognitive Effekte zeitigen (Bagga et al. 2018). Bei einer experimentellen Stuhltransplantation bei einer Patientin mit AN konnte in einem Fall nach Transplantation des Stuhls einer normalgewichtigen Patientin eine Gewichtszunahme von 6,3 kg erreicht werden (de Clercq et al. 2019).

Literatur zu Abschnitt 11.6

Bagga D, Reichert JL, Koschutnig K et al. (2018). Probiotics drive gut microbiome triggering emotional brain signatures. Gut Microbes; 9(6): 486–496.

Borgo F, Riva A, Benetti A et al. (2017). Microbiota in anorexia nervosa. The triangle between bacterial species, metabolites and psychological tests. PLoS One; 12(6): e0179739.

Breton J, Legrand R, Achamrah N et al. (2019). Proteome modifications of gut microbiota in mice with activity-based anorexia and starvation. Role in ATP production. Nutrition; 67–68: 110557.

Clercq NC de, Frissen MN, Davids M et al. (2019). Weight Gain after Fecal Microbiota Transplantation in a Patient with Recurrent Underweight following Clinical Recovery from Anorexia Nervosa. Psychother Psychosom; 88(1): 58–60.

Cryan JF, O'Riordan KJ, Sandhu K et al. (2020). The gut microbiome in neurological disorders. Lancet Neurol; 19(2): 179–194.

Hanachi M, Manichanh C, Schoenenberger A et al. (2019). Altered host-gut microbes symbiosis in severely malnourished anorexia nervosa (AN) patients undergoing enteral nutrition. An explicative factor of functional intestinal disorders? Clin Nutr; 38(5): 2304–2310.

Hata T, Miyata N, Takakura S et al. (2019). The Gut Microbiome Derived From Anorexia Nervosa Patients Impairs Weight Gain and Behavioral Performance in Female Mice. Endocrinology; 160(10): 2441–2452.

Kleiman SC, Watson HJ, Bulik-Sullivan EC et al. (2015). The Intestinal Microbiota in Acute Anorexia Nervosa and During Renourishment. Relationship to Depression, Anxiety, and Eating Disorder Psychopathology. Psychosom Med; 77(9): 969–981.

Mörkl S, Lackner S, Müller W et al. (2017). Gut microbiota and body composition in anorexia nervosa inpatients in comparison to athletes, overweight, obese, and normal weight controls. Int J Eat Disord;1421–1431.

Queipo-Ortuño MI, Seoane LM, Murri M et al. (2013). Gut microbiota composition in male rat models under different nutritional status and physical activity and its association with serum leptin and ghrelin levels. PLoS One; 8(5): e65465.

Ridaura VK, Faith JJ, Rey FE et al. (2013). Gut microbiota from twins discordant for obesity modulate metabolism in mice. Science; 341(6150): 1241214.

Seitz J, Keller L, Trinh S, Herpertz-Dahlmann B (2020). Darmmikrobiom und Anorexia nervosa. Der Zusammenhang von Mikrobiom und Darm-Gehirn-Interaktion im Kontext der Anorexia nervosa. Nervenarzt; 91(12): 1115–1121.

11.7 Bindung und Essstörungen

Cortés-García und Kollegen (Cortés-García et al. 2019) untersuchten, wie veränderte Bindungsmuster zu Essstörungen beitragen können. Es fand sich eine vielfältige Evidenz für die Beziehung zwischen unsicherem Bindungsstil und seelischen Erkrankungen, inklusive Essstörungen (Kuipers & Bekker 2012). Individuen mit Essstörungen hatten eine höhere Prävalenz unsicherer Bindungsstile als gesunde Kontrollen, wie schon mehrfach gezeigt wurde (Tasca & Balfour 2014). Unsichere Bindungsstile sind auch ein Risikofaktor für die weitere Entwicklung gestörten Essverhaltens in nichtklinischen Populationen (Faber et al. 2018).

Unter Bindung versteht man eine emotionale, lange währende Bindung, die Kinder gegenüber den primären Bezugspersonen über die ersten Jahre des Lebens hinweg entwickeln. So entwickeln Kinder innere Repräsentationen über sich selbst und die sie umgebende soziale Umgebung, was man als Internal Working Model (inneres Arbeitsmodell) bezeichnet, was ihr psychosoziales Funktionieren über die ganze Lebensspanne hin erklärt. Im Falle emotional verfügbarer primärer Bindungspersonen, die sich konsistent verhalten und auf die Bedürfnisse des Kindes eingehen, bietet dies eine solide Basis für die Erkundung der Welt, wo das Selbst als wertvoll und geliebt angesehen wird. Sie repräsentieren einen sicheren Hafen, wo das Kind Wohlbefinden und Schutz in Zeiten von Stress finden kann (Brumariu 2015).

Repetitive bindungsbezogene Erfahrungen mit einer sensiblen Bindungsfigur tragen auch zu adaptiveren Emotionsregulationsfähigkeiten bei. Unsichere Bindungen hingegen sorgen nicht für eine stabile Grundlage, um mit bedrohlichen Situationen fertigzuwerden. So entwickeln unsicher gebundene Kinder dysfunktionale kognitive Muster mit inkonsistenten emotionalen Regulationsfähigkeiten, was entweder zu bindungsvermeidendem Verhalten oder zu ängstlichem Anklammern führt (Cassidy 1994). So entfaltet sich das Bindungsverhalten also zwischen den beiden Extrempolen zwischen Angst und Vermeidung im Rahmen eines Kontinuums.

Bisher fanden sich in der Forschung klare Zusammenhänge zwischen unsicherem Bindungsstil und dem Ausdruck und der Aufrechterhaltung von ungesundem Essverhalten (Tasca & Balfour 2014). In nichtklinischen Stichproben findet sich Evidenz für den Zusammenhang zwischen unsicherem Bindungsverhalten und prämorbiden Symptomen, wie ausgeprägteren Gewichtssorgen, Körperunzufriedenheit, restriktivem Essverhalten und Binge eating, was die Hypothese stützt, dass Essstörungsymptome die Manifestation von psychologischen und emotionalen Prozessen aus unsicheren Bindungsstilen heraus fördert.

Eine unsichere Bindung allein reicht aber nicht für die Entwicklung der Psychopathologie aus (Mikulincer & Shaver 2012). Es gibt vielmehr vermittelnde Faktoren (Zachrisson & Skarderud 2010). Potentiell sind dies

- eine problematische Emotionsregulation,
- negativer Affekt,
- maladaptiver Perfektionismus und
- Körperunzufriedenheit.

Unsicher gebundene Personen berichten mit größerer Wahrscheinlichkeit über negative Gefühle – bezogen auf das Selbst –, zeigen interpersonelle Schwierigkeiten und nutzen maladaptive Copingstrategien, wie Unterdrückung/Vermeidung (leugnen Stress oder lenken die Aufmerksamkeit auf andere Dinge, passend zu einem vermeidenden Stil), oder betonen emotionale Erfahrungen (d. h. Rumination oder Selbst-Abwertung, passend zu einem ängstlichen Stil), um mit Stress umzugehen. Unsicher gebundene Personen entwickeln in der Hoffnung, negative Gefühle über sich selbst abzuwehren, Esstörungssymptome wie Diäten (um das perfekte Körperbild zu erreichen), Binge eating (um die Stimmung zu verbessern und abgelenkt zu werden) und Purging (um negative Gefühle zu durchbrechen, die durch Diätbrechen und Gewichtszunahme ausgelöst werden) (Haedt-Matt & Keel 2011). Wegen der Dysfunktionalität dieser Strategien verbleibt der negative Affekt, und es entsteht ein Teufelskreis.

In der Studie von Cortés-García und Kollegen (2019) waren die Mediatoren mit der größten Effektstärke emotionale Dysregulation und depressive Symptome. Geringeren Einfluss hatten Körperunzufriedenheit, Neurotizismus, Perfektionismus, Achtsamkeit und soziales Vergleichen. Die größte Bedeutung hatte eine dysfunktionale Emotionsregulation. Auch depressive Symptomatik war von hoher Bedeutung. Maladaptive kognitive Muster und Selbstrepräsentationen, die aus negativen Bindungserfahrungen resultieren, führen zu einem höheren Risiko für eine depressive Symptomatik nach negativen Lebensereignissen. Anomales Essverhalten dient dann als Weg der Selbstregulation, um negative Emotionen loszuwerden. Depressive Symptome waren ein starker Prädiktor für eine Essstörungsymptomatik (Abbate-Daga et al. 2010).

Tasca und Balfour (2014) empfehlen, dass Kliniker das Bindungsverhalten des Patienten beurteilen sollten, um die Therapie besser auf sie abzustimmen. Therapeuten sollten auf der Ebene der Selbstrepräsentationen einsteigen und versuchen, Vertrauen in die Behandlung zu verbessern und Fähigkeiten zu erarbeiten, um besser mit negativen Emotionen und interpersonellen Problemen fertigzuwerden und Disstress abzubauen, um damit auch Essstörungssymptome zu mindern. Auch könnte die Kombination von KVT mit Achtsamkeitstechniken hilfreich sein (Butryn et al. 2013). Auch könnten Frühinterventionen entwickelt werden, um z. B. Eltern mit den Fähigkeiten zu versorgen, um die Fähigkeit der Kinder zur Selbstregulation in schwierigen Situationen zu verbessern (Morley & Moran 2011).

11.7.1 Bindungsunsicherheit und Mentalisierungsprobleme

Kuipers und Kollegen (Kuipers et al. 2020) untersuchten Bindungsunsicherheit und Mentalisierungsschwierigkeiten bei Patienten mit Essstörungen.

Unter Mentalisieren versteht man die Fähigkeit, das eigene Verhalten oder das Verhalten anderer durch Zuschreibung mentaler Zustände zu interpretieren.

Hierzu wurden Patienten mit AN und BN zu Beginn der Behandlung und nach einem Jahr und 1,5 Jahren in Bezug auf Bindungssicherheit und Mentalisierungsfähigkeit beurteilt sowie in Bezug auf ihre Essstörung und komorbide Symptome und Autonomie.

Es zeigte sich, dass Bindungsunsicherheit und niedrige Mentalisierungsfähigkeit bei den Patienten häufiger vorkommen als bei den gesunden Kontrollen und assoziiert waren mit BPS (Borderline-Persönlichkeitsstörung) und/oder selbstverletzendem Verhalten. Recovery von der Essstörung nach einem Jahr war assoziiert mit höherer Mentalisierungsfähigkeit und Verbesserung von Autonomie. Niedrige Mentalisierungsfähigkeit sagte die Persistenz von Essstörungen bis 1,5 Jahren nach Follow-up voraus.

Literatur zu Abschnitt 11.7

Abbate-Daga G, Gramaglia C, Amianto F et al. (2010). Attachment insecurity, personality, and body dissatisfaction in eating disorders. J Nerv Ment Dis; 198(7): 520–524.

Brumariu LE (2015). Parent-Child Attachment and Emotion Regulation. New Dir Child Adolesc Dev; 148: 31–45.

Butryn ML, Juarascio A, Shaw J et al. (2013). Mindfulness and its relationship with eating disorders symptomatology in women receiving residential treatment. Eat Behav; 14(1): 13–16.

Cassidy J (1994). Partnering. Know yourself first. Health Prog; 75(9): 16.

Faber A, Dubé L, Knäuper B (2018). Attachment and eating. A meta-ana-

lytic review of the relevance of attachment for unhealthy and healthy eating behaviors in the general population. Appetite; 123: 410–438.
Haedt-Matt AA, Keel PK (2011). Hunger and binge eating. A meta-analysis of studies using ecological momentary assessment. Int J Eat Disord; 44(7): 573–578.
Kuipers G, Bekker M (2012). Attachment, Mentalization and Eating Disorders. A review of studies using the Adult Attachment Interview. Current Psychiatry Reviews; 8(4): 326–336.
Kuipers GS, Bekker MHJ, Riem MME (2020). Pretreatment unresolved-disorganized attachment status in eating disorder patients associated with stronger reduction of comorbid symptoms after psychotherapy. Eat Disord: 1–16.
Cortés-García L, Takkouche B, Seoane G, Senra C (2019). Mediators linking insecure attachment to eating symptoms. A systematic review and meta-analysis. PLOS ONE; 14(3): e0213099.
Mikulincer M, Shaver PR (2012). An attachment perspective on psychopathology. World Psychiatry; 11(1): 11–15.
Morley TE, Moran G (2011). The origins of cognitive vulnerability in early childhood. Mechanisms linking early attachment to later depression. Clin Psychol Rev; 31(7): 1071–1082.
Tasca GA, Balfour L (2014). Attachment and eating disorders. A review of current research. Int J Eat Disord; 47(7): 710–717.
Zachrisson HD, Skårderud F (2010). Feelings of insecurity. Review of attachment and eating disorders. Eur Eat Disord Rev; 18(2): 97–106.

11.8 Alexithymie bei der Anorexia nervosa

Es zeigen sich bei AN-Paienten Behinderungen bei verschiedenen Facetten der Emotionsprozessierung und Regulation, z. B. in Bezug auf Gesichtsausdrücke (Brockmeyer et al. 2016), Emotionserkennung und der selbstberichteten Nichtakzeptanz von Emotionen (Davies et al. 2012).

Patienten mit Alexithymie benutzen ein Vokabular limitierter Komplexität und denken konkretistischer, sodass sie schlechter

Metaphern verstehen, die man typischerweise in der Psychotherapie verwendet. Auch können sie schlechtes emotionales Material erinnern, was bei Psychotherapien zu Schwierigkeiten führen kann (Luminet et al. 2006).

Arunagiri und Reilly (2020) exemplifizieren dies am Beispiel der CBT-E, der Standardtherapie der AN, die von Fairburn entwickelt wurde. Hierbei werden z. B. Tagebücher geführt, in die Patienten auch ihre Emotionen rund um die Nahrungsaufnahme schreiben sollen. Patienten mit Alexithymie fällt dies schwer. Die Autoren mutmaßen, dass die Hinzufügung von Psychoedukation in Bezug auf Emotionen existierende AN-Therapien verbessern könnte.

Literatur zu Abschnitt 11.8

Arunagiri V, Reilly EE (2020). Revisiting alexithymia as an important construct in the treatment of anorexia nervosa. A proposal for future research. Eat Disord; 1–12.

Brockmeyer T, Pellegrino J, Münch H et al. (2016). Social cognition in anorexia nervosa. Specific difficulties in decoding emotional but not non-emotional mental states. Int J Eat Disord; 49(9): 883–890.

Davies H, Swan N, Schmidt U, Tchanturia K (2012). An experimental investigation of verbal expression of emotion in anorexia and bulimia nervosa. Eur Eat Disord Rev; 20(6): 476–483.

Luminet O, Timary P de, Buysschaert M, Luts A (2006). The role of alexithymia factors in glucose control of persons with type 1 diabetes. A pilot study. Diabetes Metab; 32: 417–424.

11.9 Das Selbst definierende Erinnerungen (SDMs)

Castellón und Kollegen (Castellón et al. 2020) untersuchten sogenannte »Selbst definierende Erinnerungen« (SDMs) bei Patienten mit AN.

AN ist charakterisiert durch Behinderungen in der Entwicklung der Gesamtidentität und ein verarmtes Selbst (Stein & Corte 2007).

In verschiedenen Studien wurden traumatische Ereignisse beschrieben (Reyes-Rodriguez et al. 2011; Tagay et al. 2014). Gemäß Reyes-Rodriguez und Kollegen (Reyes Rodriguez et al. 2011) waren die häufigsten traumatischen Ereignisse sexuelle Traumata während der Kindheit und sexueller Missbrauch während des Erwachsenseins. Andere Studien zeigten eine Beziehung zwischen Formen von Kindesmissbrauch und emotioneller Dysregulation (Racine & Wildes 2015) sowie Gedächtnisschwierigkeiten bei AN-Symptomen.

Kerr-Gaffney und Kollegen (Kerr Gaffney et al. 2020) zeigten reduzierte kognitive Empathie-Scores, aber intakte affektive Empathie bei der AN.

Wie verhält es sich nun mit dem autobiographischen Gedächtnis bei AN-Patienten?

Das autobiographische Gedächtnis ist ein komplexes mentales System, das es Menschen ermöglicht, Informationen und Erfahrungen in Bezug auf persönliche Inhalte aus ihrer Vergangenheit zusammenzufassen. Emotional gestörte Patienten fassen, wenn sie an psychiatrischen Erkrankungen leiden, eher Kategorien von Ereignissen zusammen, als dass sie eine einzelne Episode, die zu einem bestimmten Zeitpunkt passierte, darstellen können. Das nennt man Übergeneralisierung, also die Unfähigkeit, spezifische Erinnerungen abzurufen, und wird beobachtet bei schweren Depressionen oder PTBS sowie nach Missbrauch. Dalgleish und Kollegen (Dalgleish et al. 2003) zeigten, dass Patienten mit Essstörungen im Vergleich zu gesunden Kontrollen weniger spezifische autobiographische Erinnerungen produzieren. AN-Patienten scheinen eine generelle Schwierigkeit zu haben, emotionale Erinnerungen abzurufen (Kovacs et al. 2011).

Singer und Moffitt (1991) entwickelten das Konzept der selbst definierenden Erinnerungen (SDMs). Das sind repetitive, lebendige, intensive Erinnerungen, die andauernde Besorgnisse über das Selbst beinhalten. Sie repräsentieren exemplarische Erinnerungen, die die eigene Identität widerspiegeln (Blagov & Singer 2004). Sie müssen wenigstens ein Jahr alt sein, und sie müssen starke Gefühle hervorrufen.

Diese SDMs können sich in verschiedenen Bereichen unterscheiden: in Bezug auf Struktur (was das Level der narrativen Spezifität repräsentiert) (Blagov & Singer 2004), den thematischen Inhalt, die emotionale Bedeutung (positiv oder negativ), die Intensität des Erinnerungsabrufs, die Gegenwart von Anspannung usw. (Castellón et al. 2020). Castellón und Kollegen untersuchten diese SDMs bei AN-Patienten im Vergleich zu gesunden Probanden, und hier zeigte sich, dass Patienten mit AN mehr Erinnerungen abriefen, die mit Spannung und negativer Intimität verbunden waren als gesunde Probanden. Auch riefen sie eher Inhalt mit bedrohlichen Ereignissen, sexuellem Missbrauch und Krankheit ab als gesunde Patienten und riefen sie weniger SDMs in Bezug auf Erholung oder Exploration und in puncto Beziehungen ab.

AN-Patienten neigen auch zur Übergeneralisierung, was man als kognitive Vermeidungsstrategie verstehen könnte oder als defensive Funktion, um aversive Erinnerungen zurückzudrängen.

Literatur zu Abschnitt 11.9

Blagov PS, Singer JA (2004). Four dimensions of self-defining memories (specificity, meaning, content, and affect) and their relationships to self-restraint, distress, and repressive defensiveness. J Pers; 72(3): 481–511.

Castellon P, Sudres J-L, Voltzenlogel V (2020). Self-defining memories in female patients with anorexia nervosa. Eur Eat Disord Rev; 28(5): 513–524.

Dalgleish T, Tchanturia K, Serpell L et al. (2003). Self-reported parental abuse relates to autobiographical memory style in patients with eating disorders. Emotion; 3(3): 211–222.

Kerr-Gaffney J, Mason L, Jones E et al. (2020). Emotion Recognition Abilities in Adults with Anorexia Nervosa are Associated with Autistic Traits. J Clin Med; 9(4): 1057.

Kovacs FM, Seco J, Royuela A et al. (2011). The correlation between pain, catastrophizing, and disability in subacute and chronic low back pain. A study in the routine clinical practice of the Spanish National Health Service. Spine (Phila Pa 1976); 36(4): 339–345.

Martinez G, Cook-Darzens S, Chaste P et al. (2014). L'anorexie mentale à lalumière du fonctionnement neurocognitif. Nouvelles perspectives théoriques et thérapeutiques. Encephale; 40(2): 160–167.

Racine SE, Wildes JE (2015). Emotion dysregulation and anorexia nervosa. An exploration of the role of childhood abuse. Int J Eat Disord; 48(1): 55–58.

Reyes-Rodríguez ML, Holle A v, Ulman TF et al. (2011). Posttraumatic stress disorder in anorexia nervosa. Psychosom Med; 73(6): 491–497.

Stein KF, Corte C (2007). Identity impairment and the eating disorders. Content and organization of the self-concept in women with anorexia nervosa and bulimia nervosa. Eur Eat Disord Rev; 15(1): 58–69.

Tagay S, Schlottbohm E, Reyes-Rodriguez ML et al. (2014). Eating disorders, trauma, PTSD, and psychosocial resources. Eat Disord; 22(1): 33–49.

11.10 Ernährungsphysiologie

Mütter mit Essstörungen füttern teils ihre Kinder nach externen Zeitgebern statt getriggert durch den Hunger der Kinder (Evans & Le Grange 1995), sodass Nahrungsaufnahme und Hungerbedürfnis nicht mehr aneinandergekoppelt sind. Durch dekonditionierte Sättigungsregulation ist das Risiko, sich zu überessen, gesteigert (de Zwaan et al. 2003).

Literatur zu Abschnitt 11.10

Evans J, Le Grange D (1995). Body size and parenting in eating disorders. A comparative study of the attitudes of mothers towards their children. Int J Eat Disord; 18(1): 39–48.

Zwaan M de, Mitchell JE, Howell LM et al. (2003). Characteristics of morbidly obese patients before gastric bypass surgery. Compr Psychiatry; 44(5): 428–434.

11.11 Soziokulturelle Faktoren

Mit verursachend ist ein überhöhtes Schlankheitsideal, welches vorzugsweise in westlichen Gesellschaften zu finden ist. Selbst ältere Frauen versuchen zu 80 %, ihr Gewicht scharf zu kontrollieren (Mangweth-Matzek et al. 2006).

11.11.1 Einfluss der Familie

Die Familie vermittelt das Schlankheitsideal durch direkte Kommunikation und durch das soziale Modell (Wertheim et al. 2004). Besonders problematisch sind kritische Bemerkungen der Eltern über Figur und Gewicht, was zu Diäten und Gewichtssorgen der Kinder führen kann.

Fallbeispiel

Ich erinnere mich diffus an eine Patientin vor ca. 15 Jahren, deren Essstörung damit begann, dass ihr ein Familienmitglied im Pubertätsalter zurief: »Du hast aber einen dicken Hintern bekommen.« Eltern ist anzuraten, mit entwertenden oder sonstigen maliziösen Äußerungen über Gewicht und Aussehen der Kinder zurückhaltend umzugehen.

Für Diätverhalten prägend ist besonders die Einschätzung des Gewichts der Tochter durch die Mutter (Byely et al. 2000). Auch Peers in der Schule vermitteln ähnliche Sorgen (»Fat talk«) (Wertheim et al. 2004). Ein negatives Körperbild entsteht weiterhin durch Hänseleien (Tantleff-Dunn et al. 2009).

Eine anorektische Familienkonstellation zeichnet sich oft durch folgende Faktoren aus:

- Starker Zusammenhalt in der Familie
- Hohe Norm- und Leistungsorientierung
- Überbehütung
- Konfliktvermeidung
- Ständiges Harmoniegebot
- Mangel an Konfliktbewältigungsfähigkeiten
- Sich-Verstricken
- Grenzsetzungsstörungen
- Bündnisprobleme

Bei Bulimikern hingegen bestehen oft heftige Konflikte ohne Lösung, Missachtung des Intimbereichs, Neigung zu Impulsivität, widersprüchliche Normen und ein Ideal von Stärke (Legenbauer & Vocks 2014).

In anorektischen Familien besteht daher oft eine direkte Beeinflussung über Einstellungen zu Essen, Gewicht, Aussehen. So sind also vor allem die Regulation von Grenzen innerhalb der Familie, soziale Defizite und Abhängigkeit von der Primärfamilie kennzeichnend für Essstörungen. Behindert werden häufig die Entwicklung einer stabilen Identität, die Autonomie sowie die Ausbildung eines positiven Selbstwertgefühls (ebd.).

Literatur zu Abschnitt 11.11

Byely L, Archibald AB, Graber J, Brooks-Gunn J (2000). A prospective study of familial and social influences on girls' body image and dieting. Int J Eat Disord; 28(2): 155–164.

Legenbauer T, Vocks S (2014). Manual der kognitiven Verhaltenstherapie bei Anorexie und Bulimie. Mit weit über 100 Arbeitsblättern [mit CD-ROM; eBook inside]. Berlin, Heidelberg: Springer.

Mangweth-Matzek B, Rupp CI, Hausmann A et al. (2006). Never too old for eating disorders or body dissatisfaction. A community study of elderly women. Int J Eat Disord; 39(7): 583–586.

Tantleff-Dunn S, Hayes S, Braun CP (2009). How did you get so thin? The effect of attribution on perceptions of underweight females. Eat Weight Disord; 14(1): 38–44.

Wertheim EH, Paxton SJ, Tilgner L (2004). Test-retest reliability and construct validity of Contour Drawing Rating Scale scores in a sample of early adolescent girls. Body Image; 1(2): 199–205.

11.12 Psychoanalytische Aspekte

Jacoby (1997) führt mögliche psychoanalytische Interpretationen des Problemfeldes an. Vor dem Hintergrund ich-psychologischer Modelle könne entweder von einer Schwäche der Ich-Identität, der Geschlechtsidentität oder einer Schwäche des Selbstwertgefühls ausgegangen werden; die Anorexie könne aber – alternativ – auch als Psychosomatose verstanden werden, wohingegen die Bulimie als Impulshandlung verstanden werden könne.

Objektpsychologisch gesehen hingegen könne von einem verstärkten Autonomiebedürfnis bei Magersucht ausgegangen werden oder vom Oszillieren zwischen Symbiose und Separation bei der Bulimie, d. h., die Patientin schwankt ambivalent zwischen Introjektion (symbiotischer Vereinigung) und Ausstoßen des Objekts (Separation). Des Weiteren könne man die Essstörungen auch vor dem Hintergrund fehlender Triangulierung sehen (er behauptet, viele Essgestörte hätten bei emotionaler oder realer Abwesenheit des Vaters das Männliche in sich nicht entwickeln können; daher beschäftigten sie sich infolge einer Überidentifikation mit dem weiblichen Geschlechtsrollenstereotyp und überwertig mit ihrer Figur und dem Essen).

Eine weitere Interpretation ist vor dem Hintergrund von Trieb-

Abwehr-Konflikt-Modellen möglich. Beispielsweise könnte es sich in manchen Fällen um eine symbolische Darstellung eines sexuellen Konflikts handeln (so machten manche sich unattraktiv oder bestraften sich selbst für sexuelle Fehltritte durch Dick- oder Dünnwerden, während die Bulimie-Patienten in ihrer Symptomatik zugleich sexuellen Genuss und Reue ausdrückten). Auch könnte es sich um Ausdruck von Selbsthass handeln.

In der Therapie müsste dann, je nachdem wo man den Schwerpunkt sieht, den Fokus entsprechend verschieben.

Vor dem Hintergrund gewachsenen Wissens über neurobiologische, neurophysiologische und genetische Zusammenhänge scheinen mir mittlerweile diese Verständnisansätze etwas simplizistisch.

Literatur zu Abschnitt 11.12

Jacoby GE (1997). Eine Spezialklinik für Eßgestörte mit einem integrativen psychodynamischen Behandlungskonzept unter Einbeziehung körpertherapeutischer Verfahren. In: Janssen PL, Senf W, Meermann R (Hrsg). Klinik der Eßstörungen. Magersucht und Bulimie. Stuttgart: G. Fischer; 132–144.

Janssen PL, Senf W, Meermann R (Hrsg) (1997). Klinik der Eßstörungen. Magersucht und Bulimie. Stuttgart: G. Fischer.

11.13 Individuelle Faktoren

11.13.1 Niedriger Selbstwert

Niedriger Selbstwert ist prädisponierend für Essstörungen, dies geht dem gestörten Essverhalten meist unmittelbar voraus.

11.13.2 Perfektionismus

Es besteht ein deutlicher Zusammenhang zwischen dem Ausmaß an Perfektionismus und der Entstehung von Essstörungen (Shafran et al. 2002). Sherry und Kollegen (2004) unterscheiden hier einen selbst- und einen sozialorientierten Perfektionismus. Selbstorientierter Perfektionismus bezieht sich auf hohe Ansprüche an sich selbst, sozial orientierter auf den subjektiven Vergleich und angenommene Erwartungen anderer Menschen an die Person selbst.

Laut Sherry et al. (2004) ist der Einfluss von selbstorientiertem Perfektionismus auf die Essstörungssymptomatik von der Stärke des sozialorientieren Perfektionismus abhängend. Ein stark ausgeprägter Perfektionismus ist negativ mit dem Behandlungsergebnis korreliert.

Eine Tendenz in Richtung Rigidität und Zwanghaftigkeit (Halmi et al. 2012; Tokley & Kemps 2007) wird schon in der Kindheit dieser Patienten beobachtet, lange vor Entwicklung der Störung (Wonderlich et al. 2005).

Swinbourne und Touyz (2007) zeigten eine hohe Komorbidität mit Angststörungen in ihrer Metaanalyse auf: 75 % haben eine Doppeldiagnose, Zwangsstörungen sind die häufigste. 58 % der Teilnehmer einer Studie hatten schon Ängste in der Kindheit (Trennungsängste, Phobien, Überängstlichkeit) (Deep et al. 1995). Die frühe Entwicklung von Ängsten scheint ein Risikofaktor zu sein für die Entwicklung einer AN.

Srinivasagam und Kollegen (Srinivasagam et al. 1995) fanden zwanghafte Verhaltensweisen, die spezifisch sind für Anorektiker, nämlich die Sorge um Präzision, Arrangieren von Dingen, Ordnung und Symmetrie. Es zeigt sich, dass auch nach Behandlung der Anorexie diese Eigentümlichkeiten bestehen bleiben. Anorektiker sind auch nach der Behandlung häufig besessen von Präzision und haben Angst vor Fehlern (Nilsson et al. 2008).

Fallbeispiel

Die zwanghafte Ader mancher Anorexie-Patienten führt in der Gegenübertragung oft dazu, dass die Patienten gelegentlich gewaltig nerven können durch ihre penible Art, stundenlanges ambivalentes Hin-und-Her, Argumentationsmarathons etc., fruchtlose Diskussionen, an deren Ende dann immer noch die Angst vor der Gewichtszunahme besteht, fehlende Änderungsmotivation und die Tendenz um Rationalisieren (»Es ist viel gesünder, wenn man nur Salat und Möhren isst statt all dem fett machenden Zeugs«). Hier erfordert es Geduld, Muße, Klarheit im therapeutischen Handeln, den Versuch, sich einzufühlen – und nicht zuletzt einen langen Atem.

11.13.3 Impulsivität

Personen mit hoher Impulsivität lassen sich stärker durch die Induktion einer negativen Emotion beeinflussen und nehmen, dadurch bedingt, mehr Nahrung auf (Bekker et al. 2004). Geringere Impulsivität zu Behandlungsbeginn ist mit einem besseren Therapieerfolg assoziiert (Castellini et al. 2012).

Literatur zu Abschnitt 11.13

Bekker MHJ, van de Meerendonk C, Mollerus J (2004). Effects of negative mood induction and impulsivity on self-perceived emotional eating. Int J Eat Disord; 36(4): 461–469.

Castellini G, Mannucci E, Lo Sauro C et al. (2012). Different moderators of cognitive-behavioral therapy on subjective and objective binge eating in bulimia nervosa and binge eating disorder. A three-year follow-up study. Psychother Psychosom; 81(1): 11–20.

Deep AL, Nagy LM, Weltzin TE et al. (1995). Premorbid onset of psychopathology in long-term recovered anorexia nervosa. Int J Eat Disord; 17(3): 291–297.

Halmi KA, Bellace D, Berthod S et al. (2012). An examination of early childhood perfectionism across anorexia nervosa subtypes. Int J Eat Disord; 45(6): 800–807.
Nilsson K, Sundbom E, Hägglöf B (2008). A longitudinal study of perfectionism in adolescent onset anorexia nervosa-restricting type. Eur Eat Disord Rev; 16(5): 386–394.
Shafran R, Cooper Z, Fairburn CG (2002). Clinical perfectionism. A cognitive-behavioural analysis. Behav Res Ther; 40(7): 773–791.
Sherry SB, Hewitt PL, Besser A et al. (2004). Self-oriented and socially prescribed perfectionism in the Eating Disorder Inventory Perfectionism subscale. Int J Eat Disord; 35(1): 69–79.
Srinivasagam NM, Kaye WH, Plotnicov KH et al. (1995). Persistent perfectionism, symmetry, and exactness after long-term recovery from anorexia nervosa. Am J Psychiatry; 152(11): 1630–1634.
Swinbourne JM, Touyz SW (2007). The co-morbidity of eating disorders and anxiety disorders. A review. Eur Eat Disord Rev; 15(4): 253–274.
Tokley M, Kemps E (2007). Preoccupation with detail contributes to poor abstraction in women with anorexia nervosa. J Clin Exp Neuropsychol; 29(7): 734–741.

11.14 Kognitive Faktoren

11.14.1 Core beliefs (Kernüberzeugungen)

Die Überbewertung von Figur und Gewicht ist ein wesentlicher Risikofaktor für Essstörungen (Fairburn et al. 2003). Spezifische Grundannahmen (»Core beliefs«) spielen eine wesentliche Rolle (Legenbauer et al. 2007).

Essens- und gewichtsbezogene Inhalte werden durch Lernvorgänge an den Selbstwert gekoppelt, so entstehen kognitive Schemata mit dysfunktionalen Grundannahmen und Schwarz-Weiß-Denken. Es entwickeln sich negative Schemata zu den Bereichen Unzulänglichkeit/Scham, unzureichende Selbstkontrolle und Leistungsversagen. Die in den kognitiven Schemata verankerten Annahmen besitzen Handlungsrelevanz und führen durch Informationsverarbeitungsfehler für ankommende Reize von außen zu Fehlinterpretationen (Vitousek & Hollon 1990).

Literatur zu Abschnitt 11.14

Fairburn CG, Cooper Z, Shafran R (2003). Cognitive behaviour therapy for eating disorders. A »transdiagnostic« theory and treatment. Behav Res Ther; 41(5): 509–528.

Legenbauer T, Burgmer R, Senf W, Herpertz S (2007). Psychische Komorbidität und Lebensqualität adipöser Menschen, eine prospektive, kontrollierte Studie. Psychother Psychosom Med Psychol; 57(11): 435–441.

Vitousek KB, Hollon SD (1990). The investigation of schematic content and processing in eating disorders. Cogn Ther Res; 14(2): 191–214.

11.15 Auslösende Faktoren

Auslösende Faktoren sind oft kritische Lebensereignisse wie Trennung, Umzug o. Ä. Individuelle Bewältigungsmöglichkeiten werden dadurch überfordert. Positive Rückmeldungen von Angehörigen verknüpfen die Gewichtsreduktion mit einer Selbstwertsteigerung. Die Patienten halten sich für außergewöhnlich diszipliniert. Durch Restriktion wird aber die Wahrscheinlichkeit von Essanfällen erhöht und mit kompensatorischen Verhaltensweisen kontrolliert, was dann zu Schuldgefühlen führt, sodass ein Teufelskreis entsteht.

11.16 Aufrechterhaltende Faktoren

11.16.1 Gezügeltes Essverhalten

Es gibt ein Modell des gezügelten Essverhaltens (»Restraint eating«; Herman & Polivy 1980):

Die Patientin legt sich selbst Nahrungsdeprivation auf, man will ein Gewicht unterhalb des »Set point« erreichen, also des Gewichts, welches vermutlich genetisch vorbestimmt ist. Dies wird zu erreichen versucht durch das Sich-Halten an strenge Ernährungsregeln. Ein Verstoß gegen die Regeln hingegen führt zu Versagensgefühlen und Kontrollverlust mit Alles-oder-Nichts-Denken. Dies wiederum begünstigt das Auftreten einer Depression und von Stress, was wiederum eine zunehmende Enthemmung und Essanfälle fördert.

Bei Frauen zeigt sich häufig Depressivität vor einem Essanfall.

Das Ausmaß des Versuches der Restriktion prädiziert Essanfälle (Zunker et al. 2011).

Besonders rigide Kontrolle ist assoziiert mit bulimischer Symptomatik. Diät-Halten spielt auch eine Rolle bei der Entstehung von Essanfällen.

11.16.2 Stress, Coping und Emotionsregulation

Stress und dysfunktionales Stressverhalten begünstigen bulimisches Verhalten (Crowther et al. 2001). Zentral für das Erleben von Stress sind besonders interpersonelle Konflikte (Tuschen-Caffier & Vögele 1999).

Frauen mit Essanfällen erleben die täglichen Belastungen als stressreicher (Crowther et al. 2001).

BN-Patienten können per se negative Gefühle schlecht aushalten.

Ein wichtiger aufrechterhaltender Faktor sind Defizite bei der Bewältigung von Stresssituationen. BN-Patienten können schlechte

Gefühle kaum aushalten und sich meist nicht selbst beruhigen (Esplen et al. 2000). Essattacken und Erbrechen können kurzfristig entspannen und helfen, die Emotion zu regulieren.

Es besteht ein Zusammenhang zwischen gestörtem Essverhalten und dysfunktionalen Copingstrategien (Ghaderi & Scott 2000). Frauen mit Essstörungen zeigen eher vermeidende Copingstrategien (Koo-Loeb et al. 2000). Sie zeigen außerdem kognitive Vermeidungs- und Verdrängungsstrategien bei Konflikten, beschuldigen sich selbst und können sich schlecht Unterstützung suchen.

Frauen, die vermehrt Ablenkungsstrategien verwenden, zeigen eher Essanfälle. Frauen mit Essstörungen erleben des Weiteren Emotionen intensiver, können Emotionen weniger annehmen, verwenden maladaptive Regulationsstrategien (Svaldi et al. 2012).

11.16.3 Dysfunktionale Informationsverarbeitungsprozesse

Dysfunktionale Informationsverarbeitungsprozesse tragen zur Essstörungsentstehung bei und halten sie aufrecht (Vitousek & Hollon 1990).

Dysfunktionale Kognitionen tragen zu gezügeltem Essen, Erbrechen, kompensatorischem Verhalten und Gewichtskontrollverhalten bei. Die Information wird dann schemakonform verarbeitet (Legenbauer & Vocks 2014), was zu irrationalen Überzeugungen führt, zu Schwarz-Weiß-Denken (gute vs. schlechte Nahrung), Selbstabwertung nach dem Verzehr verbotener Speisen und überzogenen Ansprüchen, eine Diät durchzuhalten, womit auch ein Kontrollverlust beim Essen vorweggenommen wird. Eine Reduktion diätbezogener Gedanken führte zu weniger restriktivem Essverhalten, und die Verminderung körperbezogener und selbstabwertender Gedanken reduzierte Essanfälle (Legenbauer et al. 2011).

Negative Kognitionen sind häufig Auslöser von Essanfällen.

11.16.4 Therapieresistente Depression und andere Komorbiditäten

Therapieresistente Depressionen können auch ein lästiger aufrechterhaltender Faktor sein. Behandlungen, die nur eine Normalisierung des Gewichts anstreben, sind weniger effektiv in Bezug auf Verbesserung der Stimmung. Daher könnten Strategien, die man bei therapieresistenter Depression anwendet, nützlich sein für Patienten mit schwerer andauernder AN. Auch Neuromodulation oder Tiefe Hirnstimulation (Lipsman et al. 2013) und repetitive transkranielle Magnetstimulation sind aussichtsreiche Ansätze (Knyahnytska et al. 2019).

Die Symptomveränderung nach solchen Neuromodulationstechniken zeigt Unterschiede zu denen traditioneller Essstörungsbehandlung, indem die Verbesserung der Stimmung der Hauptanfangseffekt ist, wohingegen die Verbesserung der Essstörungspsychopathologie später folgt (Lipsman et al. 2017).

Literatur zu Abschnitt 11.16

Crowther JH, Sanftner J, Bonifazi DZ, Shepherd KL (2001). The role of daily hassles in binge eating. Int J Eat Disord; 29(4): 449–454.

Esplen MJ, Garfinkel P, Gallop R (2000). Relationship between self-soothing, aloneness, and evocative memory in bulimia nervosa. Int J Eat Disord; 27(1): 96–100.

Herman CP, Polivy J (1975). Anxiety, restraint, and eating behavior. J Abnorm Psychol; 84(6): 66–72.

Knyahnytska YO, Blumberger DM, Daskalakis ZJ et al. (2019). Insula H-coil deep transcranial magnetic stimulation in severe and enduring anorexia nervosa (SE-AN). A pilot study. Neuropsychiatry Dis Treat; 15: 2247–2256.

Koo-Loeb JH, Costello N, Light KC, Girdler SS (2000). Women with eating disorder tendencies display altered cardiovascular, neuroendocrine, and psychosocial profiles. Psychosom Med; 62(4): 539–548.

Legenbauer T, Vocks S (2014). Manual der kognitiven Verhaltenstherapie bei Anorexie und Bulimie. Mit weit über 100 Arbeitsblättern. Berlin, Heidelberg: Springer.

Legenbauer T, Vocks S, Betz S et al. (2011). Differences in the nature of body image disturbances between female obese individuals with versus without a comorbid binge eating disorder. An exploratory study including static and dynamic aspects of body image. Behav Modif; 35(2): 162–186.

Lipsman N, Woodside B, Lozano AM (2013). Evaluating the potential of deep brain stimulation for treatment-resistant anorexia nervosa. Handb Clin Neurol; 116: 271–276.

Lipsman N, Lam E, Volpini M et al. (2017). Deep brain stimulation of the subcallosal cingulate for treatment-refractory anorexia nervosa. 1 year follow-up of an open-label trial. Lancet Psychiatry; 4(4): 285–294.

Svaldi J, Tuschen-Caffier B, Lackner HK et al. (2012). The effects of emotion regulation on the desire to overeat in restrained eaters. Appetite; 59(2): 256–263.

Tuschen-Caffier B, Vögele C (1999). Psychological and physiological reactivity to stress. An experimental study on bulimic patients, restrained eaters and controls. Psychother Psychosom; 68(6): 333–340.

Vitousek KB, Hollon SD (1990). The investigation of schematic content and processing in eating disorders. Cogn Ther Res; 14(2): 191–214.

Zunker C, Peterson CB, Crosby RD et al. (2011). Ecological momentary assessment of bulimia nervosa. Does dietary restriction predict binge eating? Behav Res Ther; 49(10): 714–717.

12 Diagnostik

12.1 Somatische Diagnostik

AN und BN können zu gefährlichen organischen Folgen führen, daher sollte zu Anfang eine organmedizinische Abklärung erfolgen.

Diagnostisch erforderlich

Eine Untersuchung des Allgemeinzustandes ist erforderlich. Diese umfasst die Erfassung von Ernährungszustand, BMI, Körpertemperatur und RR (Blutdruckwerten). Internistisch sollten EKG, Magen-Darm-Trakt, Mund, Leber- und Nierenfunktion erhoben werden.

Auch eine zahnärztliche Untersuchung ist erforderlich.

Gynäkologisch sollte untersucht werden, auch orthopädisch, wobei hier besonders die Knochendichte von Interesse ist.

Im Labor wesentlich

Elektrolyte, Fett, Zucker-, Leber- und Nierenwerte, Sexual-, Schilddrüsen- und Wachstumshormon (Legenbauer & Vocks 2014).

12.2 Psychologische Testung

Allgemeine Psychopathologie: Hier bieten sich SKID-I und SKID-II an (Wittchen et al. 1997; Fydrich et al. 1997).

Zur essstörungsspezifischen Diagnose stehen zur Verfügung: »Eating Disorder Examination« (EDE, Hilbert et al. 2004) und das »Strukturierte Inventar für Anorektische und Bulimische Essstörungen« (SIAB, Fichter & Quadflieg 1999).

Zur Quantifizierung der Essstörungssymptomatik gibt es wieder zahlreiche Fragebögen. Zur Erfassung des Essverhaltens und dazu passender Persönlichkeitsfaktoren: Eating Disorder Inventory-2 (EDI-2, Paul & Thiel 2005) sowie Fragebogen zum Essverhalten (FEV, Pudel & Westhöfer 1989).

Weiter geeignet ist der Eating Attitudes Test (EAT, Meermann & Vandereycken 1987). Spezifisch für die AN geeignet ist das Anorexia-nervosa-Inventar (ANIS, Fichter & Keeser 1980), für die BN »Bulimia Test Revised« (BULIT-R, Welch et al. 1993).

Literatur zu Kapitel 12

Fichter MM, Keeser W (1980). Das Anorexia-nervosa-Inventar zur Selbstbeurteilung (ANIS). Archiv für Psychiatrie und Nervenkrankheiten; 228(1): 67–89.

Fichter MM, Quadflieg N (1999). Strukturiertes Inventar für anorektische und bulimische Eßstörungen (SIAB); Fragebogen (SIAB-S) und Interview (SIAB-EX) nach DSM-IV und ICD-10. Göttingen: Hogrefe.

Fydrich T, Renneberg B, Schmitz B, Wittchen HU (1997). SKID II. Strukturiertes Klinisches Interview für DSM-IV, Achse II: Persönlichkeitsstörungen. Göttingen: Hogrefe.

Hilbert A, Tuschen-Caffier B, Karwautz A et al. (2007). Eating Disorder Examination-Questionnaire. Evaluation der deutschsprachigen Übersetzung. Diagnostica; 53(3): 144–154.

Legenbauer T, Vocks S (2014). Manual der kognitiven Verhaltenstherapie bei Anorexie und Bulimie. Mit weit über 100 Arbeitsblättern. Berlin, Heidelberg: Springer.

Meermann R, Vandereycken W (1987). EAT-26 Münster. Deutsche Übersetzung des Eating Attitudes Test-26. Therapie der Magersucht und Bulimia nervosa; 29–31.

Paul T, Thiel A (2005). Eating Disorder Inventory-2 (EDI-2): deutsche Version. Göttingen: Hogrefe.

Pudel V, Westhöfer J (1989). Fragebogen zum Eßverhalten (FEV). Göttingen: Hogrefe.

Welch G, Thompson L, Hall A (1993). The BULIT-R: Its reliability and clinical validity as a screening tool for DSM-III-R bulimia nervosa in a

female tertiary education population. International Journal of Eating Disorders; 14(1): 95–105.
Wittchen HU, Zaudig M, Fydrich T (1997). Strukturiertes Klinisches interview für DSM-IV. Achse I: Psychische Störungen. Interviewheft. Göttingen: Hogrefe.

13 Therapie der Essstörungen

Die deutschen Leitlinien von Herpertz et al. (2011) postulieren, dass diese Patientenklientel möglichst in spezialisierten Einrichtungen behandelt werden sollte.

KVT (Kognitive Verhaltenstherapie) ist die erste Wahl, besonders bei der BN (Wilson 1999; Herpertz et al. 2011). Die folgenden Ausführungen stellen das grundsätzliche Vorgehen bei der KVT dar, wie es beispielhaft in einem umfassenden Manual von Legenbauer und Vocks (Legenbauer & Vocks 2014) dargelegt wurde.

Die Interventionen sollten sich zum einen an der kurzfristigen Veränderung des Essverhaltens orientieren, zum anderen an der langfristigen Behandlung der zugrundeliegenden Problembereiche (Herpertz et al. 2011). Dies wird als »Two-Track-Approach« bezeichnet (Legenbauer & Vocks 2014). Es werden simultan psychische und physiologische Problembereiche adressiert (Garner & Isaacs 1986).

13.1 Grundsätze der Gesprächsführung

Ein zentrales Thema bei Essstörungen ist die hohe Ambivalenz der Patientinnen. Dieses Thema zieht sich üblicherweise ständig durch die Behandlung. Man muss die Therapiemotivation immer im Auge behalten, da es häufig zu prognostisch ungünstigen Therapieabbrüchen kommt. Daher sind Interventionen zur Motivierung der Patientin zentral. Hierbei geht es meist darum, die Ambivalenz zu berücksichtigen, indem fortlaufend Pros und Kontras in die Überlegungen einbezogen werden. Einseitige Überzeugungsstrategien durch den Therapeuten sind regelmäßig fruchtlos. Die Patientinnen neigen schnell zu Vermeidungsstrategien und zu Reaktanz, indem sie sich beispielsweise nicht an Termine halten. Es lohnt sich daher, Techniken wie das Motivational Interviewing (nach Miller & Rollnick 1991) zu verwenden. Es müssen immer Gedanken und Gefühle der Patientinnen ernstgenommen werden und zum Ausdruck gebracht werden, dass die Position der Patientin nachvollziehbar ist. Die therapeutische Haltung sollte eine der Gelassenheit sein, mit Ausnahme akuter Gefährdungssituationen. Generell ist die Methode des geleiteten Entdeckens zu bevorzugen, die man aus vielen Therapien kennt. Zudem ist jederzeit die Ressourcenseite der Patientinnen zu berücksichtigen. So ist z. B. beim Ausfüllen von Ernährungsprotokollen die Notwendigkeit klarzumachen, ohne ins Dozieren zu geraten (Herpertz et al. 2019).

Literatur zu Abschnitt 13.1

Herpertz S, Fichter MM, Herpertz-Dahlmann B et al. (Hrsg) (2019). S3-Leitlinie Diagnostik und Behandlung der Essstörungen. Berlin: Springer.

Miller WR, Rollnick S (Hrsg) (1991). Motivational Interviewing. Preparing people to change addictive behavior. New York: Guilford.

13.2 Kurzfristige Strategien

Zunächst geht es um Wiederherstellung eines angemessenen Gewichts (gilt nur für die Anorexia nervosa). Bei der BN ist eine stationäre Behandlung meist nicht erforderlich, sie wird nur bei selbstverletzendem oder suizidalem Verhalten notwendig (Treasure & Schmidt 2003). Außerdem geht es um die Normalisierung des Essverhaltens, dadurch sollen medizinisch relevante Dysfunktionen adressiert werden.

13.2.1 Gewichtssteigerung

Bei starkem Untergewicht ist die Notwendigkeit einer stationären Behandlung zu prüfen. Indikation zur stationären Behandlung kommt in Frage bei Fehlen eines sozialen Netzwerks, bei komorbiden Erkrankungen und niedrigem Funktionsniveau, das Gewicht ist hier kein alleiniges Entscheidungskriterium (Treasure & Schmidt 2003).

Beachten Sie hierzu die nachfolgende Übersicht, die der S3-Leitlinie folgt (Herpertz et al. 2010).

Kriterien für eine stationäre Behandlung

- Rapider oder anhaltender Gewichtsverlust
- Gravierendes Untergewicht
- Anhaltender Gewichtsverlust über drei Monate trotz ambulanter oder TK-Behandlung
- Soziale/familiäre Einflüsse, die Gesundung behindern
- Ausgeprägte psychische Komorbidität
- Suizidalität
- Schwere Bulimie oder exzessiver Bewegungsdrang, die nicht ambulant zu beherrschen
- Körperliche Gefährdung
- Geringe Krankheitseinsicht
- Überforderung im ambulanten Setting
- Notwendigkeit der multiprofessionellen Behandlung

Stationäre Verhaltenstherapie-Programme verwenden operante Techniken, so wird unterstützend pflegerisch betreut und hochkalorische Kost verwendet, es besteht ein Rahmenkonzept aus Selbstbestimmungs- und Fremdkontrollphase. Wird im Rahmen von eigenverantwortlichem Handeln das Gewicht nicht substantiell gesteigert, greift die Fremdkontrollphase. Es wird ein Gewichtsvertrag ausgearbeitet, der die basalen Therapiemaßnahmen beschreibt (Legenbauer & Vocks 2014).

Es wird sodann ein Mindestgewicht festgelegt. Die Fremdkontrolle soll minimiert werden, um das Autonomiebedürfnis der Patienten nicht zu unterlaufen. Falls trotz der Maßnahmen das Gewicht weiter sinkt, wird dies als Hinweis auf Ambivalenz oder Motivationsmangel eingeordnet.

13.2.2 Refeeding (Wiederernähren)

Häufig wird in der Literatur das Zunehmen durch gezielt höhere Zufuhr an Nahrungsmitteln thematisiert, was als »Refeeding« bezeichnet wird. Eine vernünftige deutsche Übersetzung habe ich dafür nicht gefunden. Ich werde es in der Folge als »Wiederernähren« bezeichnen.

Wie kann man hospitalisierte Patienten mit schwerer AN angemessen »wiederernähren«? Und was ist die richtige Form? Hier gibt es eine Menge verschiedener Ansätze. Dies untersuchten Garber und Kollegen (Garber et al. 2016).

Besonders zu beachten ist natürlich, dass insbesondere die zwangsweise Wiederernährung eine Menge schwieriger rechtlicher Fragestellungen berührt und vor allem auch ethische Fragen aufwirft.

Fallbeispiel

Ich kann mich noch gut erinnern, wie ich bei anorektischen Patienten in meiner Anfangszeit als Assistenzarzt kollektiv mit anderen Ärzten in meiner Klinik geradezu in Panik geriet, weil man den Punkt nahekommen sah, »wo es nicht mehr geht«, sprich, eine rein psychotherapeutische Behandlung einfach nicht mehr möglich ist, die Gewichtsabnahme voranschreitet und man irgendwann den Punkt kommen sah, an dem die Verlegung in eine internistische Abteilung erforderlich ist. Andererseits war klar, dass die Patienten dies unter allen Umständen zu vermeiden

suchten. Also mussten sie perspektivisch gegen ihren Willen auf eine internistische Station verlegt werden, was dann zu schwierigstem rechtlichen Ringen führte.
Gott sei dank kommen solche Situationen selten vor, insbesondere in nichtspezialisierten psychiatrischen Zentren. Man muss diese Situation immer im Gesamtteam besprechen, unter Hinzuziehung aller relevanten Kräfte, inklusive Oberarzt/Chefarzt, Internisten und Rechtskundigen. Eine »leichte Lösung« gibt es in diesem Kontext nicht.

Frühere Protokolle diesbezüglich unterscheiden sich von aktuelleren dadurch, dass früher eher mit einer höheren Kalorienaufnahme begonnen wurde oder schneller die Kalorienmenge erhöht wurde – im Vergleich zu heutigen Protokollen.

Wiederernährung steht immer an erster Stelle bei der Anorexia nervosa (AN). Dies soll die Folgen der Mangelernährung und seine Komplikationen verhindern (Garber et al. 2016).

Allerdings muss die Gewichtszunahme abgewogen werden gegen potentiell fatale medizinische Komplikationen des »Refeeding-Syndroms«. Dies zeigt sich an kardialen Arrhythmien, Herzstillstand, hämolytischer Anämie, Delir, Krämpfen, Koma und plötzlichem Herztod. Dies sind vermutlich Folgen von intrazellulären Verschiebungen von Glukose, Flüssigkeiten und Elektrolyten, verursacht durch Anstiege von Insulin, nachdem Nahrungsmittel wieder eingeführt werden – nach vorheriger Auszehrung.

Bis vor kurzem war der Standard »To start low and go slow«, d. h. langsam beginnen und langsam voranzuschreiten, um das Risiko eines Refeedingsyndroms zu minimieren. Empfohlen wurde, mit 1200 kcal pro Tag zu beginnen und langsam um 100 kcal/d zu steigern. Eine Kalorienzufuhr von nur 200–600 kcal/d wurde in Europa und dem Vereinigten Königreich empfohlen (British Psychological Society 2004). Eine geringere Kalorienzufuhr wurde in letzter Zeit in Verbindung gebracht mit schlechterer Gewichtszunahme und verlängerter Hospitalisierung (Garber et al. 2012).

Die zunehmende Anerkenntnis des »Underfeeding-Syndroms« hat Interesse geweckt an aggressiveren Wiederernährungsversuchen (Hay et al. 2014). Hier gibt es verschiedene Ansätze, sie beginnen aber typischerweise mit höheren Kaloriengaben oder mit schnellerem Anstieg und können über die Nahrung erfolgen oder durch eine Kombination von Mahlzeiten mit zusätzlicher nasogastraler Ernährung (NG-Ernährung).

Wann sollte jemand stationär wiederaufgefüttert werden? Normalerweise sollte dies durchgeführt werden bei Vitalzeichenabnormalitäten (Bradykardie, Hypotension, orthostatischer Puls und Blutdruck und Hypothermie) oder fehlendem Ansprechen auf die Behandlung, Suizidalität oder anderen schweren psychiatrischen Symptomen (Golden et al. 2015). Auch schwere Unterernährung allein, d.h. ein BMI <15 kg/m2 bei Erwachsenen oder <70 % des medianen BMI (% mBMI) bei Adoleszenten kann einen stationären Aufenthalt erforderlich machen (mit Wiederernährung).

Der initiale Fokus der Wiederernährungsprozedur ist es, physiologische Stabilität durch Gewichtszunahme zu erreichen. Die Bradykardie nimmt relativ schnell ab, während Blutdruck und sonstige Orthostaseparameter länger brauchen. Es kann aber auch einige Komplikationen geben: Dazu zählt z.B. die Wiederernährungshypophosphatämie, die ein sensitiver Marker für das Refeeding-Syndrom ist und vor allem bei schwer unterernährten Patienten vorkommt (Khan et al. 2011). Die Serumelektrolyte sollten alle 24–48 Stunden überwacht werden, wenn das Risiko für ein Refeeding-Syndrom am höchsten ist.

Der Grad der gelungenen Wiederernährung ist jedenfalls ein starker Prädiktor für den Gewichtszustand nach einem Jahr Behandlung: Ein höheres Gewicht bei Entlassung und schnellere Gewichtszunahme sind positive Prädiktoren für Gewichtszunahme ein Jahr nach Hospitalisierung (Lund et al. 2009).

Auch bei ambulanten Patienten kommt es prognostisch vor allem darauf an, ob sie zunehmen. Gewichtszunahme am Ende der

Behandlung ist der beste Heilungsprädiktor, und schnellere Gewichtszunahme in den ersten 3–4 Wochen (0,43–0,86 kg/Woche) beim ambulanten Patienten sagt eine Vollremission nach zwölf Monaten voraus (Le Grange et al. 2014). Die Gewichtszunahme ist auch entscheidend für die Langzeitheilung, z. B. bezüglich einer Behebung der Amenorrhö.

Garber und Kollegen (Garber et al. 2016) kamen zu folgenden Ergebnissen:

Prinzipien der Wiederernährung

- Bei moderat schlecht ernährten Patienten mit AN ist eine höhere Kalorienaufnahme möglich. Nur mahlzeitenbasierte Ansätze oder kombinierte nasogastrale Fütterung plus mahlzeitenbasierte Ansätze können im Rahmen eines stationären Aufenthaltes höher dosiert werden.
- Bei schwer unterernährten Patienten mit AN gibt es nicht genügend Evidenz, um das aktuelle Procedere zu verändern, wie es empfohlen wird.
- Hochkalorische Ansätze scheinen sicher, wenn medizinisch engmaschige Überwachung gewährleistet und wenn Elektrolytanomalien korrigiert werden.
- Die Auswirkung abweichender Ansätze auf das Refeeding auf Langzeitergebnisse ist unbekannt.
- TPN (total parental nutrition, parenterale Kompletternährung) wird nicht empfohlen, solange keine andere Form von Refeeding möglich ist.
- Mahlzeiten und Flüssigformeln mit Ernährungszusammensetzung in empfohlenem Rahmen sind angemessen zum Refeeding.

Wie man rasch und sicher wiederauffüttert

Koerner und Kollegen (Koerner et al. 2020) stellen dar, dass bei mild bis moderat unterernährten adoleszenten Patienten mit AN eine beschleunigte Wiederernährungsprozedur mit höherer initialer Kalorienzufuhr – gekoppelt an Phosphatsupplementierung – nicht verbunden war mit einer höheren Inzidenz des gefürchteten Refeeding-Syndroms (RS). Sie überprüften, ob dies auch für extrem unterernährte adulte AN-Patienten gilt. Sie testeten dies mit einem Protokoll mit anfangs Zufuhr von >2000 kcal pro Tag, routinemäßiger Supplementation von Phosphat und Thiamin und überwachten engmaschig. Die Gesamtzunahme betrug 4,2 ± 2 kg, es ergab sich kein Refeeding-Syndrom.

Das RS ist ein gefürchteter Zustand mit Flüssigkeitsverschiebungen und Elektroveränderungen als Ergebnis endokriner und metabolischer Veränderungen. Im Zentrum stehen Hypophosphatämie, Hyponatriämie, gestörter Glukosemetabolismus und unzureichende Thiaminzufuhr.

Drastische Unterernährung geht einher mit entleerten intrazellulären Phosphatspeichern. Beim Refeeding kann Hypophosphatämie auftreten, dazu trägt auch ein begleitender Hyperparathyreoidismus bei. Dadurch kommt es zu einem kritischen Abfall der intrazellulären Konzentration von ATP und so der Energiezufuhr der Zellen, dies kann zu schwerer Organdysfunktion, Rhabdomyolyse, Krampfanfällen, Delir, Koma, Tod führen. Frühere Versuche vorsichtiger Aufütterungen führten oft zu zusätzlichem Gewichtsverlust und Hypoglykämie mit Organschäden. In diesem Fall bekamen die Patienten 200 mg Thiamin täglich für die ersten vier Wochen und 612–1024 mg Phosphat täglich für die ersten zwei Wochen. Auf diese Weise stiegen die Serumphosphatspiegel, und der Zustand der Patienten besserte sich allmählich. Tabelle 13-1 bietet eine übersichtliche Darstellung des Prozederes.

Tab. 13-1 »Refeeding«-Schema (Wiederernähren) a) Mahlzeiten oder b) Mahlzeiten + nasogastrale Sonde – Bei Bradykardie, Hypotension, Hypothermie, fehlendem Ansprechen auf Behandlung oder schwerer psychiatrischer Symptomatik oder BMI < 15 kg/m².

CAVE: Gefahr des Refeeding-Syndroms (Herzrhythmusstörungen, Herzstillstand, Anämie, Delir, Krämpfe, Koma!) – CAVE: Hypophosphatämie + Hyperparathyreoidismus + Thiaminmangel + gestörter Glukosemetabolismus – Umstritten: »To start low and go slow«			
1200 kcal pro Tag, täglich um 100 kcal/d steigern, aber schlechte Zunahme, längere Hospitalisierung	Engmaschige Laborüberwachung (v. a. Elektrolyte), alle 24–48 h	Bei moderat schlecht ernährten Patienten womöglich schnelleres Refeeding möglich	Schnelleres Refeeding (>2000 kcal/d) + Supplementation 200 mg Thiamin täglich (4 Wo.) und 612–1024 mg Phosphat täglich (2 Wo.) war in einer Studie von Koerner et al. (2020) sicher.

13.2.3 Ernährungsmanagement

Ziel beim Versuch der Gewichtszunahme ist nicht nur eine ausreichende Kalorienzufuhr, sondern eine adäquate Nahrungszusammensetzung und eine angemessene zeitliche Verteilung der Nahrungsaufnahme. Selbstbeobachtung mit Essprotokollen und psychoedukative Maßnahmen sind wichtig sowie das Einüben normalen spontanen Essverhaltens. Dies dient dazu, ein normales Hunger- und Sättigungsgefühl zu erreichen (Legenbauer & Vocks 2014).

Auch kann eine Nahrungsmittelexposition mit Reaktionsverhinderung (»Cue-Exposure-Technik«) verwendet werden (Tuschen-Caffier & Florin 2002).

13.3 Langfriststrategien

Die Behandlung sollte multimodal sein, so werden einerseits kognitive Techniken verwendet, wie Identifikation dysfunktionaler Gedanken in Bezug auf Gewicht, Figur und Essverhalten, aber auch Kognitionen in Bezug auf den Leistungsbereich und interpersonelle Aspekte.

Emotionsklärungen und Copingstrategien für belastende Situationen werden geübt. Weitere Themen sind die Erhöhung angemessenen Emotionsausdrucks und die Förderung sozialer Kompetenzen (Waadt et al. 1992). Auch soll über Körperkonfrontationen mit einem Spiegel oder Videoaufnahmen am Körperbild gearbeitet werden (Vocks & Legenbauer 2010). Des Weiteren sollten die Angehörigen einbezogen werden.

Aufrechterhaltende familiäre Interaktionen können so adressiert werden (Herpertz et al. 2011). Schließlich geht es um die Stabilisierung des Erlernten und die Rückfallprävention.

13.4 Selbstbeobachtung

Die Patienten sollen regelmäßig Essprotokolle führen, inklusive Uhrzeit und Menge. Dies sollte direkt im Anschluss an die Nahrungsaufnahme erfolgen, weil sich viele nachher schlecht daran erinnern.

Zusätzlich müssen Essanfälle und kompensatorisches Verhalten, z. B. Erbrechen, notiert werden, was wichtige Hinweise für die Therapieplanung ergibt. Analysiert werden müssen die Kontextbedingungen, unter denen Essanfälle oder Fasten auftreten. So wird auch ein etwaiger Verhaltensautomatismus unterbrochen.

Literatur zu den Abschnitten 13.2 bis 13.4

British Psychological Society (UK) (2004). Eating Disorders. Core Interventions in the Treatment and Management of Anorexia Nervosa, Bulimia Nervosa and Related Eating Disorders. Leicester (UK).

Garber AK, Michihata N, Hetnal K et al. (2012). A prospective examination of weight gain in hospitalized adolescents with anorexia nervosa on a recommended refeeding protocol. J Adolesc Health; 50(1): 24–29.

Garber AK, Sawyer SM, Golden NH et al. (2016). A systematic review of approaches to refeeding in patients with anorexia nervosa. Int J Eat Disord; 49(3): 293–310.

Golden NH, Katzman DK, Sawyer SM et al. (2015). Position Paper of the Society for Adolescent Health and Medicine. Medical management of restrictive eating disorders in adolescents and young adults. J Adolesc Health; 56(1): 121–125.

Hay P, Chinn D, Forbes D et al. (2014). Royal Australian and New Zealand College of Psychiatrists clinical practice guidelines for the treatment of eating disorders. Aust N Z J Psychiatry; 48(11): 977–1008.

Herpertz S, Hagenah U, Vocks S et al. (2011). The diagnosis and treatment of eating disorders. Dtsch Arztebl Int; 108(40): 678–685.

Khan S, Krenning EP, van Essen M et al. (2011). Quality of life in 265 patients with gastroenteropancreatic or bronchial neuroendocrine tumors treated with 177Lu-DOTA0,Tyr3octreotate. J Nucl Med; 52(9): 1361–1368.

Koerner T, Haas V, Heese J et al. (2020). Outcomes of an Accelerated Inpatient Refeeding Protocol in 103 Extremely Underweight Adults with Anorexia Nervosa at a Specialized Clinic in Prien, Germany. J Clin Med; 9(5):

Le Grange D, O'Connor M, Hughes EK et al. (2014). Developmental antecedents of abnormal eating attitudes and behaviors in adolescence. Int J Eat Disord; 47(7): 813–824.

Legenbauer T, Vocks S (2014). Manual der kognitiven Verhaltenstherapie bei Anorexie und Bulimie. Mit weit über 100 Arbeitsblättern. Berlin, Heidelberg: Springer 2014.

Lund BC, Hernandez ER, Yates WR et al. (2009). Rate of inpatient weight restoration predicts outcome in anorexia nervosa. Int J Eat Disord; 42(4): 301–305.

Michalak J, Wiethoff M, Schulte D. Therapeutic alliance and behavior inhibition. Psychother Res 2005; 15(3): 334–338.
Treasure J, Schmidt U (2003). Anorexia nervosa. Clin Evid; (9): 986–996.
Tuschen-Caffier B, Florin I (2012). Teufelskreis Bulimie. Ein Manual zur psychologischen Therapie. 2., aktual. u. erg. Aufl. Göttingen: Hogrefe.

13.5 Therapie der AN und BN im Einzelnen

Die Therapie besteht aus folgenden Abschnitten: Motivation, Erarbeitung eines Störungsmodells, Interventionen zur Normalisierung des Essverhaltens, des Körpergewichts sowie Abbau der Essanfälle und des Erbrechens, weitere kognitive Techniken und Interventionen, um die Emotionsregulation zu bessern, Interventionen zur Steigerung der Sozialkompetenz, zur Veränderung des Körperbildes, zum Aufbau des Selbstwerts und Verbesserung der Ressourcennutzung, Rückfallprophylaxe (Legenbauer & Vocks 2014).

Begonnen wird immer mit ausführlicher Diagnostik, dann werden erste Therapieziele vereinbart.

13.5.1 Motivation erzeugen

Einige Patienten sind leider oft nur sehr ambivalent änderungsmotiviert. Sie werden von Verwandten, Freunden oder Ärzten geschickt und bringen gar keinen eigenen Auftrag mit. BN und AN differieren hier: Während BN-Patienten zu 90 % auf eigenen Wunsch hin erscheinen, trifft das nur zu 20 % für AN-Patienten zu (Bemis 1986).

AN-Patienten stört nicht das Gewicht, sondern dessen Folgen: quälende permanente Beschäftigung mit Essthemen, Konzentrationsstörungen, Aufmerksamkeitsstörung, fehlende körperliche Leistungsfähigkeit, Depressivität (Vitousek & Wilson 1998).

BN-Patienten hingegen leiden an den Essanfällen und wollen eine Änderung herbeiführen (Legenbauer & Vocks 2014). Die Änderungsmotivation soll also gesteigert werden.

Phasenmodell von Prochaska und Di Clemente

Theoretischer Rahmen ist das Phasenmodell der Veränderung von Prochaska und Di Clemente (1984). Es dient der Beschreibung des Therapieverlaufs und bietet Optimierungsansätze.

Phasen im Modell von Prochaska und Di Clemente (1984)

- Problembewusstsein noch reduziert (Precontemplation)
- Nachdenklichkeit (Contemplation)
- Handlungsvorbereitung (Preparation)
- Handlung (Action)
- Aufrechterhaltung (Maintenance)

Nach diesem Modell läuft nahezu jede therapeutische Veränderung ab.

Phase eingeschränkten Problembewusstseins Die Patienten haben noch keinen Veränderungswunsch, die AN-Patienten stört das Untergewicht nicht, so werden z. B. bestehende Depressivität und Schwäche vom Patient nicht mit der Grundstörung in Verbindung gebracht.

Phase der Nachdenklichkeit Hier wird schon über eine Änderung nachgedacht, aber es besteht noch hohe Ambivalenz (Michalak et al. 2005). Der Patient erkennt die Problematik, steht aber den Folgen einer Änderung kritisch gegenüber.

Phase der Vorbereitung Der Patient möchte sich ändern, wendet sich aber zuerst an die Peergroup, den Hausarzt oder andere nicht-psychotherapeutische Ansprechpartner (Michalak et al. 2005).

Phase der Handlung Jetzt wird aktiv versucht, etwas zu verändern. Problematisch ist, dass viele therapeutische Interventionen schon hier ansetzen, obwohl die vorigen Phasen noch gar nicht ansatzweise durchlaufen sind.

Phase der Aufrechterhaltung Dies gehört zu den schwierigsten Aufgaben. Das bisherige Verhalten muss stabilisiert und einem möglichen Rückfall in alte Verhaltensmuster entgegengewirkt werden (Michalak et al. 2005). Am Phasenmodell orientiert, kann ein Rückfall in eine frühere Phase erfolgen.

Motivation zur Veränderung

Oft haben die Patienten ein verzerrtes Wissen: Scheinbar objektive Tatsachen sollen daher hinterfragt werden. Zunächst ist die Motivation zum Diäthalten zu hinterfragen. Im Anschluss soll man eine anamnestische Gewichtsverlaufskurve anlegen, den Zusammenhang zwischen Diäten, Erbrechen, Sportverhalten, Lebensumständen, Pubertät und ähnlichem erarbeiten.

13.5.2 Aufrechterhaltung von Motivation

Schwer ist es für einige Patienten (aufgrund defizitärer Selbstregulation), Absichten länger als 24 Stunden lang aufrechtzuerhalten (so wie eine Silvesterabsicht oft nicht weit ins neue Jahr reicht).

Nach Kuhl (2001) gibt es gemäß der von ihm entwickelten Theorie der Handlungskontrolle zwei unterschiedliche Modi: den der Lageorientierung (Einschränkung der Selbstregulation) und den der Handlungsorientierung, welche die Umsetzung gefasster Absichten erleichtert.

Mit dem ersten Modus verbunden sind z. B. intrusive Gedanken über bestimmte Lebensmittel, die gedankliche Fixierung auf unschöne Körperstellen, die Ressourcen blockieren und handlungshemmend wirken. Der zweite Modus kennzeichnet den Modus, indem therapeutische Fortschritte erzielt werden. Dieser muss gefördert werden.

13.5.3 Entwicklung eines individuellen Störungsmodells und Therapieziele

Zentraler Baustein jeder KVT ist die Entwicklung eines individuellen Störungsmodells. Zur Identifikation von Störungsbedingungen ist das Erstellen eines Genogramms (hierarchisierte graphische Darstellung der Generationenfolge) sinnvoll, um implizite Regeln und Einstellungen herauszuarbeiten (Legenbauer & Vocks 2014). Dann erfolgt die Fokussierung möglicher auslösender Bedingungen. Sodann wird ein integratives Modell anhand eines Arbeitsblattes erarbeitet. Auch werden mögliche aufrechterhaltende Faktoren besprochen. Hypothesen über die Funktion werden entwickelt.

Zunächst geht es darum, die Familienregeln und die damit verbundenen impliziten Grundannahmen zu identifizieren. Bezüglich familiärer Faktoren kann man keine gesicherten dysfunktionalen Muster feststellen, aber einige typische Konstellationen werden häufiger beobachtet: So haben Kinder von Müttern mit seltsamem Essverhalten ebenfalls ein stärkeres restriktives Essverhalten (Franzen & Florin 1995). Wichtig ist es, bei der Analyse nicht in Schuldzuweisungen zu verfallen. So kann hohe Selbstdisziplin dazu führen, dass das Abitur geschafft wird, gleichzeitig aber auch im Rahmen von Perfektionismus Schwierigkeiten beim Essverhalten auftreten (Legenbauer & Vocks 2014).

Soziokulturelle Faktoren gehören auch ins Störungsmodell. Relevante Faktoren sind z. B. kritische Bemerkungen über Figur und Gewicht in der Jugendzeit, entsprechende Vorbilder aus dem Fernsehen und der Einfluss von Peergruppen. Auch Sport spielt eine Rolle, z. B. begünstigen Sportarten wie Ballett, Kunstturnen o. Ä. anorektische Entwicklungen (ebd.).

Aber auch individuelle Faktoren spielen eine Rolle, wie niedriges Selbstgefühl, überhöhte Leistungsansprüche oder kognitive Verzerrungen, erhöhte Impulsivität bei BN und höheres Kontrollbedürfnis bei AN (ebd.).

Auch biologische Faktoren sind relevant, z. B. ein gestörtes Hunger- und Sättigungsgefühl. Zur Exploration gehört auch die Abklärung des Hormonstatus.

Analyse der auslösenden Bedingungen

Dies kann der Eintritt in einen neuen Lebensabschnitt sein, die Trennung der Eltern, Auszug, Berufsbeginn, eine neue Partnerschaft, ein Umzug oder Belastungsfaktoren, wie Belastungen in der Schule oder im Beruf oder Gewichtszunahme (ebd.).

Aufrechterhaltende Bedingungen

Dazu zählen z. B. gezügeltes Essverhalten (Restrained eating), defizitäres Stress-Coping (Bewältigungsstrategien) und dysfunktionale Informationsverarbeitungsprozesse.

13.5.4 Therapieziele

Hierbei geht es oft nicht nur um Symptomfreiheit, sondern schon um eine geringere Dominanz der Symptomatik im Alltag, eine bessere Akzeptanz des eigenen Körpers und ein höheres Selbstwertgefühl (Pettersen & Rosenvinge 2002).

Ein Therapieplan kann folgende Dinge beinhalten: Ernährungsmanagement, d. h. Strukturierung des Essverhaltens, Gewichtszunahme bei Untergewicht, Reduzierung von Essanfälle, Verminderung dysfunktionaler Kognitionen, Herausarbeitung negativer Grundannahmen und Reduktion automatischer Gedanken.

Auch wird der Umgang mit Gefühlen geübt, also das Wahrnehmen von Gefühlen, das Ausdrücken von Gefühlen, eine verbesserte Stresstoleranz sowie Entspannungsverfahren.

Des Weiteren erfolgt ein Fertigkeitentraining, z. B. Soziales Kompetenztraining, Problemlösetraining, Verbesserung der Kommunikation. Auch kann ein Körperbildtraining erfolgen, d. h. Hinterfragen des Schlankheitsideals, Korrektur der Körperbildstörung. Weitere Maßnahmen sind Aktivitätenaufbau, Genusstraining, Rückfallprophylaxe (Legenbauer & Vocks 2014).

Das Selbstwertgefühl soll verbessert werden und ein positiver Aktivitätenaufbau erfolgen, Genusstraining ist ebenfalls wichtig. Am Ende stehen Notfallplan und Rückfallprophylaxe.

13.5.5 Psychoedukation

Neben gutem Wissen über Speisen und deren Kaloriengehalt sind die Patienten oft beseelt von allerlei seltsamen Überzeugungen, die hinterfragt werden müssen. Daher müssen die Patienten intensive Psychoedukation erfahren (Vitousek et al. 1998).

Psychoedukation bezüglich der Folgen der Essstörung

Wichtig ist es, keine Ängste zu verbreiten und nicht allzu expertenhaft daherzukommen (Vitousek et al. 1998). Man sollte geeignete, einfach strukturierte Patientenbroschüren und -ratgeber verteilen. Nachdem die Patienten aufgeklärt wurden, welche erheblichen medizinischen Folgen eintreten können, sollen sie ermuntert werden, Vor- und Nachteile der Essstörung herauszuarbeiten.

Legenbauer und Vocks (2014) empfehlen, zwei Briefe an die Essstörung zu verfassen, wobei im ersteren die Essstörung als Freund angeredet werden soll, ein zweiter soll sich den Schattenseiten widmen und die Essstörung als Feind(in) beschreiben. Anschließend sollen Vorteile und Nachteile mit geeigneten Arbeitsblättern herausgearbeitet werden.

So kann auch eine Pro-Kontra-Liste erarbeitet werden in Bezug auf Verhaltensweisen, wie Auslassen von Mahlzeiten, Essanfälle, Erbrechen sowie kompensatorisches Verhalten, wie exzessiver Sport oder tägliches Wiegen. Hierbei sollten kurz- und langfristige Folgen unterschieden werden. Die Patientin soll dies dann darstellen und erläutern. Dann sollte die Patientin eine Gewichtung vornehmen. Diese Vorarbeiten erleichtern es, Therapieziele zu erarbeiten.

13.5.6 Gruppentherapie

Gruppentherapie kann auch bei der Anorexia nervosa sehr hilfreich sein. Damit Patienten in der Gruppe profitieren, ist eine hohe Gruppenkohäsion zentral; damit wirkungsvoll gearbeitet werden kann, müssen Vertrauen, Kooperation und Offenheit gegeben sein. Es müssen ein Zusammengehörigkeitsgefühl und Solidaritätsgefühl entstehen.

Vorteile der Gruppe

Man kann AN und BN zu Gruppen zusammenfassen, nur Anorektikergruppen sind oft schwer zu führen (wegen deren häufigen Charakterzügen von Konkurrenzverhalten und Perfektionismus; Fiedler 1996). Es können Diskussionen über das Leistungs- und Perfektionsideal und andere Themen angefacht werden.

Schwierigkeiten der Gruppe

Das Konkurrenzerleben in der Gruppe bei Essstörungen ist oft sehr ausgeprägt. Eine Gruppe ist besonders hilfreich zum Training sozialer Kompetenz oder der Kommunikationsfertigkeiten (Hinsch & Pfingsten 2007), oder wenn schwerwiegende Komorbiditäten vorliegen wie schwere Depressionen. Allerdings kann die Gruppe alleine nicht immer ausreichen. Zudem kann eine akute Suizidalität übersehen werden, sodass parallele Einzelbehandlung meistens sinnvoll ist.

Stärkung der Gruppenkohäsion

Oft zeigt sich ein negatives Konkurrenzverhalten zwischen Essstörungs-Patientinnen (Legenbauer et al. 2004). Kohäsion kann man durch Wir-Äußerungen in der Gruppe und Sympathiebekundungen oder den Wunsch nach gemeinsamer Freizeit und inhaltliche Bezugnahme aufeinander in der Gruppe fördern. Zu empfehlen sind wenige Unterbrechungen, wenige Zurückweisungen, Vermeiden irrelevanter Gesprächsthemen, kein Herunterspielen von Problemen, kein Abweisen von Feedback oder Schweigen.

Förderliches Therapeutenverhalten besteht in lobenden Äußerungen durch den Therapeuten, Geben von Vorschlägen, Zeigen von Verständnis. Der Therapeut ist auch ein Modell für mitfühlendes Verhalten (ermutigt z. B. deutlich die Patientinnen). Eine Definition von erwünschtem Verhalten könnte lauten: »Wir wollen daran arbeiten, dass sich jeder einzeln besser fühlt, oder Hilfe geben, seine Schwierigkeiten zu bewältigen.« Auch ist manchmal die Konfrontation mit unangemessenem Verhalten erforderlich. Wichtig ist es, negative Äußerungen aufzugreifen und zu moderieren (Kritik kann verletzen, es ist wichtig, dies konstruktiv äußern). Der Therapeut soll auch die Aufmerksamkeit auf vermiedene wichtige Inhalte lenken (Legenbauer & Vocks 2014).

Sinnvoll ist es, anfangs die Gruppenregeln auszuteilen und zu besprechen: Pünktlichkeit, kontinuierliche Teilnahme, Regeln zum Umgang (Schweigepflicht, aktives Zuhören und Feedback geben).

Anfangs sind Kennenlernspiele hilfreich: Besprechen individueller Ideen und Vorstellungen in der Gruppe, Erarbeiten von Gemeinsamkeiten im Zwiegespräch oder Bewegungsübungen (Legenbauer & Vocks 2014). So können Karteikarten ausgefüllt werden – mit dem Inhalt, welches Land sie am liebsten mögen, was sie gern in ihrer Freizeit unternehmen, welches Tier sie gerne sein möchten etc. Dann kann man die erstellten Karteikarten aufhängen und darüber diskutieren.

13.5.7 Normalisierung von Essverhalten und Körpergewicht

Man kann die Therapie nur individuell gestalten (Waller & Kennerley 2003) und über eine individuelle Verhaltensanalyse ein Störungsmodell erarbeiten, sodass Therapeuten- und Patientenziele zur Deckung kommen.

Zunächst soll kurzfristig das Gewicht stabilisiert und normalisiert werden, auch geht es darum, Informationen zu geben, Tagesstrukturierung, Aufklärung über körperliche Folgen. Hierbei sollte man mit Selbstbeobachtungsprotokollen arbeiten, vorausgehende Bedingungen, Gedanken und Gefühle, Emotionen und Kognitionen sollten dokumentiert werden (Tuschen-Caffier & Florin 2012).

Bei der AN geht es zunächst um Gewichtszunahme und Stabilisierung, die Entscheidung für ambulante oder stationäre Therapie. Kriterien für eine stationäre Behandlung sind z. B. BMI < 13,5 kg/m^2 oder eine rapide Abnahme von 20 % des Ursprungsgewichts in sechs Monaten, ein schlechter oder bedrohlicher körperlicher Zustand, Schwangerschaft, komorbider Diabetes mellitus oder Medikamentenmissbrauch.

Auch sprechen Suizidalität, komorbide psychische Erkrankungen wie Depressivität und Persönlichkeitsstörungen für eine stationäre Behandlung, um nur einige Kriterien zu nennen. Auch starke Hyperaktivität, Scheitern bisheriger Behandlungen und der explizite Patientenwunsch können auschlaggebend für eine stationäre Behandlung sein (Jacobi et al. 2000). Falls kein deutliches Untergewicht vorliegt, kann aber auch eine ambulante Behandlung ausreichen (Treasure & Schmidt 2003).

Normalisierung des Essverhaltens

Die Patienten unterwerfen sich üblicherweise überstrikten Diätregeln (Festlegen von Kaloriengrenzen, Essen zu bestimmten oder ab bestimmter Zeit, Herausnahme von bestimmten Nahrungsmitteln, Regel, nur Gesundes zu essen etc.).

Essgestörte Patienten können z. B. Mahlzeiten kleinteilig zerschneiden, essen überlangsam, oder trinken zu viel Wasser, isolieren sich beim Essen. Sie fühlen sich schnell beobachtet wegen ihres seltsamen Essverhaltens. Wenn sie sich besonders kontrollieren, gibt ihnen dies ein Gefühl von Stärke (Bruch 1991). Die Patienten erlauben sich oft nur, vermeintlich gesunde Produkte zu essen, wie Quark, Joghurt, Salat, Obst, verbieten sich Süßes oder Fetthaltiges.

Diäten führen oft zu esstörungstypischem Verhalten, wie in der uralten Minnesota-Studie (Keys 1950) bereits demonstriert: 36 gesunde Männer betrieben »Friss die Hälfte«, dies führte zu depressiven Symptomen, Persönlichkeitsveränderungen, Konzentrationsstörungen, Fixierung auf Nahrungsmittel, übermäßiger Beschäftigung mit Essen, Essanfällen, exzentrischem Umgang mit Nahrungsmitteln (Legenbauer & Vocks 2014).

Hieraus ergab sich die Hypothese, dass durch bewusste Kontrolle die natürlichen Hunger- und Sättigungsvorgänge außer Kraft gesetzt werden. Der Körper reguliert automatisch gegen. Frauen mit Essstörung zeigen ein ganz ähnliches Verhalten. Das Diäthalten begünstigt die somatischen und psychischen Folgen, die die Essstörung am Laufen halten.

Interventionen zur Normalisierung des Essverhaltens

Hier soll vor allem eine Regelmäßigkeit des Essverhaltens etabliert werden: Drei Haupt- und zwei Zwischenmahlzeiten werden empfohlen, mit einem ausgewogenem Nahrungsmittelverhältnis. Obst und Gemüse sind sowohl für die Haupt- als auch die Zwischenmahlzeit sinnvoll. Täglich soll man Milch und Milchprodukte zu sich nehmen. Fisch, Fleisch, Wurst einmal pro Woche, maximal 300–600 g pro Woche. Eier in Maßen. 60–80 g Fett pro Tag in möglichst pflanzlicher Form.

Die Etablierung regelmäßiger Mahlzeiten ist also wichtig, kein

Kalorienzählen. Regelmäßige Strukturen, kein Auslassen von Mahlzeiten, um keine nahrungsbezogene Deprivation zu erzeugen. Es sollte eine Liste innerlich stillschweigend verbotener Speisen erstellt und in der Folge abgebaut werden. Selbstbeobachtung, Durchsprechen von Esssprotokollen sind Analyse dysfunktionaler Grundannahmen sind weiterhin erforderlich.

Essprotokolle

Die Erfassung von Schwere und Ausprägung des gestörten Essverhaltens gibt Hinweise auf Introspektion und Motivation. Im Essprotokoll sind auch Gegenmaßnahmen aufzuführen, wie Erbrechen, Abführmittel, sportliche Aktivitäten und Flüssigkeitsaufnahme.

Auswertung Essprotokoll

Unbedingt immer gemeinsame Analyse: Uhrzeit, wann und welche Abstände. Kein Abstand größer als 4 h, weil dies ein potentieller Auslöser von Essanfällen sein kann.

Egal an welchem Ort, mit welchen Anwesenden (z. B. nur allein zu Hause essen). Auch Hinweise auf Belastungssituationen, oft typische Muster.

Beeinträchtigung der Hunger-Sättigungs-Wahrnehmung durch Essen vor dem Fernsehen.

Auch Zusammenhänge zu den vor dem Essen auftretenden Emotionen. Das kann Schwierigkeiten bereiten, weil die Patienten mitunter Emotionen schlecht benennen können, Auslöser können Ärger, Enttäuschung, Frustration, Langeweile, Angst, Scham, Einsamkeit sein.

Bei Analyse von AN-Protokollen entstehen oft positive Gefühle wie Stolz auf Disziplin und Kontrolle und Überlegenheit. Die Patientin sollte hingewiesen werden auf negative kurzfristige und langfristige Folgen.

Etablieren strukturierter Esstage

Chaotisches Essverhalten soll strukturiert werden mit durchgeplanten Esstagen. Regelmäßige ausreichende Mahlzeiten, zunächst an einem Tag der Woche. Falls dies geklappt hat, erfolgt eine Belohnung (Waadt et al. 1992). Selbstständig strukturiert: 7.15 Frühstück, 10.30 Zwischenmahlzeit, 12.30 Mittag, 15.30 Zwischenmahlzeit, 18.30 Abendessen, Betthupferl. Sinnvoll sind 2000 kcal pro Tag. Hauptmahlzeiten: 500–600 kcal, Zwischenmahlzeit: 200 kcal. Falls die Strukturierung klappt, kann man die Planung zunehmend auf mehrere Tage ausdehnen, bis jeden Tag die Mahlzeiten geregelt sind. Falls dies zu schwierig scheint, sollte man erst einmal nur eine Mahlzeit planen.

Maßnahmen zur Gewichtsstabilisierung

Weiterhin ist große Ambivalenz zu erwarten, weil noch immer eine starke Gewichtsphobie besteht. Anfangs sollte man die Patienten über Rahmenbedingungen aufklären. Maßnahmen zur Gewichtsstabilisierung entspringen operanten Verstärkertechniken. Gestuftes Vorgehen mit zunächst Selbst-, dann später Fremdbestimmungsphasen. Anfangs selbstständige Regulation von Aktivitäten und Nahrungsaufnahme, fremdbestimmte Regulation durch den Therapeuten, falls das Zielgewicht nicht erreicht wird. Falls dann immer noch das Ziel nicht erreicht ist, erfolgt noch strikteres Vorgehen.

Stabilisierungsphase/Gewichthalteverträge

Falls das Zielgewicht nicht gehalten wird, erfolgt eine kurzfristige Rückstufung in erste Phase – falls auch dies nicht klappt: erneuter Übergang in die Fremdkontrollphase. Die Regelungen sind jeweils transparent und konsequent einzuhalten.

Gewichtssteigerungsvertrag

Zunächst wird ein Gewichtssteigerungsvertrag vereinbart:

Zielgewicht auf jeden Fall > BMI 18 kg/m² wegen sonst erhöhter Rückfallgefahr (Winston & Webster 2003; Pirke 1989). Gewichtszunahme von 500–1000 g pro Woche stationär, sonst ambulant 500 g pro Woche (Herpertz et al. 2011). Dazu müssen 3500–7000 kcal wöchentlich zusätzlich gegessen werden. Niedrigere Zunahme von etwa 500 g pro Woche ergibt bessere Ergebnisse als z. B. 750 g pro Woche. Ein restriktives stationäres Setting (Bettruhe, Zimmerarrest) ist psychisch sehr belastend. Nicht mehr als 3 kg Zunahme pro Woche ist zu empfehlen, wegen Komplikationen wie Ödemen (Borgart & Meermann 2004).

Vor Therapiestart sollten genau die Folgen festgelegt werden, falls die vereinbarte Gewichtszunahme ausbleibt, um späteres Feilschen zu vermieden. Frühzeitige Festlegung motiviert und stärkt die Eigenverantwortung.

Mögliche Sondenernährung unter Zwang sollte nicht als Bestrafung oder Ablehnung konnotiert werden, sondern als eigenverantwortliche Konsequenz. Es sollte vorher genau geklärt werden, wer jeweils die Gewichtskontrolle übernimmt. Ambulant ist es der Hausarzt, der das Gewicht notiert. Das Wiegen erfolgt in Unterwäsche, um Zutrinken oder z. B. Gewichte in der Kleidung zu verhindern. Stationär erfolgt das Wiegen durch Pflegepersonal. Der Gewichtssteigerungsvertrag enthält das Einverständnis mit der Gewichtszunahme, die Einwilligung in regelmäßige Mahlzeiten sowie den Verzicht auf kompensatorische Gegenmaßnahmen (Sport, Erbrechen).

Der letzte Abschnitt wirft einige Fragen auf: Wann darf jemand überhaupt gegen seinen Willen zwangsbehandelt werden? Wann darf man ihn fixieren? Welche Voraussetzungen müssen vorliegen? Diese Fragen beantworten die nachfolgenden drei Übersichten (alle nach Herpertz et al. 2010).

Zwangsbehandlung

- Setzt Einrichtung einer Betreuung durch Betreuungsgericht voraus
- Patientenverfügungen nach § 1901 a BGB zu beachten
- Darf nicht gegen freien Willen eines Erwachsenen eingerichtet werden
- Betreuung sollte durch im Essstörungsbereich Erfahrenen übernommen werden
- Zwangsbehandlung muss vom Betreuer beim zuständigen Amtsgericht beantragt werden, nur bei besonderer Gefährdungslage möglich (Selbstgefährdung) (Herpertz et al. 2010)

Genehmigungsvoraussetzungen von Zwangseinweisung und geschlossener Unterbringung im Rahmen von § 1906 BGB

Voraussetzungen:

- Patientin ist einwilligungsunfähig.
- Dokumentierter Überzeugungsversuch wurde unternommen.
- Zwangsmaßnahmen sind erforderlich, um drohenden erheblichen gesundheitlichen Schaden abzuwenden.
- Erheblicher gesundheitlicher Schaden ist durch keine andere zumutbare Maßnahme abwendbar.
- Zu erwartender Nutzen überwiegt deutlich zu erwartende Beeinträchtigungen.

Notwendigkeit für Zwangsernährung und Fixierung

- Wenn Patienten ihre Gefährdung nicht mehr wahrnehmen können bei gleichzeitiger massiver Angst vor Nahrungszufuhr.
- Wenn selbst Ernährung über Magensonde von Patienten nicht toleriert wird, kann Ernährung unter Zwang nötig werden.
- Auch bei höherem BMI bei physischen Komplikationen ist sie manchmal erforderlich (Elektrolytentgleisungen etc.).

- Patientin muss einbezogen werden in den Entscheidungsprozess.
- Durchführung in spezialisierter Einrichtung mit Möglichkeit intensiver internistischer Betreuung. Immer erforderlich: Erwägung anderer Alternativen.

13.5.8 Selbstbestimmungsphase

Anfangs kann man versuchen, dem Patienten möglichst viel Autonomie im Therapieprozess zuzuweisen. Es findet 2- bis 3-mal pro Woche ein Wiegen statt, ggf. auch unangekündigt (bei Verdacht auf Manipulation), diese Phase dauert zwei Wochen (Jacobi et al. 2000) oder eine Woche (bei Borgart und Meermann [2004]). Die Erfolge bei Selbstmanagement liegen bei ca. 20–30 % (Jacobi et al. 2000). Falls diese nicht ausreicht, wird in die Fremdkontrollphase übergeleitet.

13.5.9 Fremdkontrollphase

In dieser, die greift, wenn die Selbstkontrollphase nicht von Erfolg gekrönt war, erfolgt die Regulation von Aktivitäten und Nahrungsaufnahme durch den Therapeuten. Diese unterteilt sich in drei Phasen mit unterschiedlichen Restriktionen und Belohnungen (Borgart & Meermann 2004).

In jeder Phase soll die Patientin ein Drittel der Differenz zum Zielgewicht zunehmen und verbleibt so lange in der jeweiligen Phase.

Phase 1 Deutliche Fremdkontrolle. Nahrungsmittel aus Liste sind auszuwählen. Menge und Art von Nahrung werden vom Personal festgelegt. Servieren auf dem Zimmer oder engmaschige begleitete Mahlzeiten. Kein Telefonat oder Besuche. Verlassen der Station nur für medizinische Untersuchungen, psychometrische Testungen oder Therapien; die Patienten sollen sich mit ihrer Essstörung auseinandersetzen und nicht von außen abgelenkt werden.

Phase 2 Mahlzeiten im Speiseraum einnehmen, die Patienten können einzelne Mahlzeiten selbst auswählen und sich unter Kontrolle Nahrung selbst anrichten. Teilnahme an Kochgruppe. Bewegung wird weniger eingeschränkt, 15 Minuten spazieren auf dem Klinikgelände ist erlaubt, nachmittags Ausgang mit Mitpatienten für 2 Stunden. Besuche von außerhalb sind am Wochenende erlaubt.

Phase 3 Keine Einschränkungen, entspricht der Selbstmanagementsphase.

13.5.10 Einschränkungen bei Versagen der Fremdkontrollphase

Wird trotz Fremdkontrolle das Ziel nicht erreicht, treten Ausnahmeregelungen (Jacobi et al. 2000) oder ein Einschränkungsprogramm (Borgart & Meermann 2004) in Kraft, dies führt zu Zimmerarrest und Besuchsverbot. Es gibt aber auch ein zusätzlich eingeschränktes Therapieprogramm, es gilt für drei Tage, danach setzt der Übergang in die letzte Behandlungsphase ein, mit der Vorgabe, das Wochenziel zu erreichen. Ziel ist die Gewichtszunahme von 100 g pro Tag nach Ende der Einschränkungsphase bis Wiegestichtag.

13.5.11 Verhinderung von Essanfällen und Erbrechen

Es geht auch um die sichere Verhinderung von Essanfällen und Erbrechen, dazu muss erst gelernt werden, regelmäßig zu essen. Vermiedene Speisen (»Verbotene Nahrungsmittel«) müssen sich zurückerobert werden (Jacobi et al. 2008).

Die natürliche Hunger-Sättigungs-Regulation soll wieder etabliert werden (Pudel & Westenhöfer 1998). Weiter wichtig ist die Konfrontation mit bestimmten Speisen, zum Zwecke der Habituation an Auslöserreize durch Konfrontation mit Reaktionsverhinderung, entsprechend der Angstbehandlung (Legenbauer et al. 2004). So soll der Essensdrang bei bestimmten Speisen reduziert werden. Auch Imaginationsübungen können verwendet werden, wenn die Essanfälle stark automatisiert ablaufen. Zunächst sind etwaige Auslöser genau zu erarbeiten (Langeweile, Traurigkeit, Ärger etc.). Es müssen Bewältigungsübungen für kritische Situationen durchgeführt werden, nachdem man durch Essprotokolle die Auslöser identifiziert hat. Es soll gelernt werden, schwierige Situationen auch ohne Essen durchzustehen, z. B. sollen spannungsreduzierende Techniken vermittelt werden bei Auftreten negativer Emotionen im Vorfeld.

Auslöser von Essanfällen

Essanfälle können durch starke Restriktion erfolgen oder durch Essensvermeidung. Kognitive Auslöser wie selektive Wahrnehmung, dysfunktionale Bewertung, hoher Stress, Ärger oder Langeweile können Essanfälle auslösen, auch situative Faktoren (Legenbauer et al. 2004).

Bei Patienten, deren Essanfälle durch Fastenperioden getriggert werden, sollte man zunächst ein regelmäßiges Essverhalten etablieren. Meist ergibt sich ein komplexes Gefüge aus kognitiven emotionalen und situativen Bedingungen. Die Analyse erfolgt durch das in der Verhaltenstherapie ubiquitär vorkommende SORK-Schema (S: Stimulus/Situation, O/E: Organismus/Einstellung, R: Reaktion, K: Konsequenz). Im Gruppensetting erfolgt die Analyse exemplarisch auf Flipchart, dann erfolgt eine Sammlung, welche weiteren Auslöser es für Essanfälle gibt.

Anhand von Esssprotokollen soll man überprüfen, ob ein strukturierter Esstag und Einbau verbotener Lebensmittel erfolgreich, und ob restriktives Essverhalten abgebaut werden kann.

Strategien zum Abbau von ernährungsbedingten Auslösern:

- Abbau von Diätverhalten; Etablieren einer ausgewogenen regelmäßigen Ernährung; Orientierung an Appetit und Hunger; kein Kalorienzählen
- Lernen, genussvoll zu essen; Einbau bisher vermiedener Lebensmittel
- Kein Auslassen von Mahlzeiten

Dysfunktionale Emotionsregulation als Essanfallstrigger

Auch positive Gefühle wie Euphorie etc. können Essanfälle hervorrufen. Auslöser sind oft unklar, häufig geht ein diffuses Unruhegefühl oder Anspannung voraus. Die Gedanken sind häufiger eher aufs Essen fixiert (Modell von Heatherton und Baumeister [1991]). Es können auch automatisierte Handlungsmuster entstehen, die Essanfälle regelmäßig werden lassen.

Interventionen zur kurzfristigen Emotionsregulation

Emotionsregulierende Maßnahmen sind kurzfristige, schnell anwendbare Techniken zum Abbau von Anspannung und Unruhe.

Unterbrechung automatisierter Handlungen durch Ablenkungsreize: Starke Reize wie kaltes Wasser oder Drücken eines Massageballs, beruhigende Strategien wie warme Dusche oder warmes Bad. Ablenkung durch Änderung der situativen Faktoren oder Unterbrechung ausgeführter Tätigkeiten. Körperliche Tätigkeiten sind hilfreich, z. B. Spazieren, Seilspringen, Boxsack schlagen oder Geistiges wie Kreuzworträtsel, Puzzeln, Malen, Handarbeiten, Aufnahme sozialer Kontakte, ablenkende Gespräche (Legenbauer & Vocks 2014).

Interventionen zur Verbesserung der Emotionsregulation

Gefühle sind Spiegel der Identität, meist unwillkürlich, überwiegend durch nonverbale Kanäle kommuniziert, lösen sich gegenseitig ab, gehen ineinander über (Ekman 2003).

Es gibt fünf Komponenten (subjektiv, behavioral, expressiv, physiologisch und kognitiv) (Scherer 2004). Hauptfunktion ist die Aktivierung des Körpers zur Befähigung, adäquat auf die Umwelt zu reagieren. Je nachdem unterscheidet man 2–18 Grundemotionen.

Man unterscheidet zwischen Emotionen und deren Bewältigung auf der anderen Seite. Zunächst muss die Emotion erkannt werden, um diese angemessen regulieren zu können. Das Emotionsverständnis muss von der Regulation der emotionalen Aktivierung unterschieden werden (Thompson & Calkins 1996).

Die Art der emotionalen Reaktion ist abhängig von Aufmerksamkeitsprozessen zur Situationsauswahl, Modifikation und Situationsbewertung (Gross 2002). Strategien zur Emotionsbewältigung sind z. B. Neubewertung (Reappraisal) und Unterdrückung der Emotion (Suppression) (Gross 2002). »Reappraisal« führt zur Reduktion von subjektivem Erleben als auch physiologischer Erregung. Dysfunktionaler Umgang mit Emotionen umfasst aggressives Ausagieren.

Essgestörte haben oft Schwierigkeiten, Gefühle zu benennen. Sie können Gefühle schlecht aushalten und sich nicht beruhigen (Esplen et al. 2000). Essanfälle und Nahrungsvermeidung sind dysfunktionale Lösungsversuche (Heatherton & Baumeister 1991).

Bewältigung kann emotionsorientiert, aufgabenorientiert oder vermeidend sei (Zeidner & Endler 1996). Emotionsorientiertes Coping kann auch zur Stresserhöhung führen, auch Vermeidung ist ungünstig. Am besten ist aufgabenorientiertes Coping.

Es gibt verschiedene Wege von Stressmanagement, um äußere Belastungen zu reduzieren: kognitive Bewältigung durch Modifikation stresserhöhender Einstellungen, außerdem Erlernen palliativ-regenerativer Bewältigungsfertigkeiten. Palliativ-regenerativ sind z. B. Methoden zur Spontanentspannung, zur Wahrnehmungsumlenkung und zur kontrollierten Abreaktion (Wagner-Link 2001). Auch kognitive Fertigkeiten (positive Selbstinstruktion und Selbstermunterung) sind wichtig.

Wahrnehmung von Gefühlen

Infos an Flipchart über Kategorisierung von Gefühlen. Einordnung in Schema.

Dann Erstellen eines kognitiven Modells, informiert über Entstehungsprozesse von Gefühlen und deren Handlungsrelevanz und die Auswirkung auf das Verhalten und die Funktion der Gefühle.

Arten von Gefühlen

Spannbreite an Gefühlen erhöhen, Wahrnehmung verbessern:

Einerseits gibt es Basisemotionen, wie Freude, Interesse, Ärger, Angst, Traurigkeit, Ekel, Verachtung, andererseits davon abgeleitete Emotionen, wie Trauer, Scham, Zuneigung und Neid (Ulich & Mayring 2003). Auch existieren Mischemotionen wie Eifersucht, Zufriedenheit, Stolz.

Gefühle haben auch einen Beziehungsaspekt: Verehrung, Wohlwollen, Vertrauen (positiv) oder Verachtung, Trotz, Groll, Widerwillen, Misstrauen (negativ) (also eine Mischung aus Freude und Zuneigung sowie Verachtung und Ärger) (Ulich & Mayring 2003). Zu unterscheiden ist dies jeweils von nur mit dem Gefühl einhergehenden Kognitionen wie »sich dick fühlen« (Balconi & Pozzoli 2003).

Gefühle darf man auch nicht verwechseln mit physiologischen Begleiterscheinungen wie innerer Unruhe und Körpergefühlen wie Hunger, Schmerz, Durst, Wärme, Kälte.

Entstehung von Gefühlen

Gefühle entstehen biochemisch, hormonell, aber vor allem durch Bewertung von Situationen (Legenbauer & Vocks 2014).

Funktion von Gefühlen

Emotionen im Sinne der Erreichung von Handlungszielen oder der Anpassung an die Situation oder Motivation zur Veränderung inter- und interpersoneller Zustände (Ulich & Mayring 2003).

Therapie: Auch negative Gefühle können Sinn haben, einige warnen oder geben Energie und Kraft für Veränderungen (energetisierend) oder können die Kommunikation anregen, auch zur Selbstverteidigung oder zur Selbstaufwertung dienen (Schwenkmezger et al. 1999). Gefühle können auch alarmieren oder energetisieren: Wut, Ärger, Zorn, Glück, Freude, Energie für bestimmte Handlungen.

Kommunikationsfunktion: Wut regt an, die betroffene Person anzusprechen, um eine Lösung voranzutreiben.

Selbstverteidigung: Selbstschutz, dient der Gegenreaktion.

Bewältigung negativer Gefühle

Es sind kurz- und langfristige Strategien möglich (Wagner-Link 2001). Kurzfristig heißt, eine belastende emotionale Reaktion zu bewältigen. In langfristigen Strategien soll die Stresstoleranz erhöht und die Anspannung reduziert werden.

Einführung eines Stress-Modells: Unterschied Grundanspannung und akute Belastung anhand des Diathese-Stress-Modells besprechen. Einflussfaktoren besprechen. Belastungsfaktoren wie Beruf und Sätze wie »Ich muss immer perfekt sein« berücksichtigen. Dazu irgendeine Zusatzbelastung, z. B. Verlieren des Portemonnaies, und schon wird die Belastungsgrenze überschritten.

Grundanspannung soll reduziert werden, sodass genügend Puffer gegen Essanfälle vorhanden ist.

Palliativ-regenerative Techniken

Kurzformen der Progressiven Muskelrelaxation (PMR), Autogenes Training (AT), Atemübungen oder konzentrative Methoden (Legenbauer & Vocks 2014). Muskuläre Entspannung am besten zur kurzfristigen Entspannung (Wagner-Link 2001). Aber auch Atemtechnik und kognitive und emotionale Entspannungsverfahren sind nützlich.

Muskuläre Entspannung

Finger zu Fäusten ballen und die Spannung 20 Sekunden lang halten. Nach Entspannung Anspannung der Hand nachspüren. Auch in Oberschenkeln oder Füßen.

Vorsagen eines Ruhewortes und muskuläre Entspannung (Kaluza 2005). Die Patientin soll gefragt werden, welches Wort Entspannung beschreibt (schwerelos, leicht frei, Sonne, Meer, Strand, Berg). Falls ihr nichts einfällt, soll sie frühere entspannte Situationen beschreiben und ein eigenes Ruhewort daraus herleiten.

Dann soll sie lernen, das Ruhewort an eine Entspannungsübung koppeln. Zur Koppelung z. B. den ganzen Körper anspannen, dann wieder lockerlassen. Beim Ausatmen ein Ruhewort aussprechen.

Vegetative Entspannung

Hierzu Beobachten des eigenen Atemmusters oder Mitzählen beim Ein- und Ausatmen (Kaluza 2005) oder Autogenes Training (Vaitl & Petermann 2004).

Auch Händereiben geeignet (Handflächen aneinander reiben, bis Wärme entsteht, dann Handfläche ineinander verschränken und auf geschlossene Augen legen, ruhig weiteratmen, mehrere Minuten halten.

Oder Glas mit kühlem Wasser trinken, langsam bewusst trinken, Glas an Stirn halten, ruhig weiter atmen und auf Reiz des kühlen Glases konzentrieren.

Kontrollierte Abreaktion
Zur kurzfristigen Senkung der Anspannung, körperliche oder emotionale Abreaktion (Traurigkeit zulassen).

Körperliche Abreaktionen
Treppen laufen, Faust auf Tisch hauen, gegen Boxsack schlagen, Bad nehmen, laut schreien, mit Kopfkissen auf ein Bett hauen, Betten machen, Fenster putzen, Staubsaugen, Seilspringen, Liegestützen machen, Altglas wegbringen, Altpapier zerreißen, Sport treiben.

Abklopfübung durchführen.

Emotional
Stark emotionalen Film ansehen.

Freund anrufen, vor sich hinschimpfen, einen Brief schreiben, stimmungsentsprechende Musik anhören (Legenbauer & Vocks 2014). Soll nur kurzfristig wirken.

Übung Rumpelstilzchen: Linker und rechter Fuß werden fest und kräftig auf den Boden aufgestampft, Intensität steigern. Beim Hochnehmen einatmen, beim Aufstampfen Ausatmen. Nach zehn Durchläufen Beine ausschütteln. Anschließend Effekte besprechen.

Kognitive Techniken
Beruhigung über den Einsatz kognitiver Techniken, zu nennen sind Wahrnehmungslenkung auf innere Reize und Führen eines positiven Selbstgesprächs (Wagner-Link 2001).

Wahrnehmungslenkung auf innere Reize
Oft Belastungssituation mit selbstabwertenden Gedanken. Kann begegnet werden mit Wahrnehmungsumlenkung auf innere Reize wie Imagination eines positiven Ereignisses.

Vorstellungsbilder: Bild vor inneres Auge holen und sich auf die damit verbundenen Empfindungen, Gerüche und Geräusche konzentrieren. Fragen nach schöner Erfahrung (Urlaub am Strand). Dann Probeimagination (Augen schließen, auf Atem konzentrieren, langsam einatmen bis 10, dann Ruhebild: Wie haben Sie sich gefühlt zu der Zeit? Geruch vorstellen, Geräusche nachhören).

Imaginieren eines positiven Ereignisses (Urlaub, Hobby, nette Menschen etc.).

Häufiger durchführen um positives Gefühl aufbauen, Merker setzen, z. B. Foto der Abizeugnisübergabe.

Auch Einsatz äußerer Ablenkungsreize: Bild, Blumen, Parfum auswählen und darauf konzentrieren, Parfüm reichen und versuchen einzelne Geruchselemente herauszufinden.

Führen positiver Selbstgespräche

Formulieren eines positiven oder neutralen Gedankens (Meichenbaum & Schattenburg 2003). Ermutigungen (»Ich werde das schaffen«) oder positive Handlungsanweisungen (»Ich werde mit fester Stimme sagen, dass ich die Arbeit nicht mehr erledigen kann«).

Techniken zur Verbesserung sozialer Kompetenzen

Soziale Kompetenz: Fähigkeiten des Individuums, soziale Bedürfnisse, Interessen und Rechte selbständig zu erkennen und zu artikulieren (Problembewusstsein), sich zielgerichtet auf deren Verwirklichung hin zu orientieren (Handlungsplanung) und dieses Wissen in der Weise in sein soziales Handeln zu übertragen (Handlungsausführung), dass es in seinen sozialen Interaktionen subjektiv befriedigende Verstärkung erlangen kann (Handlungsbewertung: Feldhege & Krauthan 1979).

Wichtige Fähigkeiten, z. B. Durchsetzen eigener Rechte, Aufrechterhaltung von Beziehung und Sympathieerwerb (Hinsch & Pfingsten 2007). Auch wichtig sind nonverbale Kommunikationskompetenzen (adäquate Mimik, Gestik, Blickkontakt, Körperhaltung und Stimme) und angemessene verbale Äußerungen, eindeutiges Formulieren eigener Bedürfnisse und Gefühle. Auch interpersonellsituative Aspekte wie Befolgen sozialer Regeln und inhaltliche Aspekte wie individuelle Wertmaßstäbe.

Kommunikationstraining

Benennen und adäquater Ausdruck von Gefühlen.

Nonverbale Aspekte der Kommunikation: Patienten können oft Gefühle schlecht wahrnehmen und ausdrücken.

Ausdruck in interpersonellen Situationen einüben, z. B. Pantomimenübung. Patienten mit Essstörung lächeln häufig, obwohl sie sich ärgern. Patienten sollen z. B. das Gefühl, dessen Bezeichnung ihnen auf einem Zettel mitgeteilt wird, pantomimisch nachspielen. So können Schwierigkeiten bei der Erkennung und beim Ausdruck von Gefühlen gezeigt werden.

Sonst »Gefühlsbild«: Zunächst kurze Achtsamkeitsübung. Patienten sollen wahrnehmen, welche Emotion vorherrschend ist. Sie sollen sich überlegen, wie sie das Gefühl ausdrücken können. Wenn sie wissen, was ihr Gefühl ist, sollen sie einer Partnerin nonverbal signalisieren, wie sich fühlen. Die Partnerin notiert das. Die Übungspartnerin soll indirekt das Gefühl umschreiben, die Partnerin soll aufschreiben, um was es sich handelt. Dann Auflösung und Nachbesprechung, danach Rollentausch.

Verbale Kommunikationsfertigkeiten

Besprechen, wann ein direktes Ansprechen von Gefühlen sinnvoll ist, wann nicht. Durch nur indirektes Äußern entstehen häufig Ungenauigkeiten der Kommunikation und Missverständnisse, dadurch gibt es eine Nichterfüllung der Wünsche. Aber es nicht immer sinnvoll, Gefühle offen darzustellen. Zum Beispiel ist es besser, im Vorstellungsgespräch besser keine Unsicherheit zu zeigen.

Rollenspiele sind möglich, wo Alltagssituationen besprochen werden; wo das Gefühl nicht direkt angesprochen wurde, kann man gemeinsam in der Gruppe überlegen, wie es besser hätte ausgedrückt werden können.

Vermittlung Kommunikationsmodell sinnvoll: »Vier Eingangskanäle einer Nachricht« von Schulz von Thun (2018).

Annahme, dass Nachricht immer Sender und Empfänger benötigt. Kommunizierter Inhalt ist Nachricht. Der Empfänger gibt das Feedback. Nach Schulz von Thun (2018) hat jede Botschaft Aspekte von Sachinhalt, Beziehungsinhalt, Selbstoffenbarung und Appell.

Beispiel: »Wir sollten Kaffee trinken«.

- Sachinhalt: »Ich hätte gern Kaffee«
- Selbstoffenbarung: »Ich bin müde«
- Beziehungsaspekt: »Du siehst auch müde aus«
- Appell: »Koch uns einen Kaffee«

Häufige Fehler:

- Es wird zu viel Wert auf den Sachaspekt gelegt. Daraus resultieren Missverständnisse, weil z. B. die Beziehungsbotschaft übersehen wird.
- Zu viel Aufmerksamkeit auf den Beziehungsaspekt kann zu Überinterpretationen führen.
- Selbstoffenbarung kann zu Psychologisieren führen.
- Überbewertung des Appellaspekts ist ebenfalls möglich.

Aufbau selbstsicheren Verhaltens

Soziale Kompetenz umfasst verschiedene Bereiche (Ullrich & Ullrich de Muynck 2002). Zum einen das Selbstbild und die Einstellung zu sich selbst, d. h. sich selbst Bedürfnisse und Anspruch zuzubilligen. Zum anderen soziale Fertigkeiten und Strategien sowie die Fertigkeit, soziales Verhalten erfolgreich auszuführen.

Auf der Verhaltensebene bedeutet dies:

- Problembewusstsein (»Was brauche ich?«)
- Handlungsplanung (Verwirklichung eigener Anteile)

- Handlungsausführung (Handeln entsprechend eigener Bedürfnisse)
- Ein Handeln, sodass man selbst und auch andere zufrieden sein können (Handlungsbewertung)

Aufgrund von dysfunktionalen Annahmen über sich und die Umwelt ist oft der Ausdruck von Wünschen und Rechten behindert. Diese dysfunktionalen Annahmen müssen hinterfragt werden.

Geben von Informationen über kompetentes Verhalten ist notwendig, auch direkte Hilfe (Prompting) oder danach (Coaching) nach Rollenspielen muss gegeben werden.

Interventionen zur Steigerung von selbstsichererem Verhalten: Zunächst sammeln, was Patienten sich unter Selbstsicherheit vorstellen. Es gibt oft eine Verwechslung von Aggressivität und Selbstsicherheit. Wichtig ist daher der Hinweis auf Unterschiede zwischen aggressivem, selbstunsicherem und selbstsicherem Verhalten.

Vermittlung von Problemlösekompetenzen

Das Problemlösetraining nach D'Zurilla und Goldfried (1971) gibt es in verschiedenen Versionen. Durch ein systematisches Schema soll die Selbstwirksamkeit erhöht werden, um Probleme später selbst zu bewältigen.

Zunächst geht es um die Konkretisierung des Problems und Formulierung eines realistischen Ziels. Danach werden durch Brainstorming Lösungsmöglichkeiten entwickelt – ohne Bewertung. Danach erst erfolgt die Bewertung, schließlich sollen jeweils die besten Lösungsmöglichkeiten ausgewählt und die konkrete Umsetzung geplant werden. Danach wird der Verlauf der Durchführung bewertet.

Interventionen zur Veränderung des Körperbildes

Die negative Einstellung zum eigenen Körper ist zentral für die Essstörungen. Daher sollte direkt am Körperbild gearbeitet werden (Vossbeck-Elsebusch et al. 2013).

Das negative Körperbild hängt sowohl mit soziokulturellen Faktoren als auch mit individuellen belastenden Lebensereignissen etc. zusammen (Vocks & Legenbauer 2010). Wenn ein überhöhtes Schlankheitsideal der Gesellschaft verinnerlicht wird, führt es zu Unzufriedenheit, wenn die Wunschfigur unerreichbar ist (Stice 1994). Wenn dies mit reduziertem Selbstwert oder verzerrten Ansichten über den eigenen Körper zusammentrifft und verbunden ist mit unpassendem körperbezogenen Verhalten, führt dies zu Problemen. Schädliches Vermeidungsverhalten ist es z. B., nicht in den Spiegel zu sehen. Legenbauer und Vocks (2014) empfehlen Imaginationsübungen und Abtastübungen, z. B. Zeichen- und Modellierübungen.

Bei Abtastübungen soll man sich selbst und andere Patienten berühren, um die Selbst- und Fremdwahrnehmung zu überprüfen. Bei Zeichenübungen wird die Erfahrung in Bilder umgesetzt, bei Modellierübungen wird Knete oder Ton o. Ä. verwendet. So sollen Zusammenhänge zwischen Gedanken und Gefühlen in Bezug auf den Körper herausgearbeitet und eine kognitive Umstrukturierung vorbereitet werden. Außerdem soll gelernt werden, auch positive Aspekte des eigenen Körpers wahrzunehmen.

Modell der Körperbildstörung

Eine Körperbildstörung setzt sich zusammen aus perzeptiver, affektiver, kognitiver und behavioraler Komponente. Dieses Modell soll den Patienten nähergebracht werden (Legenbauer & Vocks 2014).

Perzeptive Komponente So kann von den Patienten der Körper in seinen Dimensionen über- und unterschätzt werden. Sowohl anorektische als auch bulimische Patienten überschätzen ihre Dimensionen. Das Untergewicht wird verkannt, und so kann auch kaum Motivation entwickelt werden, Gewicht zuzunehmen. BN-Patienten rechtfertigen so weitere schädliche Diäten.

Affektive Komponente Die Patienten haben in Bezug auf den eigenen Körper Scham-, Angst- und Ekelgefühle.

Kognitive Komponente Die Patienten sagen oft Sätze zu sich wie: »Ich muss schlank sein um gemocht zu werden« oder »Erfolg im Beruf hängt von meiner Attraktivität ab« (Legenbauer & Vocks 2014). Dies sind Grundannahmen, die dann zu automatischem Denken führen, wie »Wenn ich im Spiegel meinen dicken Bauch sehe, muss ich weinen«.

Behaviorale Komponente Aus obigem resultieren seltsame Verhaltensweisen: Tragen weiter Kleidung, Baucheinziehen oder Muskelanspannung, tägliches Wiegen, Messen der Körperumfangs oder ständiges Betrachten im Spiegel (Legenbauer & Vocks 2014).

Alle Komponenten fördern sich gegenseitig: Gefühl von Dicksein führt zu Depressivität im Sinne von Teufelskreisentwicklung (Vossbeck-Elsebusch et al. 2013).

Imaginationsübungen

Patienten sollen sich entspannt mit dem eigenen Körper in Form einer gedanklichen Reise beschäftigen: Sie sollen beobachten, welche Gefühle sich dabei einstellen, ohne diese zu bewerten.

Imaginationsübung »Gedanken sammeln«: Hierbei soll sich der Patient auf den Körper konzentrieren und alle Gedanken sammeln, die dabei durch den Kopf gehen. Jetzt sollte peinlichst genau identifiziert werden, ob es sich wirklich um Gefühle oder eher um Gedanken handelt. Dann folgt die Herausarbeitung, wie positive und negative Gedanken verschiedene Gefühle auslösen.

Abtastübungen/Zeichenübungen

Sie sollen die Diskrepanz zwischen Körperbild und den Abtasterfahrungen verdeutlichen. Der Patient muss sich selbst skizzieren, soll sich dann mit geschlossenen Augen abtasten und dann den gefühlten Körper skizzieren. Die unterschiedlichen Bilder sollen dann interpretiert werden. So können Verzerrungen herausgearbeitet werden.

Modellierübungen

Dies ist ein kombiniertes Abtasten und Modellieren des eigenen Körpers. Die Patienten sollen zunächst das aktuell verzerrte Bild darstellen. Dann wird die Figur verdeckt. Die Patienten sollen sich mit geschlossenen Augen abtasten, dann mit geschlossenen Augen das neue Modell modellieren. Darauf folgen der Vergleich und die Besprechung in der Gruppe. Auch sollen Ressourcen, d. h. positive Aspekte des eigenen Körpers, während der Übung erfragt werden.

Spiegel und Videokonfrontation

Später folgt die Exposition mit Spiegel und Video. Es sollen Verzerrungen und negative Gefühle abgebaut und gelernt werden, positive Aspekte wahrzunehmen. Es geht vor allem um die Korrektur der negativen Bewertung und darum, positive Aspekte zu erfahren. Üblicherweise besteht eine sehr defizitorientierte Betrachtungsweise des eigenen Körpers.

Die Patienten sollen sich zunächst vor den Spiegel stellen und genau beschreiben, körperbetonte Kleidung oder Badekleidung. Alle Körperteile genau beschreiben. Jedes Mal unterbrechen, wenn negative Aussagen, es sollen dann neutrale oder positive Beschreibungen erfolgen. Auch laufend Erfassung des Anspannungslevels. Dann sollen andere Gruppenteilnehmerinnen den Körper der Patienten beschreiben, bildhafte, positive Beschreibungen. Weitere Gruppenteilnehmerin soll detailliert alles positiv erfassen. Dann Befragung, wie sie das erlebt haben.

Ressourcenförderung

Patienten haben oft ein geringes Selbstwertgefühl. Ziel soll es sein, alternative Bereiche zu Figur und Gewicht zur Steigerung des Selbstwertgefühls zu identifizieren, auch die Verbindung von Selbstakzeptanz und Erfolg und sozialer Anerkennung zu lockern. Es sollten also zusätzliche Ressourcen herausgearbeitet werden, d.h., alles, was hilfreich sein könnte. Sowohl interpersonelle als auch intrapersonelle Ressourcen sind von Bedeutung.

Steigerung des Selbstwertgefühls

Eigene Erfolge und individuelle Fähigkeiten sind wichtig, zum einen beruflicher Erfolg, schnelle Auffassung o.Ä., zum anderen Zufriedenheit in sozialen Beziehungen, funktionierende Partnerschaft, Freundschaften etc.

Außerdem ist Selbstakzeptanz unabhängig von Leistung oder sozialer Erfolg. Des Weiteren sind Machtgefühle gegenüber anderen Menschen Thema, verwandt: Arroganz und Überheblichkeit, was zu interpersonellen Problemen führen kann (Potreck-Rose & Jacob 2004).

Die vier Säulen des Selbstwertgefühls sind Selbstakzeptanz, Selbstvertrauen, soziale Kompetenz und Verfügen über ein soziales Netz (Potreck-Rose & Jacob 2004).

Vermittlung von Infos zum Aufbau eines Selbstwertgefühls

Patienten sollen anhand des sogenannten Viersäulenmodells Bereiche identifizieren, wo sie selbst Ideen haben zur Selbstwertsteigerung. Jedem wird so sein eigenes »Selbstwerthaus« (Legenbauer & Vocks 2014) erarbeitet. Die Patienten sollen das eigene Selbstwerthaus zeichnen und überlegen, inwieweit das Haus stabil ist. Übungen für verschiedene Bereiche, z.B. Selbstakzeptanz oder soziales Netz, können erarbeitet werden (Potreck-Rose & Jacob 2004).

Übungen zur Steigerung des Selbstwertgefühls
Um Selbstakzeptanz zu steigern, können mögliche Ressourcen im Sinne von Stärken, Talenten etc. identifiziert werden.

Zum Beispiel gegenseitige Rückmeldung über positive Wahrnehmungen der Eigenschaften anderer.

In Form von gemalten Bildern darstellen.

Selbstloben üben anhand individueller schriftlicher Rückmeldungen. Notieren mit Namen. Teilnehmerinnen versehen Blatt mit Infos, was ihnen an der Person gefällt. Lautes Vorlesen der Punkte zu jeder Person (»Bin liebenswert, weil ...«).

Etablierung ausgewogener Energiebilanz

Imbalancen im Energiehaushalt führen zu starker Arbeitsbelastung oder zu straffer Zeitplanung im Alltag, verbunden mit überhöhten Selbstansprüchen oder übertriebenem Perfektionismus. Auch Prokrastinationsverhalten (ständiges Aufschieben) führt zu überhöhter Belastung. Um dem entgegenzuwirken, ist die Übung »Energiefresser« hilfreich.

Es wird versucht, Energiefresser zu identifizieren und neue Energiespender zu etablieren.

Übung »Idealer Tag«: Es soll ein imaginärer Tag, der ideal verlaufen ist, beschrieben werden. Hier kann sich z. B. offenbaren, an welchen Stellen z. B. die Einbeziehung angenehmer Aktivitäten fehlt oder überhöhte Leistungsansprüche behindernd wirken. Genussvolle Aktivität und soziale Kontakte müssen dann einbezogen werden. Man kann sich das als Wippe vorstellen, Energiespender und Energiefresser. Energiefresser können energieraubend sein und emotional oder körperlich überanstrengen.

Hier werden z. B. gerne Analogien zum Autofahren (Auto braucht Batterie zum Starten und Kraftstoff zum Fahren, braucht aber auch Schmiermittel und Wasser, damit es nicht überhitzt) angewendet.

Energiefresser und Energielieferanten können in Form von Kuchendiagrammen erarbeitet werden.

Erarbeitet wird, wie wieder Energie getankt werden kann, z. B. durch erholsamen Schlaf, genügend Essen, Kontakte, Delegieren zu großer Arbeitsbelastung etc.

Energiefresser können resultieren aus dysfunktionaler Zeitplanung, inadäquaten Prioritäten, überlanger Arbeit, Aufschieben, Beginnen neuer Aufgaben, bevor andere abgeschlossen sind. Unterbrechungen muss vorgebeugt werden. Auch hier können dysfunktionale Überzeugungen hinterfragt werden, wie »Ich muss es alleine schaffen« oder »Ich muss immer für andere da sein« etc.

Wichtigste Strategie ist das Unterscheiden individuell wichtiger und unwichtiger Aufgaben, welche noch nach Dringlichkeit sortiert werden müssen. Auch kann überlegt werden, welche Aufgaben einfach gestrichen werden können.

Interventionen zur Steigerung der Genuss- und Entspannungsfähigkeit

Die Genussfähigkeit ist bei Menschen mit psychischen Störungen meist reduziert (Lutz 2005). Das Genusstraining nach Lutz (2005) möchte auch überhöhten Leistungsansprüchen und Überforderungstendenzen vorbeugen. Der Patient lernt die Differenzierung der sinnlichen Wahrnehmung, Aufmerksamkeitsfokussierung und Strukturierung des Alltags.

Genusstraining

Genießen mit allen Sinnen: Arbeitsblätter über die fünf Sinne, zu jedem Sinn genussvolle Tätigkeiten. Genussübungen mit allen Sinnen, die Patienten sollen nach draußen gehen spazieren, Dinge suchen, die sie gerne riechen, schmecken, fühlen oder ansehen und mitbringen (Sinnesspaziergang). Sie werden später aufgefordert, sich jeweils auf einen Sinn zu konzentrieren, mit geschlossenen Augen zu tasten und zu beschreiben. Ansonsten kann der Therapeut einzelne Dinge mitbringen, etwa zum Riechen Gewürze, Parfüms, Körperöle, zum Schmecken Gewürze, Schokoküsse, Götterspeise etc., zum Hören Aufnahmen von Meeresrauschen, Vogelzwitschern, zum Tasten: Pflanzen wie Tannenzapfen etc., auch Stoffe wie Samt und Seide usw.

Dann werden Genussregeln besprochen (nach Lutz 2005).

Übungen zur Steigerung der Entspannungsfähigkeit

Langfristige Methoden sind z. B. die PMR nach Jacobson und das AT, aber auch Yoga, buddhistische Meditation o. Ä.

Zur Entspannung bieten sich z.B Imaginationsübungen an, gekoppelt an PMR.

Zum Beispiel kann man beginnen mit einer An- und Entspannung der Gesichtsmuskulatur, es folgen auch Arme und Beine, dann individuelle Imagination. Zunächst wird eine entspannende Situation erfragt (Ruhebild) (Vaitl & Petermann 2004; Legenbauer & Vocks 2014).

Rückfallprophylaxe

Es gibt verschiedene Schlüsselaspekte. Zunächst erfolgt eine Reflexion der bisherigen Therapie und Bilanzierung der erreichten Ziele.

Neu gewonnene Fähigkeiten sollen überprüft werden, und die positive Entwicklung festgestellt werden in Bezug auf Essverhalten, sozialer Netzwerke oder Erlernen sozialer Fertigkeiten. Dann Betrachtung individueller Vulnerabilitätsfaktoren.

Erarbeitung von Frühwarnzeichen. Besprechen, unter welchen Bedingungen die Wiederaufnahme der Therapie sinnvoll ist.

Erarbeiten von Strategien zur Überwindung von Risikosituationen: Problemverhalten

Anhand gesammelter Rückfallsituation Alternativen zu Essanfällen, z.B in Krisenzeiten wieder strukturierte Esstage, um Heißhunger zu vermeiden.

Häufiges Wiegen vermeiden (nicht mehr als 1-mal pro Woche),

um eine gedankliche Fixierung auf das Gewicht zu vermeiden. Gedanken, die zu Essanfällen führen können, sollen anhand kognitiver Techniken umformuliert werden.

Nahrungsmittelexposition

Es besteht die Vermutung, dass situationsbedingte Reize wie Geruch von Essen, Gedanken und Gefühle (unkonditionierter Stimulus) und tatsächliche Nahrungsaufnahme wie Essanfall (unkonditionierte Reaktion) aneinandergekoppelt sind, sodass mit der Nahrungsaufnahme assoziativ physiologische Reaktionen wie Speichelfluss, Insulinausschüttung und Erregung an situative Stimuli geknüpft sind. Situative Begebenheiten werden zu konditionierten Stimuli, welche physiologische Prozesse im Sinne konditionierter Reaktion auch ohne Nahrungsaufnahme auslösen können. Dadurch wird das Verlangen zu essen ausgelöst. So entstand »Cue exposure« (Jansen et al. 1989). Dies führt zur Entkopplung von konditionierten Stimuli und konditionierter Reaktion (Durchbrechen der Reiz-Reaktions-Kette durch Gegenkonditionierung und Desensibilisierung. Nahrungsmittelexposition mit Ziel der Verhinderung von Essanfällen).

Der Patient soll den Sinn der Übungen verstehen; durch Nahrungskonfrontation soll man lernen, das Gefühl des Verlangens auszuhalten und den automatischen Ablauf zu unterbrechen. Zunächst ist eine Liste mit bevorzugten Essanfälle auslösenden Lebensmitteln zu erstellen. Man soll auf einer Hierarchie einstufen, was den stärksten Drang zu essen auslöst.

In einer Sitzung soll man an der Nahrung riechen, lecken, befühlen, diese beschreiben, zwischenzeitlich Ratings bezüglich des Verlangens erstellen. Dies erfolgt so lange, bis das Verlangen deutlich gesunken ist (Legenbauer & Vocks 2014).

13.5.12 Kognitive Techniken

Nachdem kritische Auslöser bearbeitet wurden, sollten zugrundeliegende dysfunktionale Kognitionen bezüglich Selbstwert, Essverhalten und Gewicht modifiziert werden (Legenbauer & Vocks 2014). Zugrundeliegende Annahmen und verhaltenssteuernde Grundregeln in Bezug auf Perfektionismus müssen verändert werden.

Eine bessere Emotionsregulation, Wahrnehmung und Identifizieren von Gefühlen müssen vermittelt werden, dann sollten Strategien zur Erregungsreduktion und zur Aufmerksamkeitsumlenkung eingeführt werden (ebd.).

Dysfunktionale Regeln herausfinden und verändern

Beispielsweise kann es die Regel geben, das Frühstück auszulassen und die täglich aufgenommenen Kalorien zu reduzieren. Oft gibt es gleich mehrere Regeln. Unbedingt sollte man eine Liste verbotener und erlaubter Nahrungsmittel erstellen und die verbotenen wieder in den Essplan aufnehmen (Legenbauer & Vögele 2004). Nachdem strukturierte Esstage etabliert worden sind, sollte man hinterher nur noch Anzahl der Mahlzeiten und Abstand festlegen, die Patientin, kann sich aber dann spontan entscheiden, was sie isst. Besonders diese Tage müssen natürlich wiederum intensiv nachbesprochen werden.

Identifikation und Veränderung von dysfunktionalen Kognitionen ist wichtig, auch von automatischen negativen Gedanken in Bezug auf Essen, Gewicht und Körper (Waller & Kennerley 2003). Vor allem aber sogenannte »Core beliefs« (Kernüberzeugungen) sind zu adressieren. Die »Core beliefs« beinhalten allgemeine Prinzipien und Regeln (»Ich muss immer perfekt sein«). Sie entwickeln sich aus Lernerfahrungen der Familie, eingebettet in ein ein kognitives Schema, welches auch Informationen über situative Reize olfaktorischer, visueller, taktiler, kinästhetischer, körperlicher, emotionaler oder verbaler Art enthält (Waller & Kennerley 2003; Legenbauer & Vocks 2014).

Diese werden handlungsleitend, führen über automatische Gedanken zu verzerrter Interpretation der Situation. Man unterscheidet zwischen automatischen Gedanken und Kernüberzeugungen. Verzerrte Informationsverarbeitung ist wichtig, d.h., bedrohliche und schemakonsistente Informationen werden schneller verarbeitet, und so ergibt sich eine dysfunktionale Bewertung der Situation, dies führt zur Aufrechterhaltung der negativen Überzeugungen.

Kernüberzeugungen (Core beliefs)

- Negative Lebenserfahrungen (z. B. Verlust eines Elternteils, Zurückweisung etc.)
- Folge 1: Dysfunktionale Gedanken (z. B. »Dünnsein ist bewundernswert«)
- Folge 2: Frühe maladaptive Schemata (EMS) (z. B. »Mit mir ist grundsätzlich was nicht in Ordnung«), diese sind besonders stabil und schwer zu adressieren
- Führt zu: Negative automatische Gedanken (»Ich bin was Besonderes, wenn ich dünn bin«)
- Führt erst in der Kombination aller obigen Faktoren zu Essstörung

Zugrundeliegendes Wertesystem

Zugrunde liegt z. B. die überdauernde Kernüberzeugung, die in dem Satz »Ich bin nicht liebenswert« zum Ausdruck kommt. Diese Überzeugung sollte zunächst einmal identifiziert werden – mit Arbeitsblättern –, um die daraus resultierenden automatischen Gedanken herauszufinden. Identifikation des zugrundeliegenden Wertesystems: Kann z. B. durch Exploration des familiären Systems herausgearbeitet werden, z. B. Gefühl, immer 100 % geben zu müssen, »Was ich leiste, ist nie genug« etc.

Modifikation des Wertesystems

So kann z. B. im Gruppensetting eine Kernüberzeugung ausgewählt und gemeinsam hinterfragt werden, z. B. Disputation im Rahmen einer Talkshow in zwei Kleingruppen, welche anhand Rollenspielen Pros und Kontras erarbeiten. Auch die Übersetzung in automatische dysfunktionale Kognitionen muss dann erarbeitet werden, z. B. Erfassung in Gedankenprotokoll mit Tag, Uhrzeit, Situation, alle 2 Stunden Situationsbeschreibung notieren.

Automatische Kognitionen

Diese müssen zunächst identifiziert werden (Gibt es Gedanken, die immer wieder auftreten, Situationen, die immer mit den gleichen Gedanken einhergehen?).

Flussdiagramm erstellen, welches automatische Gedanken mit einzelnen Kernüberzeugungen verbindet.

Identifikation typischer Fehlbewertungen in Form von kognitiven Verzerrungen, typische Kategorien nach Beck (Beck et al. 2017). Diese stehen oft im Zusammenhang mit niedrigem Selbstgefühl, z. B.:

- Selbstschutzdenken: Stärke suggerieren, um nicht emotional verletzbar zu werden, Schwierigkeit, Gefühle zuzulassen.
- Beliebtheitsdenken: aus Furcht vor Ablehnung Erwartungen anderer erfüllen.
- Versicherungsdenken: von vornherein Negatives erwarten, um Enttäuschungen zu vermeiden.
- Punktesammeln: Die Person macht den Selbstwert von Leistung und Erfolg abhängig.
- Verrenkungsdenken: Patienten ziehen willkürliche/unlogische Schlussfolgerungen, die völlig unwahrscheinlich und ohne Realitätsbezug sind.

- Katastrophendenken: Wenn ich nicht immer mein Gewicht kontrolliere, nehme ich zwangsläufig zu.
- Alles-oder-Nichts-Denken: Denken in Extremen, keine Süßigkeiten, sonst Totalverfettung.
- Klischeekiste: Dicke Menschen sind faul und gefräßig.
- Muss-Denken: »Ich muss täglich eine Stunde Sport machen sonst nehme ich zu«

Automatische Gedanken sollten auf der Flipchart notiert und entsprechender Fehlerkategorie zugeordnet werden (Legenbauer & Vocks 2014).

Modifikation der Kognitionen

Erklären, dass automatische Gedanken zu spezifischen Situationsbewertungen führen, die man prüfen kann. So ist es möglich, den Teufelskreis aus negativen Gedanken und dysfunktionalem Verhalten zu durchbrechen.

Erarbeitung alternativer Gedanken

- Gruppensetting: Rollenspiel Engelchen und Teufelchen (Legenbauer & Vocks 2014). Der automatische Gedanke wird ausgesprochen, das Engelchen widerspricht so lange, bis der Patient überzeugt ist.
- Sherlock-Holmes-Methode, um die Beweislage zu prüfen: Für den ausgewählten Gedanken wird nach Beweisen für und gegen das Zutreffen gesucht.
- Perspektiven wechseln, z. B. Situation aus dem Blickwinkel eines guten Freundes betrachten.
- Umfragemethode: Patient soll andere Menschen nach Interpretation der Situation zu befragen.
- Verhaltensexperiment: Ich-trau-mich-Methode, z. B. der Gedanke »Wenn ich noch was esse, wiege ich morgen 2 Kilo mehr«.

Die Patientin soll dann etwas essen und die wirklichen Folgen beobachten.
- Betrachten von Zwischenstufen (Mittelmaß-Methode): Frage »Wie könnte ein Mittelmaß für eine bestimmte Annahme aussehen?«
- Wahl des Ausdruckes (»Nett gesagt ist halb gewonnen«-Methode): Statt sich selbst zu kasteien, wählt man eine geeignetere Ausdrucksform (»Wie konnte ich nur so blöd sein« wird zu »Jedem unterlaufen Fehler«).
- Methode der Reattribuierung (»Gewusst-wie-Methode«): Statt Selbstbeschuldigungen (z. B. »Wieso habe ich die Klausur verpatzt?«) soll überlegt werden, wieso man den Stoff nicht konnte.
- Alles-ist-Frage-der-Definition-Methode: »Was ist genau ein Versager« – definieren und erkennen, dass man selbst nicht dazu gehört.
- Kosten-Nutzen-Analyse (BWL): Welche positiven Konsequenzen ergeben sich aus dem Gedanken und welche stehen dem entgegen (»Wenn ich mir sage, dass ich perfekt sein muss, stehe ich unter Strom«).

13.5.13 Veränderung des Körperbildes

Die Arbeit am Körperbild ist oft sehr belastend für die Patienten und muss gut vorbereitet werden. Dies kann vermittels Imaginationsübungen, Abtastübungen, Zeichenübungen, Spiegel- und Videokonfrontation geschehen (Vocks & Legenbauer 2010).

Literatur zu Abschnitt 13.5

Balconi M, Pozzoli U (2003). Face-selective processing and the effect of pleasant and unpleasant emotional expressions on ERP correlates. International Journal of Psychophysiology; 49(1): 67–74.

Beck AT, Rush AJ, Shaw BF et al. (2017). Kognitive Therapie der Depression. Weinheim: Beltz.

Borgart EJ, Meermann R (1999). Bedingungsfaktoren unterschiedlicher Behandlungsdauer bei Angststörungen im Rahmen stationärer Verhaltenstherapie. Psychother Psychosom Med Psychol; 49(3–4): 109–113.

Bruch H (1991). Der goldene Käfig. Das Rätsel der Magersucht. Frankfurt a.M.: Fischer.

D'Zurilla TJ, Goldfried MR (1971). Problem solving and behavior modification. J Abnorm Psychol; 78(1): 107–126.

Efklides A (ed) (2001). Trends and prospects in motivation research. International Conference on Motivation: 6th Workshop on Achievement and Task Motivation, which was held in Thessaloniki, Greece, in March 1998. Dordrecht: Kluwer Acad Publ.

Ekman P (2003). Emotions inside out. 130 Years after Darwin's »The Expression of the Emotions in Man and Animal«. Ann NY Acad Sci; 1000: 1–6.

Esplen MJ, Garfinkel P, Gallop R (2000). Relationship between self-soothing, aloneness, and evocative memory in bulimia nervosa. Int J Eat Disord; 27(1): 96–100.

Feldhege F-J, Krauthan G (1979). Verhaltenstrainingsprogramm zum Aufbau sozialer Kompetenz (VTP). Berlin, Heidelberg: Springer.

Fiedler P (1996). Verhaltenstherapie in und mit Gruppen. Psychologische Psychotherapie in der Praxis. Weinheim: Beltz, PVU.

Franzen S, Florin I (1995). Familiale Transmission von gezügeltem Essverhalten. Zeitschrift für Klinische Psychologie 24: 65–69.

Gross JJ (2002). Emotion regulation. Affective, cognitive, and social consequences. Psychophysiology; 39(3): 281–291.

Hautzinger M, Linden M (Hrsg) (2005). Verhaltenstherapiemanual. Dordrecht: Springer.

Heatherton TF, Baumeister RF (1991). Binge eating as escape from self-awareness. Psychol Bull; 110(1): 86–108.

Hinsch R, Pfingsten U (2007). Gruppentraining sozialer Kompetenzen. GSK; Grundlagen, Durchführung, Anwendungsbeispiele. Weinheim, Basel: Beltz, PVU.

Jacobi C, Thiel A, Paul T (2000). Kognitive Verhaltenstherapie bei Anorexia und Bulimia nervosa. Weinheim: Beltz, PVU.

Jansen A, van den Hout MA, Loof C de et al. (1989). A case of bulimia successfully treated by cue exposure. Journal of Behavior Therapy and Experimental Psychiatry; 20(4): 327–332.

Kaluza G (2005). Stressbewältigung. Trainingsmanual zur psychologischen Gesundheitsförderung. Berlin, Heidelberg: Springer.

Keys A (1950). The biology of human starvation. Vol. I. Minneapolis: The University of Minnesota Press.

Kuhl J (2001). A Functional Approach to Motivation. In: Efklides A (ed). Trends and prospects in motivation research. International Conference on Motivation: 6th Workshop on Achievement and Task Motivation, which was held in Thessaloniki, Greece, in March 1998. Kluwer Acad. Publ: Dordrecht; 239–268.

Legenbauer T, Vocks S (2014). Manual der kognitiven Verhaltenstherapie bei Anorexie und Bulimie. Mit weit über 100 Arbeitsblättern. Berlin, Heidelberg: Springer.

Legenbauer T, Vögele C, Rüddel H (2004). Anticipatory effects of food exposure in women diagnosed with bulimia nervosa. Appetite; 42(1): 33–40.

Lutz R (2005). Genusstraining. »Kleine Schule des Genießens«. In: Hautzinger M, Linden M (Hrsg). Verhaltenstherapiemanual. Springer: Dordrecht; 346–350.

Meichenbaum D, Schattenburg L (2003). Intervention bei Stress. Anwendung und Wirkung des Stressimpfungstrainings. Bern: Huber.

Michalak J, Wiethoff M, Schulte D (2005). Therapeutic alliance and behavior inhibition. Psychother Res; 15(3): 334–338.

Pettersen G, Rosenvinge JH (2002). Improvement and recovery from eating disorders. A patient perspective. Eat Disord; 10(1): 61–71.

Pirke KM (1989). Störungen zentraler Neurotransmitter bei Bulimia nervosa. In: Fichter MM (Hrsg) Bulimia nervosa. Stuttgart: Enke; 189–199.

Potreck-Rose F, Jacob G (2012). Selbstzuwendung, Selbstakzeptanz, Selbstvertrauen. Psychotherapeutische Interventionen zum Aufbau von Selbstwertgefühl. Stuttgart: Klett-Cotta.

Prochaska JO, DiClemente CC (1984). Self change processes, self efficacy and decisional balance across five stages of smoking cessation. Prog Clin Biol Res; 156: 131–140.

Pudel V, Westenhöfer J (2003). Ernährungspsychologie. Eine Einführung. Göttingen: Hogrefe.

Scherer KR, Wranik T, Sangsue J, Tran V, Scherer U (2004). Emotions in everyday life. Probability of occurrence, risk factors, appraisal and reaction patterns. Social Science Information; 43(4): 499–570.

Schulz von Thun F (2018). Störungen und Klärungen. Allgemeine Psychologie der Kommunikation. Reinbek bei Hamburg: Rowohlt.

Schwenkmezger P, Steffgen G, Dusi D (1999). Umgang mit Ärger. Ärger- und Konfliktbewältigungstraining auf kognitiv-verhaltenstherapeutischer Grundlage. Göttingen: Hogrefe.

Stice E (1994). Review of the evidence for a sociocultural model of bulimia nervosa and an exploration of the mechanisms of action. Clinical Psychology Review; 14(7): 633–661.

Thompson RA, Calkins SD (1996). The double-edged sword. Emotional regulation for children at risk. Dev Psychopathol; 8(1): 163–182.

Treasure J, Schmidt U, van Furth E (eds) (2003). Handbook of Eating Disorders, 2nd ed. New York, NY: John Wiley & Sons.

Tuschen-Caffier B, Florin I (2012). Teufelskreis Bulimie. Ein Manual zur psychologischen Therapie. Göttingen: Hogrefe.

Ulich D, Mayring P (2003). Psychologie der Emotionen. Kohlhammer; Stuttgart.

Ullrich R, Ullrich de Muynck R (2002). Anleitung für den Therapeuten. Einübung von Selbstvertrauen und sozialer Kompetenz. Stuttgart: Pfeiffer bei Klett-Cotta.

Vaitl D, Petermann F (Hrsg) (2004). Entspannungsverfahren. Das Praxishandbuch. Weinheim: Beltz PVU.

Vitousek K, Watson S, Wilson GT (1998). Enhancing motivation for change in treatment-resistant eating disorders. Clin Psychol Rev; 18(4): 391–420.

Vocks S, Legenbauer T (2010). Körperbildtherapie bei Anorexia und Bulimia Nervosa. Ein kognitiv-verhaltenstherapeutisches Behandlungsprogramm. Göttingen: Hogrefe.

Vossbeck-Elsebusch AN, Vocks S, Legenbauer T (2013). Körperexposition bei Essstörungen. Durchführung und Bedeutung für den Therapieerfolg. Psychother Psychosom Med Psychol; 63(5): 193–200.

Waadt S, Laessle RG, Pirke KM (1992). Bulimie. Ursachen und Therapie. Berlin, Heidelberg: Springer.

Wagner-Link A (2010). Verhaltenstraining zur Stressbewältigung. Arbeitsbuch für Therapeuten und Trainer [inklusive CD mit Arbeitsblättern]. Stuttgart: Klett-Cotta.

Waller G, Kennerley H (2003). Cognitiv-behavioural treatments. In: Treasure J, Schmidt U, van Furth E (eds). Handbook of Eating Disorders, 2nd ed. Chichester, UK: John Wiley & Sons; 233–251.

Winston A, Webster P (2003). Inpatient treatment. In: Treasure J, Schmidt U, van Furth E (eds). Handbook of Eating Disorders, 2nd ed. Chichester, UK: John Wiley & Sons; 349.

13.6 Mögliche Therapieformen und deren Wirksamkeit

13.6.1 Vergleich von Leitlinien für Essstörungen

Hilbert et al. (2017) verglichen verschiedene evidenzbasierte Leitlinien für Essstörungen verschiedener Länder und kamen zu folgenden Ergebnissen: Evidenzbasierte Leitlinien sind ein wichtiger Schritt zur Verbreitung und Implementierung evidenzbasierter Behandlungen in klinische Praxis. Trotz Fortschritten bei der klinischen Forschung zeigt sich, dass viele Patienten niemals eine evidenzbasierte Behandlung erhalten. Die meisten Richtlinien berücksichtigen die wesentlichen Punkte, aber es gibt eine Menge zusätzlicher Empfehlungen, die überhaupt nicht übereinstimmen. Hier wäre eine internationale übergreifende europäische Instanz sinnvoll, die diese Bemühungen koordiniert.

Kessler et al. (2013) zeigten, dass bei ca. 24 000 Erwachsenen aus 14 Ländern nur 47,4 % der Fälle mit BN und 38,3 % der Fälle von BED jemals eine spezifische Behandlung für ihre Essstörung erhielten. Eine Studie von ca. 5700 Frauen zwischen 40 und 50 Jahren aus Großbritannien zeigte, dass nur 27,4 % aller Frauen mit einer Diagnose einer Essstörung Hilfe gesucht oder irgendwann in ihrem Leben eine Behandlung für eine Essstörung erhalten haben (Micali et al. 2017). Es zeigte sich auch eine Forschungs-/Praxis-Lücke, da es zwar schöne evidenzbasierte Behandlungen gibt, die aber kaum jemand anwendet. Die Mehrzahl der Therapeuten verwenden ihren eigenen eklektizistischen Interventionsmischmasch (Kosmerly et al. 2015).

Unter den Leitlinien gibt es einige Übereinstimmungen, aber auch einige Unterschiede.

Bezüglich der AN gibt es Übereinstimmung bezüglich der empfohlenen Gewichtszunahme, wohingegen die tägliche Energiezufuhr umstritten ist. Auch die Empfehlung von Nahrungssupplementen differiert (Hilbert et al. 2017).

Die meisten Leitlinien machen spezifische Empfehlungen für psychologische Interventionen, empfohlen wird übereinstimmend familienbasierte Therapie für jüngere Patienten (Forsberg & Lock 2015).

Die meisten Leitlinien empfehlen Kognitive Verhaltenstherapie, neuere auch das »Maudsley Anorexia Nervosa Treatment for Adults« und das »Specialist Supportive Clinical Management« (Niederländische und UK-Guidelines) (Schmidt et al. 2016). Psychodynamische und Interpersonelle Psychotherapie werden nur uneinheitlich empfohlen (Zipfel & Wild 2014).

Bezüglich der Pharmakotherapie gilt: Antipsychotika werden nur mit Vorsicht empfohlen, es wird empfohlen, bei komorbider Depression Antidepressiva einzusetzen – aber welche, ist unsauber definiert.

Bezüglich der BN empfiehlt nur England in erster Linie KVT-Selbsthilfeprogramme, wohl aus Kostengründen (British Psychological Society 2004). Als Alternative zu KVT wird meist interpersonelle Psychotherapie empfohlen, die aber in der Kurzfristperspektive wenig bringt. Psychodynamische Therapie hat begrenzte Evidenzbasierung und wird daher nur uneinheitlich empfohlen.

Bezüglich der Pharmakotherapie ist die Evidenz dünn, daher findet sich hier nur Fluoxetin als Empfehlung, andere Medikamente werden uneinheitlich empfohlen (McElroy et al. 2015)

Bezüglich der BED wird meist KVT empfohlen, ggf. im Rahmen eines Selbsthilfeprogramms. Hier wird meist interpersonelle Psychotherapie als Alternative empfohlen, nur die deutsche Leitlinie empfiehlt auch psychodynamische Therapie, ohne dass dies evidenzbasiert wäre.

Bezüglich der BED werden oft SSRIs empfohlen (Brownley et al. 2016), einige empfehlen auch das Antikonvulsivum Topiramat, was aber einige unangenehme Nebenwirkungen mit sich bringt, inklusive kognitiver Beeinträchtigungen.

Bezüglich Übergewichts empfehlen zwei Leitlinien Orlistat bei BED und BN (Golay et al. 2005; Grilo et al. 2005).

Die KVT ist ebenfalls Methode der Wahl bei BN, verbessert alle Kernsymptome und zeigt passable Langzeitergebnisse (Wilson & Fairburn 1993). 45 % der Patienten zeigen eine vollständige Remission, 27 % bessern sich, 23 % chronifizieren (Steinhausen & Weber 2009). Auch im Follow-up zeigt sich eine Reduktion der Essanfälle und des Erbrechens (ca. 70–95 %). Das Selbstwertgefühl oder dysfunktionale Grundannahmen zu beeinflussen erweist sich als hartnäckiger (Lundgren et al. 2004). Auch bei der BN gibt es hohe Abbruchraten (im Durchschnitt 25 %, vor allem bei depressiven Patientinnen) (de Zwaan 2002).

13.6.2 CBT-E

Essstörungen tragen erheblich zur globalen Krankheitslast bei, insbesondere unter jungen Frauen (Erskine et al. 2016). KVT ist derzeit die bevorzugte Behandlung für BN und BED (Hilbert et al. 2017). Die meisten Leitlinien empfehlen sie als Erstlinienbehandlung für BN und BED (NICE 2017; Yager et al. 2014; Hay et al. 2014).

De Jong und Kollegen (De Jong et al. 2018) screenten 451 Studien, um den aktuellen Stand der Effektivität von CBT-E, einer häufigen KVT-Form, zu untersuchen.

CBT-E (enhanced) ist eine spezifische Form der KVT, die für alle Essstörungen geeignet sein soll (Fairburn 2008). Sie geht davon aus, dass den Essstörungen ein gemeinsamer Mechanismus zugrundeliegt, d.h. vor allem eine dysfunktionale Selbstwerteinschätzung, die auf Aussehen und Gewicht fokussiert (Fairburn et al. 2003). Die CBT-E adressiert insbesondere die Überbewertung von Aussehen und Gewicht, indem sie sich auf die Bearbeitung dieser Ziele konzentriert – dies ist die »fokussierte« Version. Das Protokoll kann erweitert werden mit Interventionen, die zusätzliche aufrechterhaltende Faktoren adressieren, wie niedrigen Selbstwert, klinischen Perfektionismus und interpersonelle Probleme (das ist die »breite« Version der CBT-E). CBT-E wurde getestet für BN, BED und EDNOS und erwies sich als wirksam (Fairburn et al. 2009). Auch in jüngeren Studien zeigte sich (fünf RCTs und zwei offene Studien), dass CBT-E eine effektive Behandlung für BN und BED ist. Seit 2014 wurden verschiedene RCTs durchgeführt, die CBT-E mit interpersoneller PT (IPT), psychoanalytischer Therapie und integrativer kognitiv-affektiver Therapie (ICAT) untersuchten. Der direkte Vergleich zwischen IPT und CBT-E zeigte, dass CBT-E effektiver war (Fairburn et al. 2015). Bezüglich BN wurde 20 Wochen CBT-E mit zwei Jahren psychoanalytischer Psychotherapie (Poulsen et al. 2014) verglichen. Die Remissionsraten bezüglich Binge eating und Purging fielen besser aus für CBT-E, CBT-E war auch kosteneffektiver.

Eine andere Studie zeigte, dass ICAT (eine neue psychotherapeutische Behandlung für BN) genauso effektiv sein könnte wie die CBT-E (Wonderlich et al. 2014). Auch scheint CBT-E in der Gruppe ähnlich wirksam zu sein wie CBT-E im Einzelsetting (Wade et al. 2017). Bei BN mit komorbider BPS gab es keinen Wirksamkeitsunterschied zwischen fokussierter und breit angelegter Version (Thompson-Brenner et al. 2016). Obwohl FBT (Family based treatment) die bevorzugte Behandlung für Adoleszente für BN ist, könnte CBT-E eine Alternative sein (Le Grange et al. 2015). Die Ergebnisse der CBT-E waren allerdings für Anorexia nervoa schlechter als für andere Essstörungen. Die Behandlungsstudien für AN fallen meist generell schlechter aus (Waller 2016).

13.6.3 Familientherapeutische Ansätze bei der Anorexia nervosa

Familientherapiebasierte Herangehensweisen beinhalten verschiedene Ansätze aufgrund verschiedener Theorien. Systemisch basierte Therapien wie das familienbasierte Therapiemodell fallen darunter, was sich ableitet vom Maudsley-Modell, sowie Ansätze, die auf kognitive Restrukturierung setzen, aber auch auf allgemeinere Ansätze. Leider zeigte sich nur geringe Evidenz niedriger Qualität, dass sie im Vergleich zu TAU (Treatment as usual) kurzzeitig erfolgreicher sein könnte. Das basiert zudem nur auf zwei Studien mit geringen Fallzahlen und potentiellem Bias. Man hat auch keine Evidenz gefunden, die dafürspricht, dass ein Familientherapieverfahren erfolgreicher sein könnte als ein anderes. Man braucht hier größere Studien besserer Qualität.

13.4.4 Gruppentherapie bei Essstörungen

Die Wirksamkeit ist belegt, bei BN zeigten sich gute Effekte, aber bezüglich Essanfällen ergaben sich bessere Ergebnisse bei der Einzeltherapie (Chen et al. 2003).

13.6.5 Weitere Verfahren

Interpersonelle Psychotherapie (IPT) fokussiert auf interpersonelle Probleme der Patienten, die Essstörung wird als Beziehungsstörung angesehen, fokussiert werden Trauer- und Verlusterlebnisse, Defizite in interpersonaler Beziehungsgestaltung, Schwierigkeiten in der interpersonellen Kommunikation und Schwierigkeiten bei der Erfüllung neuer Lebensaufgaben (Wilfley et al. 2003).

Auch die DBT nach Linehan wurde für die BN sowie die Bingeeating-Störung angepasst (Telch et al. 2001). Hier wird vor allem an der Stresstoleranz und der Emotionsregulation gearbeitet. Schließlich wurden auch systemische Ansätze erprobt, die aber noch nicht genauer evaluiert wurden. Bei der auf Essstörungen zugeschnittenen Version der DBT (Dialektisch behaviorale Therapie, ein Standardverfahren zur Behandlung der Borderline-Persönlichkeitsstörung) werden vor allem mithilfe von Skillstraining Spannung und Emotionsregulation verbessert. Sie eignet sich besonders für Patienten mit Therapieresistenz oder komorbider Persönlichkeitsstörung (Palmer & Birchhall 2003).

Neben der KVT wurde auch die IPT (Interpersonelle Therapie) für Essstörungen angepasst (Wilfley et al. 1993). Sie fokussiert auf die interpersonellen Beziehungsmuster der essgestörten Patienten. Man fokussiert Trauer und Verlusterlebnisse, des Weiteren Defizite der interpersonellen Beziehungsgestaltung, außerdem Schwierigkeiten der interpersonellen Kommunikation (z. B. Rollenkonflikte) sowie Schwierigkeiten bei der Annahme neuer Lebensaufgaben (Legenbauer & Vocks 2014). Sie ist wirksam bei Frauen mit Essanfällen, BN und Binge-Eating-Störung.

Auch psychodynamische Verfahren wurden erprobt, wobei sich diejenigen überlegen zeigten, die symptomzentriert arbeiten (Herzog & Hartmann 1997). In der Anfangsphase wird an der Spaltung zwischen innerer und äußerer Welt und dem damit verbundenen Autonomiekampf gearbeitet sowie an interpersonellen und intrapsychischen Konflikten. Weitere Themen sind Konflikt- und Affektabwehr, wobei sich letztere an Isolierung, Rationalisierung, Verleugnung und rigiden Über-Ich-Anforderungen zeigt (Legenbauer & Vocks 2014). Es gibt auch Versuche, KVT mit Psychodynamik zu verbinden, z. B. in der CAT, Cognitive Analytic Therapie (CAT, Ryle 1990). Sie umfasst 16–24 Sitzungen und umfasst drei aufeinander aufbauende Stufen: Reformulierung problematischer Beziehungs- und Verhaltensmuster, »Recognition« (Mustererkennung) und »Revision« (Musterveränderung). Familientherapie wird meist bei jüngeren Anorexie-Patientinnen durchgeführt und ist hier zu 60–90 % erfolgreich.

Auch Selbsthilfeprogramme im KVT-Stil sind effektiv bei BN. Mindestens über ein Jahr nach Ende der Selbsthilfegruppenteilnahme waren Essanfälle reduziert. Eine gute Übersicht dazu findet sich bei Perkins und Kollegen (Perkins et al. 2005). Zur Rückfallprophylaxe eignen sich auch Internet- und SMS-basierte Programme (Kordy 2004). Es gibt auch Internet-basierte Unterstützungsprogramme für Angehörige (Grover et al. 2011).

Pharmakotherapie hingegen ist die am wenigsten wichtige Behandlungsform bei Essstörungen. Systematische Untersuchungen ergaben keine positiven Beunde (Treasure & Schmidt 2003). Bei Vorliegen von Komorbiditäten hingegen (Depression, Angst, Zwängen) kann mit Antidepressiva, z.B. SSRI (Serotonin-Wiederaufnahmehemmer), behandelt werden. Fluoxetin hat bei Patienten, die weder von KVT noch IPT profitierten, Essanfälle und Erbrechen reduziert (Walsh et al. 2000). Aber auch Desipramin wurde mit Erfolg versucht (Walsh 1997). Antipsychotika sollten nur bei stark ausprägten Gewichtsängsten oder starker Hyperaktivität in Ausnahmefällen eingesetzt werden.

13.6.6 Qualität von Studien bei Essstörungen

Grenon et al. (2018) untersuchten die Qualität von RCTs für Psychotherapie für Essstörungen. Hierzu wurden 35 RCTs mit direkten Vergleichen von Psychotherapie herausgefiltert und gemäß der Randomized Controlled Trials Psychotherapy Quality Rating Scale (RCT-PQRS) bewertet. Hier zeigte sich ein ähnlicher Score wie bei der Psychotherapie für Depression und Angststörungen. Bei mehr als der Hälfte der RCTs wurden verschiedene Qualitätsstandards nicht erfüllt, z.B. bezüglich Supervision der Therapeuten (zu 62,9 % nicht erfüllt), Beurteilung des Outcomes durch Rater, die blind für die Behandlungsgruppe waren (54 %), und in Bezug auf adäquate Sample-Größe (66 %). Jüngere RCTs waren von höherer Qualität, und höhere Qualität war moderat assoziiert mit niedrigeren Effektstärken. Es wird empfohlen, dass Forscher die Qualitätsstandards beachten sollten, die die RCT-PQRS vorgibt. Die Qualität der Forschung sollte beachtet werden, wenn es daran geht, Behandlungsleitlinien zu erstellen.

Essstörungen werden im DSM-5 als eine Störung in Bezug auf Essensaufnahme oder essbezogenes Verhalten darstellt, die signifikant das Funktionieren der Person behindert (APA 2013). Forscher nutzen RCTs, um den Effekt der Interventionen für EDs zu evaluieren (Yager et al. 2012).

Nationale Behandlungsleitlinien verlassen sich auf die Ergebnisse der RCTs. Trotz des Einflusses der RCTs bei der Entwicklung von Leitlinien wird häufig die methodologische Qualität der RCTs bei der Beurteilung der Behandlungseffekte (Moher et al. 1998) nicht genug beachtet. Dies ist insofern wichtig, als dass Studienqualität negativ korreliert ist mit der Größe der Psychotherapie-Effektstärke für andere seelische Störungsbilder (Cuijpers et al. 2010).

Obwohl RCTs der Goldstandard sind, sind sie immer noch anfällig für methodologische Fehler, die die interne Validität gefährden, wie Nichtanalyse der Intent-to-treat-Stichprobe, Verwendung von Outcome-Maßen, die nicht validiert sind, und nicht ausreichende Stichprobengrößen, die die statistische Aussagekraft schwächen. Diese Punkte können zu irreführenden Ergebnissen führen, weil die Größe der Behandlungseffekte durch eine schlechte Studienqualität beeinflusst werden können (Jüni et al. 2001).

Forscher streiten sich darüber, die Studienqualität objektiv einzuschätzen. Hierzu wurden spezifische Maße ersonnen, wie das »Cochrane Risk of Bias Tool« (Higgins et al. 2001) und das »Consolidated Standards of Reporting Trials« (CONSORT).

Dies hat im Laufe der Zeit durchaus zu einer Verbesserung der Studienqualität geführt. 2004 wurde eine Ratingskala entwickelt, um spezifisch die methodische Qualität von Psychotherapie-RCTs zu bewerten (RCT-PQRS, Kocsis et al. 2010), die »Randomized controlled trials of psychotherapy quality rating scale«. Diese wurde im weiteren Verlauf verwendet, um die Qualität der RCTs für Psychotherapie von Depression und Angst zu überprüfen (Thoma et al. 2012; Keefe et al. 2014).

Für die Depression zeigte sich, dass Metaanalysen mit höherer Qualität zu niedrigeren Effektstärken führten, sodass man mutmaßen kann, dass normalerweise die Effektstärken für Psychotherapie häufig überbewertet werden (Cuijpers et al. 2010). Erste Metaanalysen für die Psychotherapie der Essstörungen zeigen, dass die Psychotherapie bei Essstörung effektiv ist (Grenon et al. 2017).

Bei der Bewertung von solchen Studien muss berücksichtigt werden, dass Psychotherapie für Essstörungen sowohl im Gruppen- als auch im Einzelformat stattfinden kann. Das Veröffentlichungsdatum spielt eine große Rolle, weil heutige Studien im Schnitt von höherer Qualität sind.

Die Behandlung für AN beinhaltet verschiedenste Techniken und Interventionen, sodass die Effekte von Gruppen- oder Einzeltherapie alleine unmöglich isoliert betrachtet werden können. Auch gibt es nur wenige RCTs für Psychotherapie bei AN.

Bei Essstörungen waren die meisten RCT-PQRS-Qualitätsscores durchschnittlich, nur zwei der RCTs waren von besonderer Qualität, sodass es viel Verbesserungsspielraum gibt. Viele RCTs erfüllten Standards nicht, die man eigentlich erwarten könnte. Insgesamt war das Qualitätslevel vergleichbar mit demjenigen der Therapie bei Depression und Angststörungen. Jüngere RCTs hatten im Schnitt höhere RCT-PQRS-Scores. Eine Erklärung könnte sein, dass in letzter Zeit Qualitätschecklisten eingeführt wurden. Journal-Editoren verlangen dann oft, dass Reporting Guidelines wie CONSORT beachtet werden, was zu einer höheren Qualität führt (Schulz et al. 2010).

Es zeigte sich, dass die Qualität von RCTs von Gruppen- und Einzeltherapie vergleichbar ist und dass BED-Studien eine bessere Studienqualität haben als für BN, was nicht verwunderlich ist, da es die BED-Diagnose noch nicht so lange gibt. Man braucht vor allem mehr RCTs für Anorexia nervosa, was aber schwierig ist, weil viele Patienten die Therapie ablehnen, man wenige Patienten für eine Studie zusammenbekommt und es hohe Dropout-Raten gibt (Halmi 2008).

Insgesamt hat sich die Studienqualität seit 1985 verbessert, vor allem aufgrund der Entwicklung von Qualitätschecklisten und Reporting Guidelines wie dem CONSORT. Jedenfalls gibt es hier noch eine Menge zu tun, damit die RCTs aussagekräftiger und vergleichbarer werden.

13.6.7 Vergleich von Psychotherapieformen bei Essstörungen

Eine Metaanalyse von Zeeck et al. (2018) wollte psychotherapeutische Behandlungsansätze und deren Wirksamkeit für AN vergleichen. Hierzu wurde Gewichtszunahme als primärer Outcome-Parameter verwendet, auch Bezug genommen wurde auf ambulante vs. stationäre Behandlung und das Alter (Adoleszent vs. Adult).

Einige Ansätze versuchen neue empirische Ergebnisse zu integrieren und neuere Aspekte zu adressieren (Zipfel et al. 2015; Herpertz-Dahlmann et al. 2015; Treasure et al. 2015) wie die Relevanz von kognitiver Inflexibilität (Schmidt et al. 2015).

Es zeigte sich in einer ersten Version der deutschen Behandlungs-Leitlinien (Hartmann et al. 2011), dass Gewichtszunahme bei stationären Patienten meist höher ausfällt als bei ambulanten Patienten (531 vs. 262 g/Woche) – bei einer Beobachtungszeit von 26 Wochen.

Seit August 2008 wurden 26 RCTs über die psychotherapeutische Behandlung der AN veröffentlicht. Es existieren verschiedene psychotherapeutische Behandlungsansätze für AN. Bei allen wurden jeweils aktive Behandlungen miteinander verglichen.

Insgesamt hat sich die Evidenzbasierung für psychotherapeutische Behandlungen der AN deutlich verbessert, mit mehr als 20

RCTs seit 2008. Bis jetzt gibt es keine Belege, dass Pharmakotherapie eine Alternative darstellen könnte (Miniati et al. 2015).

An psychotherapeutischen Behandlungen für AN gibt es bisher die folgenden:

- Focal psychodynamic therapy (FPT)
- Maudsley model of anorexia nervosa treatment for adults (MANTRA)
- Enhanced cognitive behavior therapy (CBT-E)
- Family-Based treatment (FBT)
- Specialist Supportive Clinical Management (SSCM)

Die einzelnen Vorgehensweisen kann man gut bei Zipfel et al. (2015) nachlesen.

Alle diese Behandlungen wurden in Studien hoher Qualität evaluiert. Bei diesen fehlt es typischerweise an unbehandelten Vergleichsstudien – ein Problem, das auch andere Störungsbilder betrifft. Man kann die Therapie mit TAU (Treatment as usual) vergleichen, dies variiert aber je nach Gesundheitssystem. Es zeigte sich, dass keine psychotherapeutische Behandlungsmodalität bei erwachsenen AN-Patienten der anderen überlegen ist (Hartmann et al. 2011; Hay et al. 2015).

Die wahrscheinlichste Vermutung ist, dass dies damit zusammenhängt, dass zwei wichtige Kernbereiche durch jede der Therapien adressiert werden, nämlich Gewicht, Essverhalten und psychologische Probleme (Pathologie des Selbst, Affektregulation, dysfunktionale Kognitionen, interpersonelle Schwierigkeiten). 2017 wurden neue NICE-Guidelines (UK) publiziert, die aber erst nur Statements mit niedriger Evidenz erbrachten, verbunden mit hoher Aussageunsicherheit (NICE 2017).

Für Adoleszente ist die Datenbasis noch dünner, weil hier familienbasierte Ansätze dominieren, die noch schlechter zu vergleichen sind (Zeeck et al. 2018).

Wenn man das Outcome und die Effektstärken bei Erwachsenen und Adoleszenten vergleicht, scheinen Psychotherapie-Interventionen bei Adoleszenten wirksam, zumindest in puncto Gewichtszunahme (ebd.). Bei ambulanten Patienten ist im Vergleich zu stationären Patienten nur eine geringere Gewichtszunahme zu erreichen. Normal sind etwa 100 g pro Woche, während früher hier von 262 g/Woche im Schnitt ausgegangen wurde. Tatsächlich variieren die Zunahmen zwischen 100 und 500 g/Woche. Bei stationären Patienten hingegen wurden frühere Ergebnisse bestätigt: Hier ist mit etwa 530 g/Woche zu rechnen. Mit einem BMI unter 16 sollte stationäre Behandlung bevorzugt werden. Die Ursache der schnelleren Gewichtszunahme im stationären Umfeld ist wohl, dass dort die Mahlzeiten und die Essgewohnheiten besser überwacht werden. Überdies wird vom Gesamtteam am besten die Angst vor Gewichtszunahme »contained« (holding function) (ebd.).

Es sei noch einmal darauf hingewiesen, dass psychotherapeutische Interventionen bzw. Techniken nur 15 % der Varianz des Outcomes erklären, es gibt noch zahlreiche andere Einflussfaktoren, vor allem Patienten und Therapeutenvariablen, die von erheblicher Bedeutung sind. Zunehmend ergibt sich immer mehr Evidenz für ein Stufenmodell der Erkrankung, mit schlechterer Prognose für Patienten mit längerer Krankheitsdauer. Zukünftige Behandlungsprogramme sollten daher zwischen diesen verschiedenen Schweregraden unterscheiden und stufenadaptiert die Therapie ausrichten. Bei schwerem Untergewicht und medizinischer Instabilität ist Gewichtsstabilisierung ein Ziel, weitere sind Gewichtszunahme, bis ein normales Gewicht erreicht ist, und Rückfallprävention.

13.6.8 Das Outcome stationärer Behandlungen

Peckmezian und Paxton (2020) untersuchten das Outcome (abschließendes Ergebnis einer therapeutischen Maßnahme) stationärer Behandlungen bei Essstörungen. Sie weisen darauf hin, dass

Essstörungen eine der zwölf häufigsten Ursachen von Hospitalisierung sind (Deloitte Access Economics 2012) und zu den Störungsbildern mit den höchsten Dropouts gehört (d. h., dass die Patienten die Behandlung abbrechen) (DeJong et al. 2012) und auch zu den mit den höchsten Rückfallraten (Khalsa et al. 2017) und der höchsten Mortalität (Fichter & Quadflieg 2016).

Die meisten Studien zeigten eine signifikante Verbesserung zwischen Aufnahme und Entlassung in Bezug auf mindestens einen Outcome-Parameter.

Bei der Beurteilung der Essstörungspathologie verließen sich die meisten Studien auf den EDI oder den EDE-Q (Fairburn 2008). Alle Studien führten zu Verbesserungen in mindestens einem Outcome-Parameter, z. B. ich-syntone Verhaltensweisen, Veränderungsmotivation, psychologische Flexibilität, Flexibilität des Körperbildes, Zwangsverhalten, psychologische Beeinträchtigungsscores, Diätverhalten, orale Kontrolle, Binge- oder Purgeverhalten, Einstellung zum eigenen Körper und zwanghafte Verhaltensweisen.

Eine retrospektive Studie belegt, dass AN-Patienten ein besseres Ergebnis in Bezug auf das psychosoziale Funktionsniveau hatten als Patienten mit EDNOS (Eating Disorder not other specified) (Fewell et al. 2017). Eine andere Studie zeigte schlechtere Ergebnisse bei jungen erwachsenen Frauen als bei Männern nach Entlassung aus einem stationären Programm (Weltzin et al. 2007).

Bei AN-Patienten verbesserte sich das Gewicht signifikant von Aufnahme zu Entlassung in allen untersuchten Studien. Meist besserten sich auch Depression, Angst und Lebensqualität. Eine Studie zeigte eine größere Verbesserung bei Angst-Scores bei Männern im Vergleich zu Frauen (Weltzin et al. 2014).

Meist blieben die Ergebnisse auch bei Follow-up-Zeitpunkten stabil. Vielfach schloss sich noch eine ambulante Nachbehandlungsphase an. Die Dropout-Rate war allerdings hoch und rangierte von 17 (Bean & Weltzin 2001) bis 66 % (Lowe et al. 2003). Gründe für Nichtbeendigung konnten sein: Transfer in ein anderes

Behandlungszentrum (z. B. zur akuten psychiatrischen Stabilisierung), Entlassung gegen medizinischen Rat, frühere Entlassung als gedacht von medizinisch stabilen Patienten und Rausschmiss wegen Verletzung von Programmregeln (Delinsky 2010).

Folgende Faktoren hatten einen Einfluss auf das Ergebnis:

Eine Studie zeigte, dass eine höhere Essstörungspathologie zu Beginn mit einem schlechteren Therapieergebnis assoziiert war. Auch depressivere und ängstlichere Patienten hatten schlechtere Ergebnisse, so auch Patienten mit mehr Zwangssymptomatik zu Beginn. Niedrigeres Körpergewicht zu Beginn war assoziiert mit höherer Dropout-Wahrscheinlichkeit gegen medizinischen Rat (ebd.). Bessere Ergebnisse hatten auch die, die bereit waren, aversive emotionale Erfahrungen während der Therapie in Kauf zu nehmen. Eine höhere Therapiemotivation war auch mit einem besseren Behandlungsergebnis verbunden. Eine höhere Flexibilität im Körperbild war signifikant assoziiert mit geringerem Essstörungsrisiko, höherer Lebensqualität und verbesserter seelischer Befindlichkeit (Lee et al. 2018).

Ein besseres psychosoziales Funktionsniveau bei der Aufnahme war ebenfalls assoziiert mit besseren Ergebnissen (Fewell et al. 2017). Auch ein längerer stationärer Aufenthalt führte zu größerer Essstörungsreduktion und weniger depressiven Symptomen (Thompson-Brenner et al. 2018). Ein längerer stationärer Aufenthalt führte zu größerer Essstörungsreduktion und weniger depressiven Symptomen (Thompson-Brenner et al. 2018).

Insgesamt zeigte sich in der Untersuchung von Peckmezian und Paxton (2020) bezüglich des Outcomes nach stationärer Behandlung Folgendes: deutliche Verbesserung bei verschiedenen Parametern, insbesondere bei Essstörungs-Psychopathologie, gestörtem Essverhalten, Depression, Angst, Lebensqualität und in Bezug auf die erreichte Gewichtszunahme. Stationäre Therapie kann also auf verschiedenen Ebenen erfolgreich sein, sei es in Bezug auf die jeweilige Diagnose, sei es in Bezug auf Geschlechts- und Altersgruppen.

Besonders die erreichte Gewichtszunahme war natürlich zu erwarten, da die Essensaufnahme engmaschig überwacht und reguliert wird in stationären Einrichtungen. Besonders interessant und bedeutsam hingegen sind Veränderungen innerer kognitiver Prozesse, wie Veränderungen der Psychopathologie. Wenn man hier Fortschritte erreicht, bessert sich meist der Gesamtzustand der Patienten, und man erreicht Fortschritte in verschiedenen anderen Bereichen.

Der Zustand besserte sich meist in Bezug auf Flexibilität des Körperbildes, Zunahme psychischer Flexibilität, zwanghafter Verhaltensweisen, Gewichtssorgen, Veränderungsmotivation, Depressionswerten, Lebensqualität. Erschreckend bleibt aber nach wie vor die hohe Dropout-Rate.

13.6.9 Langfristprognose der Essstörungen

Vom Verlauf her bleibt ein Viertel der Patienten chronisch krank (Le Grange & Lock 2005), durch Gewichtszunahme und Rückfälle und langfristige emotionale Probleme.

Rigaud et al. berichteten, dass 60 % nach 13 Jahren genasen, ca. 26 % gebessert waren, wohingegen 13 % weiterhin Symptome hatten (Rigaud et al. 2011). Insbesondere die gedankliche Überbeschäftigung mit Essen, Figur und Gewicht erwiesen sich als hartnäckig. Prognostisch günstig sind früher Störungsbeginn sowie kurzfristige Dauer vor erstmaliger Therapie. Günstig sind eine gute Qualität der sozialen Kontakte sowie eine offene und vertrauensvolle therapeutische Beziehung. Prognostisch negativ sind ein niedriger BMI bei Entlassung, bestehender Drang zu exzessivem Sport, hohe Perfektionismuswerte als Persönlichkeitseigenschaft, interpersonelles Misstrauen und Sondenernährung (ebd.). Hoher Perfektionismus trägt zu geringerer Motivation bei und ist mit geringerem Behandlungserfolg assoziiert (Halmi et al. 2000).

Dobrescu und Kollegen (Dobrescu et al. 2019) untersuchten die

Ergebnisse nach 30 Jahren Behandlung der Anorexia nervosa bei schwedischen Patienten. Es zeigte sich, dass, über 30 Jahre betrachtet, die Teilnehmer eine Essstörung im Schnitt für zehn Jahre hatten und 23 % keine psychiatrische Behandlung bekamen. Insgesamt ergab sich ein recht positives Ergebnis in Bezug auf Sterblichkeit und die vollständige Symptom-Recovery. Aber 20 % entwickelten eine chronische Essstörung.

Bei Berücksichtigung der Behandlungsdauer führte das stationäre Setting zu schnellerer Gewichtszunahme. Spezifischere Therapieverfahren sind unspezifischer Diätberatung überlegen (Fairburn 2008). Das Antidepressivum Fluoxetin scheint das Rückfallrisiko zu reduzieren (Kaye et al. 2001). Ein schlechteres Outcome (Ergebnis der Behandlung) wurde vorhergesagt durch niedriges Gewicht, längere Krankheitsdauer, höheres Alter.

Zwei Drittel der jugendlichen Anorexie-Patienten, die weniger als drei Jahre lang krank sind, genesen, während dies nur für ein Drittel der erwachsenen Anorexia-nervosa-Patienten gilt (Treasure & Schmidt 2003). Es zeigen sich häufig hohe Abbruchraten (22–57 %) (Legenbauer & Vocks 2014).

Literatur zu Abschnitt 13.6

Deloitte Access Economics (2012). Paying the price. The economic and social impact of eating disorders in Australia 2012. www2.deloitte.com

American Psychiatric Association (2013). Diagnostic and statistical manual of mental disorders. 5th ed. Washington, DC: American Psychiatric Association Press.

Bean P, Weltzin T (2001). Evolution of symptom severity during residential treatment of females with eating disorders. Eating and Weight Disorders – Studies on Anorexia, Bulimia and Obesity; 6(4): 197–204.

British Psychological Society (2004). Eating Disorders. Core Interventions in the Treatment and Management of Anorexia Nervosa, Bulimia Nervosa and Related Eating Disorders. Leicester (UK).

Brownley KA, Berkman ND, Peat CM et al. (2016). Binge-Eating Disorder in Adults. A Systematic Review and Meta-analysis. Ann Intern Med; 165(6): 409–420.

Chen E, Touyz SW, Beumont PJV et al. (2003). Comparison of group and individual cognitive-behavioral therapy for patients with bulimia nervosa. International Journal of Eating Disorders 2003; 33(3): 241–254; discussion 255–256.

Cuijpers P, van Straten A, Bohlmeijer E et al. (2009). The effects of psychotherapy for adult depression are overestimated. A meta-analysis of study quality and effect size. Psychological Medicine; 40(2): 211–223.

Cuijpers P, Sijbrandij M, Koole S et al. (2014). Psychological treatment of generalized anxiety disorder. A meta-analysis. Clinical Psychology Review; 34(2): 130–140.

Dejong H, Broadbent H, Schmidt U (2011). A systematic review of dropout from treatment in outpatients with anorexia nervosa. International Journal of Eating Disorders; 45(5): 635–647.

Delinsky SS, St.Germain SA, Thomas JJ et al. (2010). Naturalistic study of course, effectiveness, and predictors of outcome among female adolescents in residential treatment for eating disorders. Eating and Weight Disorders – Studies on Anorexia, Bulimia and Obesity; 15(3): e127–e135.

Dobrescu SR, Dinkler L, Gillberg C et al. (2020). Anorexia nervosa. 30-year outcome. Br J Psychiatry; 216(2): 97–104.

Eddy KT, Tabri N, Thomas JJ et al. (2016). Recovery From Anorexia Nervosa and Bulimia Nervosa at 22-Year Follow-Up. The Journal of Clinical Psychiatry; 78(02): 184–189.

Erskine HE, Whiteford HA, Pike KM (2016). The global burden of eating disorders. Curr Opin Psychiatry; 29(6): 346–353.

Fairburn C (ed) (2008). Cognitive Behavior Therapy and Eating Disorders. New York: Guilford Press.

Fairburn CG, Cooper Z, Shafran R (2003). Cognitive behaviour therapy for eating disorders. A »transdiagnostic« theory and treatment. Behaviour Research and Therapy; 41(5): 509–528.

Fairburn CG, Cooper Z, Oaposconnor ME (2008). Eating Disorder Examination (16.0D). In: Fairburn C (ed). Cognitive Behavior Therapy and Eating Disorders. New York: Guilford Press; 265–308.

Fairburn CG, Cooper Z, Doll HA et al. (2009). Transdiagnostic Cognitive-Behavioral Therapy for Patients With Eating Disorders. A Two-Site Trial With 60-Week Follow-Up. American Journal of Psychiatry; 166(3): 311–319.

Fairburn CG, Cooper Z, Doll HA et al. (2013). Enhanced cognitive behaviour therapy for adults with anorexia nervosa. A UK–Italy study. Behaviour Research and Therapy; 51(1): R2–R8.

Fairburn CG, Bailey-Straebler S, Basden S et al. (2015). A transdiagnostic comparison of enhanced cognitive behaviour therapy (CBT-E) and interpersonal psychotherapy in the treatment of eating disorders. Behaviour Research and Therapy; 70: 64–71.

Fewell LK, Levinson CA, Stark L (2017). Depression, worry, and psychosocial functioning predict eating disorder treatment outcomes in a residential and partial hospitalization setting. Eating and Weight Disorders – Studies on Anorexia, Bulimia and Obesity; 22(2): 291–301.

Fichter MM, Quadflieg N (2016). Mortality in eating disorders – results of a large prospective clinical longitudinal study. International Journal of Eating Disorders; 49(4): 391–401.

Forsberg S, LoTempio E, Bryson S et al. (2013). Therapeutic alliance in two treatments for adolescent anorexia nervosa. Int J Eat Disord; 46(1): 34–38.

Golay A, Laurent-Jaccard A, Habicht F et al. (2005). Effect of orlistat in obese patients with binge eating disorder. Obes Res; 13(10): 1701–1708.

Grenon R, McKenna A, Maxwell H et al. (2018). The quality of randomized controlled trials of psychotherapy for eating disorders. Int J Methods Psychiatr Res; e1734.

Grilo CM, Masheb RM, Salant SL (2005). Cognitive behavioral therapy guided self-help and orlistat for the treatment of binge eating disorder. A randomized, double-blind, placebo-controlled trial. Biol Psychiatry; 57(10): 1193–1201.

Grover M, Williams C, Eisler I et al. (2011). An off-line pilot evaluation of a web-based systemic cognitive-behavioral intervention for carers of people with anorexia nervosa. Int J Eat Disord; 44(8): 708–715.

Halmi KA, Sunday SR, Strober M et al. (2000). Perfectionism in anorexia nervosa. Variation by clinical subtype, obsessionality, and pathological eating behavior. Am J Psychiatry; 157(11): 1799–1805.

Halmi KA (2008). The Perplexities of Conducting Randomized, Double-Blind, Placebo-Controlled Treatment Trials in Anorexia Nervosa Patients. American Journal of Psychiatry; 165(10): 1227–1228.

Hay P, Chinn D, Forbes D et al. (2014). Royal Australian and New Zealand College of Psychiatrists clinical practice guidelines for the treatment of eating disorders. Australian & New Zealand Journal of Psychiatry; 48(11): 977–1008.

Hay PJ, Claudino AM, Touyz S, Abd Elbaky G (2015). Individual psychological therapy in the outpatient treatment of adults with anorexia nervosa. Cochrane Database of Systematic Reviews.

Herpertz-Dahlmann BM, Wewetzer C, Schulz E, Remschmidt H (1996). Course and outcome in adolescent anorexia nervosa. International Journal of Eating Disorders; 19(4): 335–345.

Herzog T, Hartmann A (1997). Psychoanalytisch orientierte Behandlung der Anorexia nervosa. Eine methodenkritische Literaturübersicht unter Verwendung meta-analytischer Methoden. Psychother Psychosom Med Psychol; 47(9–10): 299–315.

Higgins JPT, Altman DG, Gotzsche PC et al. (2011). The Cochrane Collaboration's tool for assessing risk of bias in randomised trials. BMJ; 343(oct18 2): d5928-d5928.

Hilbert A, Hoek HW, Schmidt R (2017). Evidence-based clinical guidelines for eating disorders. International comparison. Curr Opin Psychiatry; 30(6): 423–437.

Yager J, Devlin MJ, Halmi KA et al. (2014). Guideline watch (August 2012): Practice guideline for the treatment of patients with eating disorders. Focus; 12(4): 416–431.

Jong M de, Schoorl M, Hoek HW (2018). Enhanced cognitive behavioural therapy for patients with eating disorders. A systematic review. Curr Opin Psychiatry; 31(6): 436–444.

Juni P (2001). Systematic reviews in health care. Assessing the quality of controlled clinical trials. BMJ; 323(7303): 42–46.

Kaye WH, Frank GK, Meltzer CC et al. (2001). Altered serotonin 2 A receptor activity in women who have recovered from bulimia nervosa. Am J Psychiatry; 158(7): 1152–1155.

Keefe JR, McCarthy KS, Dinger U et al. (2014). A meta-analytic review of psychodynamic therapies for anxiety disorders. Clinical Psychology Review; 34(4): 309–323.

Kessler RC, Berglund PA, Chiu WT et al. (2013). The prevalence and correlates of binge eating disorder in the World Health Organization World Mental Health Surveys. Biol Psychiatry; 73(9): 904–914.

Khalsa SS, Portnoff LC, McCurdy-McKinnon D, Feusner JD (2017). What happens after treatment? A systematic review of relapse, remission, and recovery in anorexia nervosa. Journal of Eating Disorders; 5(1): 20.

Kocsis JH, Gerber AJ, Milrod B et al. (2010). A new scale for assessing the quality of randomized clinical trials of psychotherapy. Comprehensive Psychiatry; 51(3): 319–324.

Kordy H (2004). Das Internet in der psychosozialen Versorgung. Neue Mode – Neues Glück? Psychother Psychosom Med Psychol; 54(2): 43–44.

Kosmerly S, Waller G, Lafrance Robinson A (2015). Clinician adherence to guidelines in the delivery of family-based therapy for eating disorders. Int J Eat Disord; 48(2): 223–229.

Le Grange D, Lock J (2005). The dearth of psychological treatment studies for anorexia nervosa. International Journal of Eating Disorders; 37(2): 79–91.

Le Grange D, Lock J, Agras WS et al. (2015). Randomized Clinical Trial of Family-Based Treatment and Cognitive-Behavioral Therapy for Adolescent Bulimia Nervosa. Journal of the American Academy of Child & Adolescent Psychiatry; 54(11): 886–894.e2.

Lee EB, Ong CW, Twohig MP et al. (2018). Increasing body image flexibility in a residential eating disorder facility. Correlates with symptom improvement. Eating Disorders; 26(2): 185–199.

Legenbauer T, Vocks S (2014). Manual der kognitiven Verhaltenstherapie bei Anorexie und Bulimie. Berlin, Heidelberg: Springer.

Lowe MR, Davis WN, Annunziato RA, Lucks DL (2003). Inpatient treatment for eating disorders. Outcome at discharge and 3-month follow-up. Eating Behaviors; 4(4): 385–397.

Lundgren JD, Danoff-Burg S, Anderson DA (2004). Cognitive-behavioral therapy for bulimia nervosa. An empirical analysis of clinical significance. Int J Eat Disord; 35(3): 262–274.

McElroy SL, Guerdjikova AI, Mori N, Keck PE (2015). Psychopharmacologic treatment of eating disorders. Emerging findings. Curr Psychiatry Rep; 17(5): 35.

Micali N, Horton NJ, Crosby RD et al. (2017). Eating disorder behaviours amongst adolescents. Investigating classification, persistence and pro-

spective associations with adverse outcomes using latent class models. Eur Child Adolesc Psychiatry; 26(2): 231–240.
Miniati M, Mauri M, Ciberti A et al. (2015). Psychopharmacological options for adult patients with anorexia nervosa. CNS Spectrums; 21(2): 134–142.
Moher D, Pham B, Jones A et al. (1998). Does quality of reports of randomised trials affect estimates of intervention efficacy reported in meta-analyses? The Lancet; 352(9128): 609–613.
NICE (2017). Eating disorders. Recognition and treatment. NICE guideline [NG69]. London: NICE.
Palmer RL, Birchall H, Damani S et al. (2003). A dialectical behavior therapy program for people with an eating disorder and borderline personality disorder – description and outcome. International Journal of Eating Disorders; 33(3): 281–286.
Peckmezian T, Paxton SJ (2020). A systematic review of outcomes following residential treatment for eating disorders. Eur Eat Disord Rev: 246–259.
Perkins S, Schmidt U, Eisler I et al. (2005). Why do adolescents with bulimia nervosa choose not to involve their parents in treatment? Eur Child Adolesc Psychiatry; 14(7): 376–385.
Poulsen S, Lunn S, Daniel SIF et al. (2014). A Randomized Controlled Trial of Psychoanalytic Psychotherapy or Cognitive-Behavioral Therapy for Bulimia Nervosa. American Journal of Psychiatry; 171(1): 109–116.
Rigaud D, Pennacchio H, Bizeul C et al. (2011). Outcome in AN adult patients. A 13-year follow-up in 484 patients. Diabetes Metab; 305–311.
Ryle A (1990). Cognitive analytic therapy. Active participation in change; a new integration in brief psychotherapy. Chichester: Wiley.
Schmidt U, Magill N, Renwick B et al. (2015). The Maudsley Outpatient Study of Treatments for Anorexia Nervosa and Related Conditions (MOSAIC). Comparison of the Maudsley Model of Anorexia Nervosa Treatment for Adults (MANTRA) with specialist supportive clinical management (SSCM) in outpatients with broadly defined anorexia nervosa: A randomized controlled trial. J Consult Clin Psychol; 83(4): 796–807.
Schmidt U, Ryan EG, Bartholdy S et al. (2016). Two-year follow-up of the MOSAIC trial. A multicenter randomized controlled trial comparing two psychological treatments in adult outpatients with broadly defined anorexia nervosa. Int J Eat Disord; 49(8): 793–800.

Schulz KF (2010). CONSORT 2010 Statement. Updated Guidelines for Reporting Parallel Group Randomized Trials. Ann Intern Med; 152(11): 726.

Steinhausen H-C, Weber S (2009). The outcome of bulimia nervosa. Findings from one-quarter century of research. Am J Psychiatry; 166(12): 1331–1341.

Telch CF, Agras WS, Linehan MM (2001). Dialectical behavior therapy for binge eating disorder. J Consult Clin Psychol; 69(6): 1061–1065.

Thoma NC, McKay D, Gerber AJ et al. (2012). A Quality-Based Review of Randomized Controlled Trials of Cognitive-Behavioral Therapy for Depression. An Assessment and Metaregression. American Journal of Psychiatry; 169(1): 22–30.

Thompson-Brenner H (2018). Implementation of transdiagnostic treatment for emotional disorders in residential eating disorder programs. A preliminary pre-post evaluation. Psychotherapy Research; 29: 1.

Thompson-Brenner H, Boswell JF, Espel-Huynh H et al. (2018). Implementation of transdiagnostic treatment for emotional disorders in residential eating disorder programs. A preliminary pre-post evaluation. Psychother Res; 29(8): 1045–1061.

Treasure J, Schmidt U (2003). Anorexia nervosa. Clin Evid; (9): 986–996.

Treasure J, Zipfel S, Micali N et al. (2015). Anorexia nervosa. Nature Reviews Disease Primers; 1(1):

Wade S, Byrne S, Allen K (2017). Enhanced cognitive behavioral therapy for eating disorders adapted for a group setting. International Journal of Eating Disorders; 50(8): 863–872.

Waller G (2016). Recent advances in psychological therapies for eating disorders. F1000Research; 5: 702.

Walsh BT, Agras WS, Devlin MJ et al. (2000). Fluoxetine for bulimia nervosa following poor response to psychotherapy. Am J Psychiatry; 157(8): 1332–1334.

Walsh L (2007). Caring for patients who have eating disorders. Nurs Times; 103(28): 28–29.

Weltzin T, Cornella-Carlson T, Weisensel N et al. (2007). The combined presence of obsessive compulsive behaviors in males and females with eating disorders account for longer lengths of stay and more severe eating disorder symptoms. Eating and Weight Disorders – Studies on Anorexia, Bulimia and Obesity; 12(4): 176–182.

Weltzin T, Bean P, Klosterman E et al. (2014). Sex differences in the effects of residential treatment on the quality of life of eating disorder patients. Eating and Weight Disorders – Studies on Anorexia, Bulimia and Obesity; 20(3): 301–310.

Wilfley DE, Wilson GT, Agras WS (2003). The clinical significance of binge eating disorder. International Journal of Eating Disorders; 34 Suppl: S96-106.

Wilson GT, Fairburn CG (1993). Cognitive treatments for eating disorders. J Consult Clin Psychol; 61(2): 261–269.

Wonderlich SA, Peterson CB, Crosby RD et al. (2013). A randomized controlled comparison of integrative cognitive-affective therapy (ICAT) and enhanced cognitive-behavioral therapy (CBT-E) for bulimia nervosa. Psychological Medicine; 44(3): 543–553.

Yager J (2012). Guideline watch (August 2012). Practice guideline for the treatment of patients with eating disorders.

Zeeck A, Herpertz-Dahlmann B, Friederich H-C et al. (2018). Psychotherapeutic Treatment for Anorexia Nervosa. A Systematic Review and Network Meta-Analysis. Front Psychiatry; 158.

Zipfel S, Wild B, Groß G et al. (2014). Focal psychodynamic therapy, cognitive behaviour therapy, and optimised treatment as usual in outpatients with anorexia nervosa (ANTOP study). Randomised controlled trial. The Lancet; 383(9912): 127–137.

Zwaan M de, Lancaster KL, Mitchell JE et al. (2002). Health-related quality of life in morbidly obese patients. Effect of gastric bypass surgery. Obes Surg; 12(6): 773–780.

13.7 Pharmakologische Behandlung der akuten Anorexia nervosa

Im letzten Jahrzehnt wurden eine Reihe neuer interessanter Substanzen gefunden, die möglicherweise einen Nutzen bieten könnten, z. B. Vortioxetin, Lurasidon und Cariprazin (Cassioli et al. 2020). Hier wurden aber bis heute noch keine RCTs in dieser Richtung veröffentlicht. Cassioli und Kollegen (Cassioli et al. 2020) fanden keine einzige nutzbringende Psychopharmakotherapie bei AN, weder um essstörungsspezifische Psychopathologie zu behandeln noch um Gewicht zuzunehmen.

Es gibt bisher einfach keine spezifische Therapie. Manche Autoren meinen, dass der Hungerzustand die Funktion der Antidepressiva behindern könnte, wegen Veränderungen im Serotoninmetabolismus, verursacht durch vermindert zirkulierendes Tryptophan und gonadale Steroide (Ferguson et al. 1999), und wegen strukturellen und funktionellen Hirnveränderungen (Marvanova & Gramith 2018). Vermutlich gibt es bei diesen Patienten auch Veränderungen im Dopaminstoffwechsel, etwa eine veränderte Sensitivität des D2-Rezeptors, einen Abfall intrasynaptischen Dopamins oder eine veränderte Dichte von D2/D3-Rezeptoren (Phillipou et al. 2014). Das könnte erklären, warum auch Antipsychotika nichts bringen.

Ein Hauptfaktor könnte aber die ich-syntone Natur der Krankheit sein. Die Patienten wollen meist keine Psychopharmaka aus Angst vor Gewichtszunahme, die Patienten nehmen die Medikamente oft nicht ein oder steigen schnell damit aus. Beispielsweise war es in einer Studie so, dass 21 Patienten bereit waren, die Medikamente zu nehmen, aber 186 aus Angst vor Gewichtszunahme kein Quetiapin einnehmen wollten (Powers et al. 2012). In einer anderen Studie von Kafantaris et al. (2011) wollten fast 80 % nicht mitmachen – aus Angst vor Gewichtszunahme und dem Wunsch nach vermeintlicher »Selbstheilung«.

Literatur zu Abschnitt 13.7

Cassioli E, Sensi C, Mannucci E et al. (2020). Pharmacological treatment of acute-phase anorexia nervosa. Evidence from randomized controlled trials. J Psychopharmacol: 864–873.

Ferguson CP, La Via MC, Crossan PJ, Kaye WH (1999). Are serotonin selective reuptake inhibitors effective in underweight anorexia nervosa? International Journal of Eating Disorders; 25(1): 11–17.

Kafantaris V, Leigh E, Hertz S et al. (2011). A Placebo-Controlled Pilot Study of Adjunctive Olanzapine for Adolescents with Anorexia Nervosa. Journal of Child and Adolescent Psychopharmacology; 21(3): 207–212.

Marvanova M, Gramith K (2018). Role of antidepressants in the treatment of adults with anorexia nervosa. Mental Health Clinician; 8(3): 127–137.

Phillipou A, Rossell SL, Castle DJ (2013). The neurobiology of anorexia nervosa. A systematic review. Australian & New Zealand Journal of Psychiatry; 48(2): 128–152.

Powers PS, Klabunde M, Kaye W (2012). Double-Blind Placebo-Controlled Trial of Quetiapine in Anorexia Nervosa. European Eating Disorders Review; 20(4): 331–334.

13.8 KVT nach Fairburn

Das vorliegende Kapitel fasst das Vorgehen bei einer gängigen, bewährten standardisierten manualisierten kognitiven Verhaltenstherapie für Essstörungen zusammen, wie sie Fairburn ausführlich beschrieben hat (Fairburn 2012).

13.8.1 Transdiagnostisches Modell der Essstörungen nach Fairburn

Fairburn (2012) bezieht sich ungern auf Anorexia nervosa oder Bulimia nervosa, weil er glaubt, dass dies nur verschiedene Facetten der gleichen Grundstörung seien. Er stellt Grundprinzipien einer transdiagnostischen Behandlung dar. Laut Fairburn überwiegen bei den verschiedenen Essstörungen nämlich die Gemeinsamkeiten. Es handelt sich im Wesentlichen um dieselbe Psychopathologie. Die Abgrenzung sei sehr willkürlich.

13.8.2 Kognitive VT der Essstörung (CBT-E)

Da Essstörungen im Wesentlichen – zumindest gemäß Fairburn – eine kognitive Störung als Ursache haben, setzt die kognitive VT der Essstörung nach Fairburn CBT-E vor allem darauf, Kognitionen zu verändern.

Behandlungsstrategien und Struktur

Zunächst geht es um die Entwicklung eines Störungsmodells, das den aufrechterhaltenden Prozess beinhaltet. Das Störungsmodell wird immer wieder angepasst.

Festgelegte Therapielänge: 20 Sitzungen innerhalb von 20 Wochen.

Sie besteht aus 4 Phasen:

Phase 1

2-mal pro Woche Sitzungen, laut Forschung gerade Ausmaß der Veränderung in den ersten Wochen guter Prädiktor für Therapieergebnis.

Störungsmodell erstellen, motivieren zu Veränderungen, Psychoedukation; Wiegen innerhalb der Sitzung und regelmäßiges Essen. Am Ende Phase 1: Patient ist idealerweise motiviert, regelmäßige Mahlzeiten und Zwischenmahlzeiten zu sich zu nehmen.

Phase 2

Gemeinsam Bilanz ziehen, Fortschrittsbeurteilung. Störungsmodell modifizieren.

Falls BMI über 17,5, wöchentliche Sitzungen.

Phase 3

Ziele aufrechterhalten, Mechanismen behandeln, insgesamt acht wöchentliche Sitzungen.

Phase 4

Sicherstellung, dass Veränderungen aufrechterhalten bleiben, und langfristiges Rückfallrisiko minimieren. Sitzungen nur noch 2-mal wöchentlich.

Formen der CBT-E

Es gibt zwei Versionen, nämlich die fokussierte Version, die Kernbehandlung sowie eine lange Version mit Modulen zum Perfektionismus, geringem Selbst und interpersonellen Schwierigkeiten.

Im Wesentlichen zwei Intensitäten

Es gibt die 20-Sitzungen-Version für Patienten mit BMI >17,5 und die 40-Sitzungen-Version für Patienten mit BMI zwischen 15 und 17,5.

Sonst gibt es noch eine intensivierte Version für stationäre Patienten und für ambulante Patienten mit schwerer Symptomatik und Gruppenversion (sowie eine für Adoleszente, die in diesem Buch aufgrund der Ähnlichkeiten nicht näher beschrieben wird).

Techniken der CBT-E

Zunächst ist, wie bei jeder Psychotherapie, die Herstellung einer guten Arbeitsbeziehung wichtig. Wenn Patienten sich kontrolliert, gezwungen oder fehlgeleitet fühlen, wollen sie sich nicht verändern. Laufende Selbstbeobachtung ist wichtig wie auch das Umsetzen von sinnvoll geplanten Hausaufgaben.

Zwei Prinzipien der CBT-E

Lieber einfache Prozeduren als schwere, und – zweitens – Weniges gut machen ist besser als vieles schlecht (Prinzip der Sparsamkeit).

Patienten sollen ermutigt werden, ihr Störungsmodell live zu beobachten und sich davon faszinieren zu lassen, wie es ist, sich anders zu verhalten (Fairburn et al. 2012).

Einbeziehen von Bezugspersonen

Wünschenswert, wenn die Patienten es wünschen – Bezugspersonen können Patienten helfen Verhalten zu ändern. Oder aber wenn sie Patienten bisher behindern, z.B weniger negative Kommentare zu Figur oder zum Essen machen.

Die CBT-E soll durch einen Einzeltherapeuten durchgeführt werden. Sonst teilen die Patienten ihre Probleme auf und spalten zwischen den Therapeuten.

Aber natürlich besteht Kontakt zum Facharzt fürs Medizinische und ggf. Kontakt zu spezialisierter Diätassistentin o. Ä.

Therapieabbruch

Das Risiko für einen Therapieabbruch steigt, wenn Patienten schwer motivierbar sind, sich desinteressiert oder abwertend gegenüber der Therapie zeigen. Auch wiederholtes Fehlen oder Verspätung kann ein Problem sein, manchmal gibt es auch praktische Probleme, z. B. eine teure Anreise oder Probleme, die Kinder zu versorgen, oder wenn Angehörige sich kritisch äußern. Meist schaden die Therapieabbrüche, oft mögen die Patienten den Therapeuten nicht oder glauben, selbst zu versagen.

Der Therapeut soll bei Abbruchstendenzen das Thema offen ansprechen. Wenn es offen angesprochen wird, kann die Abbruchsrate von ca. einem Drittel auf ca. 15 % reduziert werden. In einem Infoblatt werden die Patienten informiert, dass die Therapiesitzungen rechtzeitig starten und enden. Therapeut sichert zu, pünktlich zu sein, und erwartet dasselbe vom Patienten. Falls dieser nicht erscheint, wird nach 15 Minuten angerufen und Besorgnis geäußert.

Dann erfolgt die Verschiebung auf den nächstmöglichen Termin (Fairburn et al. 2012).

Umgang mit Unterbrechungen der Behandlung

Therapien werden nach Möglichkeit nicht ausfallen gelassen, sondern es wird ein Ersatztherapeut definiert, der sich vorher über den Fortgang der Therapie informiert und ggf. die Audioaufzeichnung der letzten Sitzungen anhört.

Patienten sollen möglichst nicht länger als zwei Wochen fehlen und nicht während der ersten sechs Wochen abwesend sein. Sonst sind z. B. wöchentliche Telefonate möglich oder E-Mail-Kontakt. Es erfolgen keine neuen Interventionen bei Abwesenheit der Patienten.

Gründe für zusätzliche oder alternative Behandlungen:

Ausgewichen werden sollte auf eine alternative Behandlung, wenn bis Mitte der Behandlung keinerlei Fortschritt sichtbar ist – dann sollten intensivere Behandlungsformen gewählt werden.

Bei unzureichendem Profit oder immer noch starker Einschränkung ist es indiziert, die Behandlung zu verlängern. Falls Profit, aber erneute Verschlechterung, kann dies oft behoben werden mit etwas mehr Unterstützung und Motivation. Falls Therapie unterbrochen werden musste, muss man ggf. die CBT-E modifizieren.

Diagnostik und Einführung in die Behandlung

Zunächst findet ein ausführliches Erstgespräch statt. Darin sollen eine entspannte Atmosphäre hergestellt und eine positive therapeutische Beziehung aufgebaut werden. Anschließend erfolgen die Erfassung des Schweregrad des Essproblems und das Festlegen erster Schritte.

Themen des Erstgesprächs

Zunächst soll herausgefunden werden, was der Patient verändern möchte, was genau die aktuellen Essprobleme sind, welche Methoden angewandt werden, um Figur und Gewicht zu kontrollieren, auch die Einstellung zu Figur und Gewicht. Wichtig ist das Erfassen der Essgewohnheiten und die Antwort auf die Frage, zu welchen Einschränkungen genau im psychosozialen und körperlichen Bereich die Essstörung bisher führte.

Im Weiteren wird die genaue Genese des Problems erhoben: Dies umfasst auch die Erhebung des Gewichtsverlaufs, und welche psychiatrischen Vorbehandlungen erfolgten.

Des Weiteren muss festgestellt werden, welche Komorbiditäten im Einzelnen vorliegen, außerdem eine kurze biographische Anamnese, auch die Familienanamnese, d. h. welche psychiatrischen und körperlichen Vorerkrankungen es in der Familie gab. Auch die aktuelle Lebenssituation ist zu erfragen und auch, welche Therapieeinstellung der Patient gegenüber der Therapie hat. Zudem kann eine Fremdanamnese wichtig sein, Konflikte zwischen Patient und Bezugsperson. Zuweilen erfährt man bisher verheimlichte Probleme und schamhaft besetzte.

Am Ende des Erstgesprächs wird der Patient gewogen und die Körpergröße notiert, es sollte aber kein Beharren auf dem Wiegen geben, wenn eine Patientin dies nicht wünscht. Maximale Dauer des Erstgesprächs sollte 90 Minuten sein, um Patienten nicht zu überfordern. Außerdem soll die Patientin vor dem Erstgespräch einige typische Fragebögen ausfüllen, z. B. den Eating Disorder examination Questionnaire (Fairburn & Beglin 2008) sowie das Clinical Impairment assessment (Fairburn et al. 2012).

Festlegung der Therapieindikation nach dem Erstgespräch

Wenn die Essprobleme vermutlich von selbst zurückgehen, braucht man keine Intervention. Wenn die Ausprägung unklar ist, kann erstmals »Waitful watching« durchgeführt werden.

Eine intensivere Behandlung wird meist empfohlen bei BMI unter 15, oder falls eine körperliche Gefährdung besteht. Falls in erster Linie keine Essstörung, sondern Angststörung oder bloße extreme Adipositas (BMI >40) vorliegt, sollte ggf. eine andere Therapie empfohlen werden.

Man erklärt dem Patienten dann die Kernpunkte der CBT-E-Therapie in der folgenden Weise:

- Dies ist die führende evidenzbasierte Behandlung.
- Zwei Drittel der Patienten profitieren deutlich in der Regel. Die Therapie ist individualisiert.
- Die Häufigkeit der Sitzungen wird beschrieben.
- Es wird darauf verwiesen, dass man die Behandlung nicht unterbrechen sollte. Jede Sitzung dauert weniger als eine Stunde, nur die erste Sitzung dauert 1,5 Stunden.
- Falls die Teilnahme nicht möglich ist, soll das so schnell wie möglich mitgeteilt werden. Patient und Therapeut sollen als Team zusammenwirken.
- Man verweist darauf, dass die Therapie auch harte Arbeit bedeutet.

Beachtung von Komorbiditäten und Kontraindikationen

Zunächst findet die körperliche Abklärung bei eingeschränkter körperlicher Leistungsfähigkeit statt. Das Suizidrisiko sollte bei allen Patienten abgeklärt werden, aber natürlich vor allem bei Patienten mit schwerer komorbider Depression. Überhaupt sollte eine schwere Depression nicht übersehen werden. Gefühle von Hoffnungslosigkeit können dazu führen, dass der Patient schwer zu motivieren ist.

Der Patient sollte drogenfrei zur Therapie kommen bzw. dies ist sicherzustellen, weil sonst kein Profit möglich ist, z. B. bei erheblicher Sedierung durch Benzodiazepine.

Vermeidung von Unterbrechungen der Therapie

Manchmal behindern tägliche berufliche Verpflichtungen die Behandlung. Die Patientin soll dann erst einmal ihre beruflichen Dinge klären oder so organisieren, dass Platz ist für die Behandlung der Essstörung entsteht (Fairburn et al. 2012). Auch wenn der Therapeut in den nächsten Wochen zu lange fehlt, sollte die Behandlung ggf. verschoben werden.

Benennung möglicher körperlicher Komplikationen

Jede Behandlung muss mögliche körperliche Komplikationen benennen, die typischerweise auftreten. Um aber die Essstörung zu diagnostizieren, bedarf es nicht primär der körperlichen Untersuchung, da es sich primär um eine kognitive Störung handelt. Die »Core beliefs« müssen erhoben werden und lassen die Diagnose zu. Typische Einstellungen und typische Verhaltensweisen lassen also die Diagnose zu.

Zu Beginn sind die notwendigen körperlichen Untersuchungen durchzuführen, z. B. Erhebung des Labors, Durchführung eines EKGs, Erhebung der Knochendichte etc.

Fairburn empfiehlt, um Patienten nicht zu demotivieren, die lange auf Therapieplatz warten müssen, im Falle einer längeren Lücke zwischen Erstgespräch und Aufnahme in die CBT-E erneute Diagnostik durchzuführen, weil sich die Lebensumstände und Komorbidität weiterentwickeln können.

Außerdem können angeleitete Selbsthilfeprogramme zur Überbrückung dienen, besonders bei Binge-Eating-Störung (Fairburn et al. 2012).

Erweiterte KVT für Essstörungen

Fairburn verweist darauf, dass ein guter Start entscheidend sei. Zunächst muss die Patientin für die Therapie gewonnen werden, die meist ambivalent erlebt wird.

Da es hier vor allem um ein kognitives Problem geht, geht es um das Ausmerzen der ausschließlichen gedanklichen Beschäftigung mit Lebensmitteln, Essen, Figur und Gewicht, Sport, Kalorienzählen, Erbrechen, Abführmittelmissbrauch etc.

Phase 1 – Erste Sitzung

Er empfiehlt hier eine Dauer von 1,5 Stunden, die aus sieben Komponenten bestehen:

- Therapiemotivation schaffen
- Psychopathologie erfassen
- Störungsmodell erarbeiten
- Behandlungselemente erklären
- Selbstbeobachtung einführen
- Hausaufgaben durchsprechen
- Sitzung zusammenfassen und neuen Termin vereinbaren

Zunächst ist es wichtig, dass der Therapeut verständnisvoll die eigentlich immer vorhandene Ambivalenz der Patienten begleitet.

Erstgespräch und Beginn der Therapie sollten nahe beieinander liegen.

Man soll empathisch und unterstützend agieren, die Patienten korrekt mit Namen ansprechen, freundlich und professionell, nicht dominant oder belehrend wirken.

Man soll Hoffnung vermitteln, die Patienten aktiv begleiten, Kompetenz in Diagnostik und Behandlung zeigen. Auch die aktive Mitarbeit sollte man überprüfen und fragen, ob irgendwelche Bedenken gegenüber der Therapie bestehen.

Art und Ausprägung der Psychopathologie erfassen
Bei der Anamnese empfiehlt Fairburn, Folgendes zu erfassen:

- den aktuellen Stand des Essproblems (Welche Zustände und Verhaltensweisen möchte die Patientin ändern? Essgewohnheiten an einem typischen Tag, Ausmaß des gezügelten Essverhaltens, Ausmaße der Nahrungsrestriktion)
- Verhalten zur Gewichtskontrolle
- selbstinduziertes Erbrechen, Laxanzien- oder Diuretikamissbrauch, exzessiver Sport, Episoden von Überessen, Menge des Gegessenen, Kontext, Kontrollverlust, Häufigkeit und Auslöser
- weitere Essgewohnheiten wie Herumstochern, Kauen und Ausspucken, Rumination (also Hochwürgen von Essen), Ernährungsrituale, Trinkgewohnheiten, Konsum von Wasser, Kaffee, Tee, Alkohol, Softdrinks etc. und Zusammenhang zum Essproblem
- Nikotingebrauch
- Essen zusammen mit anderen
- Sorgen zu Einstellungen rund um Figur und Gewicht, Bedeutung von Figur und Gewicht für den Selbstwert, körperbezogenes Kontrollverhalten wie Wiegen, in den Spiegel schauen, oder Vermeidungsverhalten, sich vergleichen mit anderen, sich dick fühlen, Einfluss des Essproblems auf psychisches und soziales Funktionsniveau
- Auswirkungen auf Stimmung und Konzentration, Auswirkungen auf Arbeit, Partnerschaft, Aktivitäten, Interessen etc.

Dann sollte die Entwicklung des Essproblems genau rekonstruiert werden, d. h. Details erhoben werden

- zum Beginn und zu Auslösern sowie zur Entwicklung der wesentlichen Verhaltensweisen,
- zum Gewichtsverlauf vor und seit dem Essproblem, zu Adipositas im Kindesalter, früheren Behandlungen.

Es folgen die persönliche Anamnese und die Familienanamnese:

- Ort, an dem der Patient geboren ist
- Atmosphäre der Kindheit (Eltern, Geschwister, Störung und Problem)
- Schule, Ausbildung und berufliche Vorgeschichte
- Vorgeschichte, zwischenmenschliche Beziehungen

Familienanamnese:

- Essstörung und Adipositas in der Familie, aversive Erfahrungen wie Missbrauch, Todesfälle von Bezugspersonen, Unfälle, Mobbing und Hänseleien
- Persönliche Vorgeschichte psychischer Störungen: Angststörungen, Depression, Perfektionismus, frühere Interessen und Fertigkeiten etc.

Aktuelle Umstände und Funktionsniveau:

- Lebensumstände, Beruf, Familienstand, Kinder, interpersonelles Funktionsniveau (Partner, Familie etc., Interessen und Fertigkeiten)

Komorbide Psychopathologie:

- Aktuelle psychische Störungen (Depression, Angststörung, Substanzmissbrauch, Selbstmordversuche, suizidales Verhalten)

Körperliche Gesundheit:

- Aktuelle körperliche Gesundheit, allgemeine medizinische Vorgeschichte (auch Pubertät)
- Aktuelle Medikation (auch Antibabypille), Einstellung zum Essproblem, Motivationslage
- Erklärungsmodell des Patienten, Bedenken bezüglich der Behandlung, Ziele (Fairburn et al. 2012)

Individuelles Störungsmodell erarbeiten

Es sollte ein individuelles Diagramm der Prozesse, die das Essproblem des Patienten aufrechterhalten, erstellt und schrittweise ergänzt werden. Dies soll der Motivation dienen, auch eine Distanzierung zum Problem wird dadurch möglich dadurch.

Fairburn betont, dass die Patientin zunächst einmal neugierig gemacht werden und sich für ihr Problem zu interessieren beginnen soll. Das zeigt die komplizierten Verflechtungen, und wie schwer Verhaltensänderungen sind. Er entwirft ein »transdiagnostisches« CBT-E-Modell, ausgehend von diesem soll ein individuelles Modell erarbeitet werden. Das Modell wird Schritt für Schritt mit nötiger Ruhe und Sorgfalt erstellt, der Therapeut führt, lässt aber die Patienten aktiv teilhaben.

Bester Ausgangspunkt ist das Verhalten, das der Patient verändern will (Essanfälle, Frieren oder Schlafstörungen). Patienten haben oft ganz andere Auffassungen, der Therapeut informiert und ermutigt sie, die Validität zu überprüfen, ohne die Patienten in die Defensive zu drängen. Er kontrastiert deren Erklärung mit der Erklärung, die die KVT bereithält. Und er erklärt, dass eine Veränderung der aufrechterhaltenden Prozesse Selbstbewusstsein, Selbstvertrauen und zwischenmenschliche Fähigkeiten steigert (Fairburn et al. 2012).

Behandlungselemente erklären
Der Therapeut erklärt die Behandlung und auch, dass es wichtig ist, das Ende der Behandlung zu planen (damit die Therapie nicht unstrukturiert bleibt). Der Therapeut erklärt Anzahl, Dauer und Frequenz der Sitzungen. Dem Patienten die Telefonnummer auszuhändigen ist sinnvoll.

Therapiesitzung: Überblick über Inhalte aushändigen

Wiegen innerhalb der Sitzung: Wiegen innerhalb der Sitzung ist ein wichtiger Bestandteil der Sitzungen. Man sollte hierzu erklären, dass man sich mit Sorgen um Figur und Gewicht auseinandersetzt. Dazu muss man das Gewicht kennen.

Selbstbeobachtung in Echtzeit einführen
Relevantes Verhalten, Gedanken, Gefühle im Moment des Auftretens notieren. Selbstbeobachtung ist zentral für die Behandlung. Sie hilft, Details im Therapieprozess wahrzunehmen und etwas zu verändern.

Kurzfristig ist es zwar ein negativer Effekt, dass eine zusätzliche Beschäftigung mit dem Essverhalten erfolgt.

Anfänglich Fokus auf Essgewohnheiten, man erklärt die Spalten des Protokolls, wie man Essen und Trinken auf einfache Weise notiert. Die Patienten sollen Essen nicht wiegen oder Kalorien notieren.

Anfangs gibt man den Patienten 20 leere Bögen mit, mit schriftlicher Ausfüllanweisung. Die Bögen sollten in jeder Sitzung detailliert besprochen werden; das ist relevant, sonst schreibt der Patient nicht mehr in Echtzeit auf.

Hausaufgaben
Sofort am nächsten Tag soll der Patient protokollieren, in Echtzeit. Vor nächster Sitzung: Störungsmodell 15 Minuten lang revidieren, ggf. Ergänzungen vornehmen.

Sitzung zusammenfassen
Der Therapeut fasst den Inhalt am Ende zusammen, wiederholt Hausaufgaben und vereinbart neuen Temin.

Zweite Sitzung
Inhalte sind:

- Förderung aktiver Mitarbeit
- Der Therapeut versucht Begeisterung und Hoffnung zu verbreiten, spricht aber auch über mögliche Sorgen und Pessimismus
- Es erfolgt die Einführung des Wiegens innerhalb der Sitzung (5 min.)
- Besprechung der Protokolle 10–15 Minuten lang
- Besprechung des Störungsmodells
- Einstellung zur Therapie
- Störungsmodell und Schlussfolgerungen
- Psychoedukation zu Gewichtskontrollverhalten (Wiegen) und Gewicht
- Hausaufgabe vereinbaren, Sitzung zusammenfassen, neuer Termin

Wiegen innerhalb der Sitzung

- Wiegen ist oft Kontrollverhalten (Body Checking)
- Oft Vermeidungsverhalten
- Wiegen in der Sitzung ist »therapeutisches Wiegen«
- Man trägt normale Hauskleidung, wiegt sich aber ohne Schuhe
- Dies erfolgt einmal pro Woche
- Das Gewicht wird dann laut ausgesprochen
- Therapeut und Patient tragen das Gewicht in Gewichtskurve ein.
- Man sollte gemeinsam erkennen, dass Einzelwerte fehleranfällig sind (Veränderungen im Wasserhaushalt)

Besprechen der Protokolle

- Qualität erfassen: fragen, wie es funktioniert hat
- Einstellung zum Protokollieren erfragen; fragen, ob zeitnah zum Essen und Trinken protokolliert wurde, ob Mahlzeiten mit Klammern gekennzeichnet, ob Episoden von essen oder trinken ausgelassen oder übertrieben wurden
- Man sollte die Patienten für das Protokollieren ausdrücklich loben, auch wenn Mängel bei der Aufzeichnung aufgetreten sind
- Betonen, dass es ohne Protokollieren nicht erfolgreich sein kann

Informationen über Essgewohnheiten auswerten
Beispielsweise sollte der Therapeut ansprechen:

- Auslassen von Mahlzeiten
- Konkretisieren von diffusen Angaben (»Menge fühlt sich nicht so gut an«)
- Auslöser erfragen für das Essen bestimmter Nahrungsmittel

Festlegen der Tagesordnung
Immer gleicher Ablauf in den Therapiestunden:

- Hausaufgaben aus vorheriger Sitzung
- Auffallende Punkte bei Protokollbesprechung
- Punkte, die die Patienten besprechen möchten

Einstellung gegenüber Therapie

- Typisch ist eine ambivalente Haltung: mal begeistert, später wieder ablehnend
- Nachfragen: Wie geht es ihnen jetzt, wo sie begonnen haben?
- Haben Sie Bedenken oder Sorgen?

Besprechen individuelles Störungsmodell

- Erneutes Durchgehen des Modells
- Graphische Darstellung bildet nur gegenwärtiges Verständnis davon ab, was das Essproblem aufrechterhält

Psychoedukation über Gewicht, Gewichtsziele und Gewichtsveränderungen

- Zunächst erklärt man normale Gewichtsbereiche anhand einer BMI-Tabelle.
- Anstelle exakten Zielgewichts soll der Patient +/–3 kg akzeptieren, selbstverständlich gibt es natürliche Fluktuationen, wir haben ja auch nicht immer denselben Puls.
- Auch Menschen, die ständig Puls oder Blutdruck kontrollieren, bekommen Probleme in Richtung Angststörung.

Zwei Hausaufgaben
Die Patienten bekommt zwei Hausaufgaben: das Protokollieren optimieren und Verzicht aufs Wiegen zu Hause

Vervollständigung der ersten Phase: Sitzungen 3–7
2-mal wöchentliche Termine:

- Es sollte jetzt schon Behandlungs- und Veränderungsmotivation vorhanden sein.
- Ein Störungsmodell sollte etabliert werden, die Selbstbeobachtung soll in Echtzeit eingeübt werden.
- Wöchentliches Wiegen und damit verbundene Strategien soll die Patientin akzeptieren.
- Jede Stunde: Therapeutisches Wiegen/Aktualisierung und Interpretation der Gewichtskurve. Erfolgt einmal pro Woche.

Durchgehen der Selbstbeobachtungsprotokolle und Hausaufgabe:

- Erstellen und Durcharbeiten der Tagesordnung und der Hausaufgabenvereinbarung
- Zusammenfassung der Sitzung und der Hausaufgaben, Terminvereinbarung
- Am Anfang Info über die Sitzungsnummer, um nicht das Gefühl zu erwecken, die Therapie würde endlos dauern, ohne klares Ziel und Ende

Ziele in den Sitzungen 3–7

- Psychoedukation über Essprobleme
- Aufbau regelmäßiger Mahlzeitenstruktur, Besonderheiten des Essverhaltens, Erbrechen, Abführmittelmissbrauch, Völlegefühl, geringes Gewicht und exzessiver Sport werden thematisiert
- Einbeziehung wichtiger Bezugspersonen
- Empfohlen wird z. B. »Essattacken Attacken stoppen. Ein Selbsthilfebuch« (Fairburn 1995).
- Der Patient soll ein Kapitel pro Woche lesen.

Hauptthemen der Info über Essstörungen
Essstörung der Patienten und deren Therapie:

- Diagnose der Patienten
- Prävalenz und zentrale Merkmale
- Assoziierte Gesundheitsrisiken
- Verlauf und Prognose ohne Therapie
- Behandlungsoptionen und Infos zu ihrer Wirksamkeit

Psychoedukation über Merkmale der Essstörungen
Dem Patienten werden sodann die hier im Buch verschiedentlich erklärten typischen Symptome der Esstörungen nähergebracht.

Einführung in das regelmäßige Essen

- Regelmäßiges Essen ist unabhängig von der Art der Essstörung fundamental für die Behandlung.
- Darüber hinaus kann man damit Essanfälle reduzieren, was die Patienten ermutigt und zur Verbesserung der Stimmung führt.
- Es normalisiert sich auch die Entleerung des Magens, die bei untergewichtigen Patienten verzögert ist, sodass weniger Völlegefühl auftritt. Erklären soll man den Patienten, dass Essen in regelmäßigen und über den Tag verteilten Intervallen hilft. Auf diese Grundlage gründet sich alles weitere.
- Geplant: Pro Tag 3-mal Essen plus 2- bis 3-mal Zwischenmahlzeiten
- Also: Frühstück, Mittagessen, Zwischenmahlzeit nachmittags, Abendessen, Zwischenmahlzeit spät abends
- Die Patientin hat dieser Einteilung Priorität zu geben – vor anderen Aktivitäten.
- Es soll also auch im Voraus geplant werden; die Patientin soll zu jeder Tages- und Nachtzeit angeben können, wann ihre nächste Mahlzeit ist.

Zwei Techniken, dem Essensdrang zu widerstehen

1. Inkompatible Aktivitäten:

- Telefonieren, Freunde besuchen, Spazieren gehen, sportlich betätigen, E-Mails schreiben, im Internet surfen, Bad nehmen, duschen, Musik hören
- Es geht um Verschiebung des »Mindsets« (Gedankenmuster, Denkart)

2. Essensdrang fokussieren und sich klarmachen, dass dies vorübergehend ist und man dem nicht nachkommen muss.

- Verschwindet meist innerhalb weniger Stunden (»Urge Surfing«).
- Fehler in der Steuerung des Essverhaltens werten die Patienten als Versagen, sehen den Tag als ruiniert an, typisch für Schwarz-Weiß-Denken.
- Problem: Die Patientin fühlt sich schon nach kleinen Mengen voll.
- Sie möchte erbrechen oder Abführmittel nehmen.
- Dies verschwindet meist in einer Stunde.
- Manche Patienten lehnen Vorplanung ab, weil das unspontan sei.
- So wird man die Essstörung aber nicht los. Die Patientin wird ermutigt, für 20 Wochen mal ein regelmäßigeres Essverhalten auszuprobieren, sie kann danach ja zu ihrem alten Stil zurückkehren, wenn sie das ausprobieren will.
- Wichtig ist es, keine Mahlzeiten ausfallen lassen, wenigstens alle 3–4 Stunden etwas zu essen.
- Wichtig sind auch abgrenzbare Mahlzeiten: klarer Beginn, klares Ende, immer am selben Platz essen. Auch sollte man die Verfügbarkeit verlockender Lebensmittel im Haushalt einschränken (Fairburn et al. 2012).
- Man soll des Weiteren bewusst essen, also nicht dabei fernsehen oder lesen, was zu unbeabsichtigtem Überessen führen kann.
- Kein Naschen beim Kochen oder anderen Gelegenheiten zwischen der Mahlzeit.
- Ungewöhnlich langsames ritualisiertes Essverhalten soll man ansprechen, wenn es den Fortschritt behindert.

Bezüglich kompensatorischer Verhaltensweisen ist anzumerken:

- Kompensatorisches »Purging« gleicht spezifische Episoden von subjektivem oder tatsächlichem Überessen aus. Dies tritt nur nach Episoden von Überessen auf.
- Nichtkompensatorisches Purging wird routinemäßig zur Gewichtskontrolle eingesetzt. Der Zusammenhang mit Essanfällen

ist weniger eng, muss unbedingt Gegenstand der Therapie werden.

- »Purging«, z. B. um den Magen zu leeren oder endlich einen flachen Bauch zu haben.
- Entscheidend ist es, der Patientin zu vermitteln, dass dies keinen Effekt auf die Kalorienresorption und die Figur hat.
- Erbrechen kann einen spannungsreduzierenden Effekt haben, der Umgang mit intensiven Emotionen ist leichter, wird daher vom Patienten angewendet. Für die »Stimmungsintoleranz« (Mood intolerance) soll man skillsähnliche Verfahren erlernen und anwenden.
- Als Form der Selbstbestrafung: Diarrhö, um sich selbst zu bestrafen. Diese Patienten haben meist ein geringes Selbstwertgefühl. Einige sind deutlich depressiv.

Umgang mit Völlegefühl:
Völlegefühl ist nur ein Sammelbegriff für viele unterschiedliche Wahrnehmungen.

Dies beinhaltet:

- Die körperliche Wahrnehmung von Vollheit (also zu viel gegessen oder zu viel getrunken zu haben), denken, dass man zu viel gegessen hat, subjektive Wahrnehmung, dass der Bauch zu sehr vorsteht.
- Subjektive Wahrnehmung, dass die Kleidung zu eng ist.
- Sich dick fühlen.

Daher ist es wichtig, die Patienten genau zu befragen dazu.

Sich innerlich voll fühlen:

- Es dauert meist mehrere Monate mit normalem Essverhalten, bis sich diese Wahrnehmung normalisiert.
- Denken, dass man zu viel gegessen hat: Dies ist ein kognitives

Phänomen, der Glaube zu dick zu sein, oft, wenn mehr als 1500 kcal zu sich genommen wurde am Tag.

Wahrnehmung, dass der Bauch hervorsteht:

- Ballaststoffreiche Ernährung, weniger Kohlensäure und weniger kritische Selbstbetrachtung, weniger bauchbetonte Kleidung.

Wahrnehmung, dass die Kleidung zu eng ist:

- Die Veränderung der Körperform ist normal und vorübergehend. Während der Therapien sollte man daher nicht sehr enge Kleidung tragen.
- Sich dick fühlen: Ein subjektives Phänomen, was nicht gleichzusetzen mit Dicksein ist.

Umgang mit exzessivem Sport:

- Formen sind Alltagsaktivitäten exzessiv durchführen, z. B. weite Strecken laufen, statt den ÖPNV zu benutzen.
- Normaler Sport, aber zu viel, z. B. täglicher Fitnessstudiobesuch oder zu viele Wiederholungen, z. B. 50 Liegestützen täglich.
- Zwanghafter Sport zeigt sich am Gefühl, getrieben zu sein, ohne Sport nicht leben zu können, er wird anderen schönen Aktivitäten vorgezogen, auch nach Verletzungen einfach fortgeführt.
- Kompensatorischer Sport: Ausgleich für tatsächliches Überessen. Kalorienverbrennung, um damit Kredit fürs Essen zu bekommen (dies ist sogenanntes »Debting«: Erzeugen eines Energiedefizits).
- Nichtkompensatorischer Sport: Methode der Gewichtskontrolle wie Diäthalten. Sport kann aber auch der Stimmungsregulation dienen.
- Bei exzessivem Sport sollen Patienten Art und Intensität in Selbstbeobachtungsbogen eintragen.

- Das heißt nicht, dass Sport nicht zu empfehlen ist, wohl schon, aber eben nicht exzessiv.

Sitzungen mit Bezugspersonen
Ablauf:

- Zunächst gibt es eine Einführung durch den Therapeuten zu Zielen der Sitzungen.
- Der Patient berichtet über die Behandlung, die Grundlagen der Behandlung und darüber, was man aktuell zu erreichen versucht.
- Therapeut und Patient hören sich die Meinung der Bezugsperson an, beantworten die Fragen und sprechen über die Probleme. Alle interaktionellen Probleme werden thematisiert. Häufige Klage der Bezugsperson über ständiges Rückversicherungsverhalten der Patienten hinsichtlich Aussehens oder Essen.
- Der Therapeut erklärt Patient und Bezugsperson, dass Rückversicherung nur kurzfristig Erleichterungen bringt.
- Hilfreich, Rückmeldung kurz zu halten und nur einmal zu geben. Anfänglich schwierig, wird aber später bald als Erleichterung erlebt.
- Besprechen, wie Bezugsperson Patient Erleichterung bieten kann (Fairburn et al. 2012).

Phase 2

- Ende der siebten Sitzung folgt die Erinnerung, dass ab jetzt nur noch 1-mal pro Woche Therapie sein wird.
- Zwischenbilanz zur Planung der weiteren Therapie: Die zweite Phase ist eine Übergangsphase mit 1 oder 2 Sitzungen. Sie hat 5 Ziele: gemeinsame Einschätzung des Fortschritts, Identifizieren von Barrieren der Veränderung, Überprüfung des individuellen Störungsmodells, Entscheidung über Anwendung der längeren CBT-E-Version, Planung der dritten Therapiephase

Einschätzung des bisherigen Fortschritts

- Unzureichender Therapiefortschritt muss frühzeitig erkannt, und Ursachen dafür müssen schonungslos identifiziert werden (Fairburn et al. 2012).
- Gleiche Fragebogenbatterie wie zu Beginn, also EDE-Q, CIA und Fragebogen zu psychischen Symptomen.
- Einschätzung des Erreichten und Nichterreichten folgt dann.
- Essverhalten meist verbessert, aber Sorgen um Figur noch nicht besser. Die Patientin ist dennoch hier auch zu loben.
- Ursache für mangelnden Fortschritt kann z.B eine unerkannte Depression sein.
- In diesem Fall medikamentöse Behandlung, erst nach Ansprechen Fortsetzung der CBT-E. Zunächst Auffrischungssitzung, dann die Therapie etwas ausdehnen als Kompensation.

Identifizieren von Barrieren zur Verhaltensänderung:

- Gedanken und Emotionen zur Therapie erfassen.
- Die verschiedenen Bereiche der Therapie werden erörtert. Teilnahme an Sitzungen, läuft sie gut, relativ gut oder nicht gut, auch alle weiteren wie Pünktlichkeit, Protokollieren und dergleichen mehr.
- Angst vor Veränderung: Patient ist besorgt, keine Entschuldigung für nicht Erreichtes zu haben.
- Rigidität, Widerstand gegenüber Veränderungen: Resultiert er aus Angst vor Veränderung? Oder Einfluss von Perfektionismus.
- Konkurrierende Verpflichtungen: Druck bei der Arbeit oder Bedürfnisse der Kinder, hier betont man die derzeitige Priorität der Therapie.
- Externe Ereignisse und Interpersonelles: Wichtige Lebensereignisse können Einfluss nehmen.
- Schlechte Planung: Der Therapeut betont die Wichtigkeit von Planung und unterstützt die Patienten dabei.

- Ausgeprägte Depression: Hier ist eine umfassende Diagnostik erforderlich, so diese vorliegt.
- Extrem geringer Selbstwert: Die Patienten glauben oft, die Therapie nicht zu verdienen, dies wird in der Extended Version der CBT-E behandelt.
- Ausgeprägter Perfektionismus: Hoher Anspruch an Diät, Gewicht, Aussehen, das macht Veränderungen schwerer, wird auch in ausgedehnter Form der CBT-E behandelt.
- Substanzmissbrauch: Dies mindert die Fähigkeit der Patienten, die Therapie zu nutzen. Spezifische Therapie, für diese Zeit CBT-E aussetzen. Falls nur zwischenzeitlich auftretend, kann dies in der Therapie selbst aufgefangen werden.
- Abneigung gegenüber der CBT-E: Patienten, die vorher psychodynamische Verfahren nutzen, haben manchmal Schwierigkeiten, das neue Konzept zu akzeptieren. Die Patienten werden ermutigt, dies zu akzeptieren.

Schlechte Umsetzung durch Therapeuten:

- Wöchentliche Supervisionen in Form geschlossener Gruppe. So soll ein hoher Therapiestandard gewährleistet werden.

Überprüfung Störungsmodell:

- Entscheidung zu längeren CBT-E-Versionen: Manchmal stellt sich die Frage, ob die ausgedehnte Form erforderlich ist. Für die meisten Patienten ist die fokussierte Form effektiver. In der Folge wird zunächst diese Form beschrieben.

Phase 3

Dies ist der Hauptteil der Therapie. Der Therapeut behandelt individuell aufrechterhaltende Faktoren. Außerdem werden bereits erlernte Strategien fortgeführt. Die aufrechterhaltenden Mechanismen wurden schon an anderer Stelle im vorliegenden Buch dargestellt.

Für die Planung in Phase 3 berücksichtigt der Therapeut, welchen Einfluss was für den aufrechterhaltenden Prozess hat, entscheidet dann in welcher Reihenfolge was behandelt wird. Falls Untergewicht besteht, ist oberste Priorität, dies zu reduzieren, da dies körperlich gefährlich ist.

Der erstellte Plan sollte nie rigide sein, sondern sich individuell ausrichten.

Sechs Hauptelemente der Phase 3

1. Identifizieren der Überbewertung von Gewicht und Figur und ihrer Konsequenzen
2. Verstärkung der Bedeutung anderer Bereiche für die Selbstbewertung
3. Behandlung von Kontrollverhalten und Vermeidungsverhalten bezüglich der Figur
4. Behandlung des Gefühls, dick zu sein
5. Exploration der Gründe für die Überbewertung
6. Erlernen der Kontrolle über das Gedankenmuster (»Mindset«) der Essstörung

Identifizieren der Überbewertung:

- Zunächst Psychoedukation der Patienten über Thema Selbstbewertung, der Therapeut hilft, das individuelle Selbstbewertungsschema zu analysieren. Dies wird dann diskutiert und ein Behandlungsplan entworfen.
- Gemeinsames Auflisten der für Selbstbewertung wichtigen Lebensbereiche.
- Dann relevante Bedeutung der Bereiche identifizieren.
- Diese werden dann in Reihenfolge gebracht.

- Dann wird ein Tortendiagramm erstellt: Relative Bedeutung der Bereiche erörtern.
- Als Hausaufgabe soll der Patient noch einmal das Erarbeitete durchgehen, ob es auch die Realität abbildet, ggf. Revision.
- Anschließend wird das Störungsmodell erweitert, umfasst nun auch die Folgen der Überbewertung von Figur und Gewicht.
- Dann Entwurf eines Behandlungsplans, d. h. Steigerung der Wichtigkeit anderer Bereiche.

Steigern der Bedeutung anderer Lebensbereiche:

- Überbewertung von Figur und Gewicht führen dazu, dass andere Lebensbereiche an Bedeutung verlieren.
- Die Patientin soll beginnen, auch andere Bereiche zu spüren, und dass diese Bereiche wichtiger werden.
- Patienten mit Essstörung haben wichtige altersgemäße Erfahrungen verpasst und entwickeln dadurch interpersonelle Defizite.

Grundprinzip erklären:
Es geht darum, andere Aspekte im Leben zu finden, dort hinein mehr Zeit zu investieren.

Neue Aktivitäten:

- Der Therapeut sollte neue Aktivitäten aufzeigen, z. B. Reaktivierung früherer Interessen (Tennis, Malen, Wandern, Theaterbesuche etc.)
- Fortschritt besprechen: Jede Woche soll man die erzielten Fortschritte besprechen und unterstützen und entlasten.

Umgang mit Figurkontrolle und Figurvermeidung
Zunächst muss man das Kontrollverhalten fokussieren.

Psychoedukation über Figurkontrolle und Figurvermeidung: Zunächst Information über Kontroll- und Vermeidungsverhalten, und zwar mit drei Punkten: Einige Patienten vermeiden es, den eigenen Körper anzusehen. Die Kontrolle geht hinterher oft in Vermeidung über, so stabilisieren sich aber auch die Sorgen um Angst um Figur.

Diagnostik der Figurkontrolle:

Der Therapeut erhebt Ausmaß und Besonderheiten des Kontrollverhaltens.

Der Patient soll sein Verhalten protokollieren und eine adaptierte Version des Essprotokolls verwenden.

Dies nur 2-mal für 24 Stunden durchführen, einmal an einem Werktag, einmal an einem freien Tag.

Wichtige Beispiele: Betrachten bestimmter Körperteile im Spiegel, Messen von Körperteilen mit Maßband oder Händen, Abschätzen der Dicke von Hautfalten, Überprüfen eng sitzender Kleidung, an sich herabblicken etc. Männliche Patienten schauen sich eher die Muskeln und den Körperbau an.

Behandlung der Figurkontrolle:

- Kontrollverhalten teilt man sodann in zwei Gruppen: aufzugebendes und zu veränderndes Verhalten.
- Hier werden zwei häufige Formen besprochen: Spiegelnutzung und Vergleich mit anderen Personen.
- Aufzugebendes Verhalten ist z. B., mit einem Maßband den Umfang der Oberschenkel zu messen oder zu schauen, ob eine Lücke zwischen den Oberschenkeln besteht. Oder die Verwendung eines Lineals, welches man sich auf beide Hüftknochen legt, um zu sehen, ob das Lineal die Oberfläche des Bauchs berührt. Dies untergräbt die Selbstachtung.
- Die Patienten sollen auch lernen, nicht ständig die Dicke von Hautfalten abzuschätzen mit zwei Fingern. Sie sollen nicht Knochenvorsprünge abtasten oder den Sitz von Ringen oder Armbanduhren überprüfen etc.

Umgang mit Spiegeln:

- Sich selbst im Spiegel zu betrachten ist eine besondere Form der Körperkontrolle, die glaubhafte, aber irreführende Informationen über das eigene Aussehen liefert.
- Was man im Spiegel sieht, ist eine Frage der Perspektive.
- Es ist von problematischem Nutzen und hält mitunter die Körperunzufriedenheit aufrecht.
- Erstmal muss exploriert werden, wie oft überhaupt in den Spiegel gesehen wird, wie lange man dafür braucht, auch wie viele Spiegel genutzt werden.
- Man soll sich nicht ständig auf einzelne Körperteile konzentrieren, die man nicht mag. Man soll sich im Spiegel auch andere, neutrale Körperteile ansehen, wie Hände, Füße, Kinn, Haare, auch den Hintergrund und die Umgebung bewusst wahrnehmen.
- Menschen mit Essproblemen fokussieren sich gern auf Problemzonen.
- Der Therapeut fragt auch nach Schwierigkeiten bei der Auswahl der Kleidung und ähnlichen problematischen Themen.

Sich mit anderen vergleichen:

- Hierbei vergleicht sich der Patient ständig mit anderen, er sieht den eigenen Körper im Vergleich zu anderen als weniger attraktiv an.
- Die eigenen Defekte werden wie durch eine Lupe betrachtet, während andere eher unkritisch gesehen werden.
- Man vergleicht sich nur mit den Topmodels, mit Normalbürgerinnen wird sich nicht verglichen (die eigene Wahrnehmung ist also verzerrt, außerdem leistet man sich die falschen Vergleichsobjekte), infolge von Perfektionismus.
- Der Therapeut erklärt also die Grundlagen, überprüft, mit wem sich der Patient vergleicht und ob dies überhaupt angemessen ist.
- Er verteilt Hausaufgaben dazu, bei Auswahl der Vergleichsperson

soll man z. B. wissenschaftlich vorgehen, z. B. jede dritte gleichaltrige Frau auswählen.
- So schaut man sich Leute mit unterschiedlicher Körperform an, die Attraktivität wird also nicht an Schlankheit gekoppelt.

Verstehen lernen, was Folgen der einseitigen Wahrnehmung sind:

- Hinweis, dass eine typische essgestörte Patientin immer nur Vergleiche anstellt in Bezug auf das Aussehen, anstatt auch die Persönlichkeit und die Intelligenz zu berücksichtigen.
- Konsequenzen explorieren: Bewusstsein entwickeln für systematische Bewertungsfehler der Patientin in diesem Verhalten. Schlimmstenfalls kann die Patientin sich auch mit der Therapeutin vergleichen.
- Figurvermeidung: Exposition ist hier richtig, die Patientin soll den eigenen Körper betrachten und sich realistisch mit anderen vergleichen.
- Auch Teilnahme an Aktivitäten sinnvoll, die Körperexposition mit sich bringen, z. B. Schwimmen, auch Dinge, die die Eigenwahrnehmung fördern, wie Eincremen mit Körperlotion, Massagen, Yoga.

Sich dick fühlen:

- Diese Beobachtung wird verstärkt durch kritische Selbstbetrachtung.
- Betonung durch Kleidung oder Aufnahme von vielen Ballaststoffen oder Trinken von kohlensäurehaltigen Getränken, auch prämenstruell.
- Hier ist es hilfreich, Lebensmittel mit hohem Energiegehalt zu verwenden, dann soll die Patientin selbst herausfinden, wann besonders intensive Gefühle von Dicksein auftreten, was die Patientin im Moment wirklich fühlt und warum, und so häufige

Auslöser herausfinden. Die Patientin soll lernen, konstruktiv mit Auslösern umzugehen.
- Verstehen des Zusammenhangs: Nicht die körperbezogene Wahrnehmung ist das Problem, sondern die negative Interpretation der Situation (Fairburn et al. 2012).

Ursprung von Überbewertungen explorieren
Die Patientin soll vier Perioden durchgehen: Vor Beginn der Essstörung, zwölf Monate vor Beginn der Essstörung, zwölf Monate nach Beginn der Essstörung, Zeit ab dem zweiten Jahr der Essstörungen. Die Patientin soll dies in einer Tabelle festhalten und die jeweiligen Ereignisse und Umstände, die sie in Bezug auf Figur Gewicht und Essverhalten sensibilisiert haben, festhalten.

»Mindset« der Essstörung
Es soll versucht werden, automatische Denkmuster durch neue zu ersetzen. Die »Zentrale Psychopathologie« ist also als Essstörungs-»Mindset« zu bezeichnen.

Das »Mindset« führt dazu: Externe und interne Reize werden speziell gefiltert, nämlich selektiv in verzerrter Form. Die Aufmerksamkeit wird auf dünne Personen gerichtet, dies führt zu rigiden und extremen Essensregeln, selbstinduziertem Erbrechen, Laxantienmissbrauch und übertriebenem Sport, verschiedene körperliche und emotionale Erfahrungen werden als Sich-dick-Fühlen gespeichert.

Auslöser Esstörungs-»Mindset« identifizieren
Es geht darum herauszufinden, was erneute Auslöser des Essstörungs-Mindset sind:

Dazu zählen figur- oder gewichtsbezogene Ereignisse, auch aversive essensbezogene Ereignisse, oder persönlich bedeutsame aversive Ereignisse, sowie anhaltende negative Stimmungen, z. B. infolge einer Depression.

Aktivierung des Esstörungs-»Mindsets« erkennen
Die Patientin soll rechtzeitig Frühwarnzeichen erkennen. Falls ein Essanfall auftrat, muss dieser detailliert im Kontext untersucht werden. Eine Mikroanalyse ist hier von eminenter Wichtigkeit.

»Mindsets« ersetzen
Die Patientin muss lernen, in den kritischen Situationen das Richtige zu tun und sich rechtzeitig durch interpersonelle Aktivitäten abzulenken.

Restriktives Essen, Ernährungsregeln und Esskontrolle:

Allzu rigide Regeln schränken das Leben der Patientin zu stark ein. Gerade das restriktive Essen ist eines der wichtigsten Essstörungsmerkmale.

Ziele der strengen Regeln sind, Gewicht zu verlieren oder die strikte Kontrolle über das Verhalten zu bewahren. So kann festgelegt werden, wie viele Kalorien pro Tag nicht überschritten werden sollen oder zu welchen Zeiten nur gegessen werden darf. Auch werden bestimmte Nahrungsmittel vermieden (»Food avoidance«). Hieraus ergibt sich eine große Inflexibilität. Auch wird Essen plötzlich zur Quelle von Angst und Schuldgefühlen.

Gezügeltes Essverhalten
Die Behandlung wird dadurch erschwert, dass die Patienten in aller Regel nicht erkennen, dass das Diätverhalten ein wesentlicher Teil des Problems ist. Sie glauben, sie hätten besondere Willenskraft und fühlen sich stark und euphorisiert, wenn sie diese Regeln befolgen. Umgekehrt führt auch nur der kleinste Verstoß gegen die strengen Ernährungsregeln zum Gefühl der Schwachheit. Die Patienten glauben, sie selbst wären das Problem – anstelle des Diätverhaltens. Sie haben oft nur die Methode des Diäthaltens, um das Gewicht zu steuern. Dies ist die Ursache von Essanfällen, umgekehrt werden die Folgen von Essanfällen durch erneutes Diäthalten kompensiert – ein nie enden wollender Teufelskreis. Hauptauf-

gabe des Therapeuten ist, hier zunächst ein Umdenken zu erzeugen.

Das Diätverhalten engt kognitiv ein, man kann sich auf nichts mehr konzentrieren, das Lesen fällt schwer, Gesprächen kann man nicht mehr vernünftig folgen, kann die Handlung eines Films nicht mehr verfolgen.

Das Essverhalten wird immer unflexibler, am Ende isst man immer dasselbe.

Es zeigt sich ein Schwarz-Weiß-Denken: Schon geringe Abweichungen vom selbst auferlegten restriktiven Ernährungsregime führen zu Gefühlen von Versagen.

Vermiedene Nahrungsmittel werden als Trigger oder gefährliche Lebensmittel bezeichnet. Wenn dann vermiedene Nahrungsmittel in geringer Menge in die normale Ernährung integriert werden, ist dies weniger problematisch als die Vermeidung.

Diäten führen auch oft zu unzureichender Kalorienzufuhr und zu Krankheiten.

Gezügeltes Essverhalten wird zum Problem, wenn es allzu unflexibel ist. Sehr viele und sehr strenge Regeln sind einfach ungesund. Das psychosoziale Leben wird behindert, und die Gesundheit wird gefährdet.

Identifizieren von Ernährungsregeln

Zunächst müssen einmal alle relevanten Ernährungsregeln identifiziert werden. Es handelt sich hierbei um Regeln, wie und was man essen darf, Einschränkungen in puncto Kalorien, Fettgehalt, Portionsgröße usw.

Umgang mit Ernährungsregeln

Zunächst sollte jede einzelne spezifische Regel identifiziert werden und der Grund dahinter. Dann sollte in Erfahrung gebracht werden, was bei Nichteinhaltung der Regeln zu erwarten ist.

Die Patientin antizipiert Fettwerden und Gewichtszunahme.

Dies muss aber nicht so sein. Dann sollte ein Plan erstellt werden, wie mit Regelverletzungen experimentiert werden kann, um die Konsequenzen quasi experimentell selbst festzustellen.

Anschließend sollten die Implikationen der geplanten Regelverletzungen analysiert und die Befürchtungen wegen möglicher Folgen berücksichtigt werden, aber auch welche Vorteile es bringen könnte, sich von den Regeln zu lösen.

Dann sollten erneute Regelverletzungen geplant werden, bis das Nichteinhalten keine Rolle mehr spielt.

Vermeidung von Nahrungsmitteln

Die Patienten schließen oft ein ganzes Spektrum an Nahrungsmitteln aus. Beispielsweise denken sie, dass das Essen von Schokolade zwangsläufig zur Gewichtszunahme führt. Der Patient soll dann an einem Tag die Schokolade in den Tagesplan einbauen. Der Therapeut informiert und diskutiert, wie groß die Energiezufuhr real ist.

Zunächst muss erhoben werden, welche Gruppen von Lebensmitteln vermieden werden. Der Patient soll in den Supermarkt gehen und eine Liste der verbotenen Lebensmittel erstellen (wegen der Angst vor Zunahme oder Essanfällen).

Es wird dann geraten, schrittweise typische Nahrungsmittel, die repräsentativ für eine Gruppe sind, erfolgreich in den Plan wieder einzubeziehen. Dies sollte so lange fortgeführt werden, bis der Patient keine Angst mehr hat, die betreffenden Speisen einzunehmen. Er/sie sollte schließlich frei sein, jedwedes Essen zu sich nehmen zu können, ohne sich schuldig zu fühlen.

Umgang mit der Überbewertung der Esskontrolle

Bei manchen Patienten wird jedes kleine Detail kontrolliert, um die Kontrolle über das Essverhalten aufrechtzuerhalten (Kalorienzählen, Essen wird gewogen usw.). Hier gilt ebenfalls: Zunächst die Überbewertung identifizieren und deren Konsequenzen festhalten.

Dann sollte die Bedeutung anderer Bereiche für die Selbstbewertung bestärkt werden. Die Patienten werden angeleitet, vom Nahrungsmittelkontrollverhalten abzulassen. Sie sollen auch keine Kochbücher lesen oder Rezepte oder entsprechende Websites ansteuern.

Äußere Ereignisse, Emotionen und Essverhalten
Essgewohnheiten von Essgestörten sind oft abhängig von äußeren Ereignissen und Emotionen. Bei schwerkranken Patienten zeigt sich oft ein automatischer Ablauf von gestörtem Verhalten, dann ist der Einfluss von außen kaum wahrnehmbar. Konflikte können bei Patienten dazu führen, dass sie ganz aufhören zu essen.

Weniger essen kann auch manipulativ eingesetzt werden, um Gefühle von Unbehagen, Ablehnung oder Ärger auszudrücken. Überessen als Selbstbelohnung ist typisch für übergewichtige Patienten.

Essanfälle und Erbrechen dienen auch der Bewältigung negativer Ereignisse oder Emotionen. So wird damit die Aufmerksamkeit von beunruhigenden Gedanken abgezogen, dies wirkt auch affektmodulierend, intensive Emotionen werden gedämpft.

Der Therapeut führt proaktives Problemlösen ein, um mit auslösenden Ereignissen umzugehen. Es erfolgt die Entwicklung von Methoden der Affektmodulation, um mit affektabhängigen Veränderungen im Essverhalten besser umzugehen.

Umgang mit ereignisabhängigem Essverhalten
Sehr nützlich ist Problemlösetraining, was erst einmal trocken wirkt, sich aber oft als sehr nützlich erweist. Zunächst wird ein aktuelles Beispiel einer ereignisabhängigen Veränderung im Essverhalten gesucht. Dann wird genau rekonstruiert, was zur Veränderung im Essverhalten geführt hat. Wie haben sich Emotionen, Gedanken und Verhalten in der Folge entwickelt? Auslöser sind z. B. Leistungsdruck, Streit, Langeweile, Einsamkeit.

Dann wird gemeinsam geschaut, wie man die Abfolge unterbrechen hätte können.

Problemlösestrategien

1. Problem muss so früh wie möglich identifiziert werden.
2. Es muss das Problem spezifiziert werden. Was ist der Kern, der behoben werden muss? Jedes Teilproblem muss für sich angegangen werden.
3. Es sollen alle erdenklichen Lösungsmöglichkeiten konstruiert werden.
4. Pro und Kontra der Lösungen werden abgewogen.
5. Die beste Lösung oder Lösungskombination wird ausgewählt.
6. Es wird die Lösung ausgeführt.
7. Es wird nachevaluiert, d.h. der Prozess des Problemlösens an sich. Umgang mit dem Problem.

Hausaufgaben:

Der Patient soll dann als Hausaufgabe die Problemlösefähigkeiten erproben.

Essanfallsanalyse

Der Therapeut erklärt, dass Essanfälle nicht aus dem Nichts entstehen, sondern Ergebnis eines längeren Prozesses sind.

Zunächst Nichteinhaltung von Ernährungsregeln mit Folge zeitweisen Kontrollverlustes. Auch Kontrollverlust durch Alkohol und die daraus resultierende Unfähigkeit, Essverhalten einzuschränken.

Mangelernährung

Infolge Nahrungsrestriktion entsteht ein physiologischer Druck zu essen. Äußere Ereignisse der negativen emotionalen Zustände als Auslöser.

Die Patientin soll dann überlegen, welcher der obigen vier Mechanismen den Essanfall auslöste.

Bei Nichteinhaltung von Ernährungsregeln: mit den bereits genannten Techniken strenge Ernährungsregeln aufweichen.

Umgang mit affektabhängigem Essverhalten
Manche Patienten sind empfindlich in Bezug auf emotionale Zustände. Affektintoleranz besteht meist für negative mentale Zustände, kann sich aber auch auf jede intensive Emotion beziehen. Patienten versuchen, diese durch Essanfälle, Erbrechen oder exzessiven Sport zu neutralisieren. Bei diesen Patienten muss auch die Affektintoleranz angegangen werden.

Identifizierung von Patienten mit Affektintoleranz
Fortbestehen bestimmter Essstörungssymptome trotz Behandlungsversuchen?

Essanfälle bestehen trotz regelmäßiger Ernährung, es kommt weiterhin zu Erbrechen oder zu exzessivem Sporttreiben.

Hinweise bekommt man, wenn man das Essverhalten detailliert durchgeht und fragt, ob Veränderungen Affektveränderungen vorausgingen. Ein weiterer Hinweis ist eine Vorgeschichte anderer Formen dysfunktionalen affektmodulierenden Verhaltens.

Zwei sind besonders wichtig:

- Selbstverletzung (sich schneiden, sich die Haut verbrennen, sich schlagen)
- Gebrauch von psychotropen Substanzen wie Alkohol und Marihuana

Auch intermittierende Alkoholexzesse sind ein wichtiger Hinweis.

Psychoedukation über Affektintoleranz
Der Therapeut rekonstruiert die Reihenfolge der Ereignisse und achtet auf auslösende Ereignisse, Gefühle, Gedanken, Verhaltensweisen.

Die Patienten sollen erkennen, dass jede Episode eine Sequenz von sich schnell weiter entwickelnden Schritten beinhaltet:

- Ein auslösendes Ereignis kommt zuerst, z. B. ein Streit am Telefon
- Bewertung der Ereignisse, z.B, Verstimmung (»Es ist nicht fair – immer beschuldigt er mich«)
- Negative Emotion, z. B. Ärger
- Bewertung der Affektänderung, gefolgt von schnellen kognitiv getriggerter Intensivierung der Emotion (»Ich kann wirklich nicht aushalten, mich so zu fühlen«)
- Dysfunktionales stimmungsmodulierendes Verhalten, die Patientin beginnt zu erbrechen oder sich selbst zu verletzen
- Unmittelbare Verbesserung der negativen Emotion, z. B. Verschwinden des Ärgers
- Spätere kognitive Bewertung, z.B: »Ich bin ein Versager. Ich habe absolut keine Kontrolle über mein Essverhalten« – Der Therapeut betont dann, dass dieses automatisierte Verhalten nicht hilfreich ist, die Patientin lernt so nicht, sich mit ihren Alltagsproblemen auseinanderzusetzen.

Verlangsamung des Verhaltens, Beobachtung und Analyse
Die Patientin soll nun versuchen, in ähnlicher Situation nach Auslösern aus der Situation zu gehen und diese schriftlich festzuhalten. Was ist passiert? Wie bewerte ich das Ereignis? Was fühle ich? Wie bewerte ich das Gefühl.

Interventionen:

- Auftreten von auslösenden Ereignissen: Vorbeugung durch proaktives Problemlösen
- Kognitive Bewertung der Ereignisse: Kognitive Restrukturierung und Verhaltensübungen
- Auftreten negativer Emotionen und deren Bewertung: Akzeptanz von Emotionen

Anwendung affektmodulierenden Verhaltens

Einübung von funktionalem affektmodulierendem Verhalten, Aufbau von Barrieren gegen dysfunktionales affektmodulierendes Verhalten.

Maßnahmen im Detail:

Proaktives Problemlösen

Immer sinnvoll, dient zur Verhinderung zu Affektintoleranz führenden Episoden.

Kognitive Umstrukturierung

Dient dazu, Schwarz-Weiß-Denken auszuschalten und negativen Bewertungen entgegenzuwirken.

Akzeptanz von Emotionen ist ein Sammelbegriff für folgende Punkte.

Psychoedukation zu Emotionen:

- Emotionen sind normaler Teil menschlichen Erlebens.
- Es ist normal, sich manchmal wütend oder schwach zu fühlen.
- Emotionen halten selten lange an.
- Es ist hilfreich zu wissen, in welcher Stimmung man gerade ist.

Affektgeleitetes Verhalten

- Es ist nicht notwendig, jedesmal auf Emotionen zu reagieren.
- Man kann sie einfach akzeptieren.
- Man kann eine Emotion auch »aussitzen« und beobachten, wie sie zunimmt und abnimmt.
- Dies entkräftet die Annahme, dass negative Emotionen sich zwangsläufig immer weiter verschlimmern.

Einüben von funktionalem affektmodulierendem Verhalten

- Der Therapeut übt mit der Patientin hilfreiche Methoden zur Emotionsveränderung ein.
- Man kann z. B. Musik verwenden, die geeignet ist, die Emotionen und Gedanken zu verändern.
- Kommunikation mit anderen, insbesondere Gespräche.
- Sportliche Betätigung, z. B. zügiges Gehen. Ein beruhigendes Bad nehmen.
- Kalt duschen. Ins Kino gehen, dann eher leichte Filme auswählen.
- Aufbau von Barrieren gegen dysfunktionales affektmodulierendes Verhalten: Psychotrope Substanzen, Rasierklingen oder Messer erst gar nicht im Haus behalten.
- Wert einfacher Interventionen sollte man nicht vergessen, wie z. B. das proaktive Problemlösen, den Gebrauch von Musik zur Affektmodulation oder den Einsatz von Stimuluskontrolle bei dysfunktionalem Verhalten.

CBT-E für untergewichtige Patienten

Die meisten Patienten mit Essstörung essen in einer Störungsphase zu wenig und sind untergewichtig. Die Patienten halten dies meist aber nicht lange aus, nehmen zu – infolge von Essanfällen.

Eine Minderheit behält aber aufgrund ihres Perfektionismus die extreme Kontrolle über ihr Essverhalten.

Wenn Patienten einen BMI von 17,5 oder weniger oder ein Körpergewicht von weniger als 85 % des zu erwartenden Gewichts haben, erfüllen sie die diagnostischen Kriterien für AN. Im Folgenden geht es darum, wie man die CBT-E verändern muss, um den Bedürfnissen untergewichtiger Patienten gerecht zu werden.

Mangelernährung: Diese Patienten haben ohne Ausnahme hypokalorische Ernährungsregeln.

Geringe Veränderungsmotivation: Viele Patienten betrachten Mangelernährung nicht als Problem. Sondern sie sehen dies als Beweis für ihre Willensstärke und Selbstkontrolle an. Deswegen muss die CBT-E adaptiert werden. Ohne Motivation hat die Therapie keinen Erfolg.

Bei Patienten mit BMI zwischen 15 und 17,5 wählt man eine Behandlungsdauer ca. 40 Wochen mit etwa 40 Sitzungen. Es erfolgen Sitzungen zweimal wöchentlich, bis eine kontinuierliche Gewichtszunahme zu verzeichnen ist, danach nur noch wöchentlich.

Die Behandlungsstrategie besteht aus folgenden Schritten:

- Gut starten, indem die Patientin für die Therapie gewonnen wird und anschließend aktiv an der Therapie beteiligt bleibt.
- Der Therapeut soll großes Interesse an der Patientin als Person und nicht nur an ihren Essgewohnheiten zeigen.
- Psychoedukation über psychische soziale und körperliche Auswirkungen des sehr geringen Gewichts.
- Erarbeitung eines individuellen Störungsmodells.
- Der Therapeut unterstützt die Patientin darin, Begeisterung für die Vorteile einer Genesung zu entwickeln.
- Der Therapeut sorgt dafür, dass die Patientin zu ihrer Entscheidung steht, und unterstützt bei der Zunahme, das dauert meist Monate und erfordert viel Ausdauer.
- Gleichzeitige Behandlung der anderen Merkmale der Essstörung, z.B. Überbewertung von Figur und Gewicht und des Körperkontrollverhaltens.
- Der Therapeut unterstützt die Patientin darin, eine neue Figur und ein neues Gewicht zu akzeptieren und beizubehalten.
- Guter Abschluss der Therapie.

Sitzung 1

Initiale Sitzung:

Motivation soll erzeugt werden, es wird betont, dass der Therapeut uneingeschränkt hinter der Patientin steht und nicht auf Seiten der Eltern, des Partners oder anderer.

Erfassung Art und Ausprägung aktueller Psychopathologie

Der Therapeut benennt die essstörungsspezifischen Symptome und die allgemeine Psychopathologie:

Er erwähnt ritualisiertes Essen, langsames Essen, Völlegefühl nach Aufnahme geringer Nahrungsmengen, Verwendung großer Mengen an Gewürzen, Horten von Essen, intensive kognitive Beschäftigung mit Essen, erhöhte Bedeutung von Lebensmitteln und Essen, z. B. Lesen von Rezeptbüchern, Sehen von Kochsendungen etc. (sogenannte altruistische Abtretung).

Neben den allgemein psychopathologischen Symptomen, die meistenteils denen der Depression ähneln, werden auch körperliche Symptome aufgeführt: Amenorrhö, Libidoverlust, schlechter Schlaf, Kälteempfindlichkeit, trockene Haut, Haarverlust, muskuläre Schwäche sowie Schwindelgefühle.

Aufklärung über Inhalt der Behandlung

Besprechung von Art und Stil der Behandlung, die praktische Umsetzung in Form von Anzahl und Frequenz der Behandlungssitzungen.

Das Wiegen innerhalb der Sitzung bei untergewichtigen Patienten in jeder Sitzung wird erwähnt. Diese engmaschige Beobachtung ist nötig, weil es sonst zu gefährlichen Gewichtsabnahmen kommen kann.

Einführung des Wiegens in der Sitzung

In jeder Sitzung wird die Patientin gewogen. Der Patientin wird mitgeteilt, dass sie sich nicht zu Hause wiegen soll.

Einführung und Selbstbeobachtung in Echtzeit
Findet in initialer Sitzung statt mit demselben Formblatt wie in der 20-Stunden-Version.

Vereinbarung von Hausaufgaben
Beginn der Verhaltensbeobachtung in Echtzeit und Verzicht auf Wiegen zu Hause. Die Patientin wird gebeten, auf einen sogenannten »Nächste-Schritte-Bogen« aufzuschreiben, was vereinbart wurde.

Sitzung zusammenfassen: Der Therapeut fasst den Inhalt zusammen, benennt Hausaufgaben und erinnert daran, dass die nächste Sitzung mit dem Wiegen beginnt.

Sitzung 2

Weiter hilft der Therapeut dabei, Motivation zu erzeugen.

Außerdem finden eine Besprechung der Essprotokolle, Psychoedukation über Auswirkungen von Untergewicht und Erstellung eines individuellen Störungsmodells auf dem Programm.

Die Sitzung besteht aus Therapeutischem Wiegen, der Besprechung der Protokolle, der Festlegung der Agenda und dem Durcharbeiten der Agenda, nämlich einer Bestandsaufnahme zur Einstellung der Patientin gegenüber der Behandlung. Auch individuelle Psychoedukation über Auswirkungen von Untergewicht, Erstellung eines gemeinsamen Störungsmodells. Dann Zusammenfassung der Sitzung und Bestätigung der vereinbarten Hausaufgaben.

Wiegen innerhalb der Sitzung
Der Therapeut informiert die Patientin über ihr aktuelles Gewicht, und wie es vom Soll abweicht.

Vermittlung, wie wichtig es ist, Basics zu lernen über Gewicht und Gewichtsregulation, Gewichtsfluktuation, Kontrolle des Gewichts oder Vermeidung der Auseinandersetzung mit dem Gewicht.

Weitere Themen: Protokolle besprechen, Agenda festlegen, Einstellung der Patientin gegenüber der Behandlung erfragen.

Der Therapeut zeigt Interesse an der Patientin als Person. Es empfiehlt sich also, nicht nur Interesse an Essgewohnheiten zu zeigen. So sollen insbesondere Einschränkungen im psychosozialen Bereich aufgedeckt werden, z. B. ob sie glücklich ist, sie Freunde hat.

Individuelle Psychoedukation über Auswirkungen von Untergewicht

Der Therapeut teilt den aktuellen BMI mit. Er ordnet den BMI ein – in Richtung, ob es sich etwa um bedeutsames Untergewicht handelt, Untergewicht oder nur niedriges Gewicht.

Er klärt die Patientin über sekundäre Auswirkungen von Untergewicht auf.

Der Therapeut fragt zudem, welche sekundäre Auswirkungen von Untergewicht die Patientin bei sich sieht.

Das Handout wird durchgegangen.

Dann werden Implikationen dieser Infos diskutiert, z. B. dass viele Symptome einfach mit dem niedrigen Gewicht zusammenhängen. Es wird festgehalten, dass manche sekundäre Auswirkungen zur Aufrechterhaltung der Problematik beitragen. Und dass auch sekundäre Auswirkungen sich mit erfolgter Gewichtszunahme auflösen.

Das Patienten-Handout umfasst vor allem Infos darüber, wie auch das Denken negativ beeinflusst wird, dass man schlechter Entscheidungen treffen kann, man sich auch deswegen nicht konzentrieren kann, weil man sich gedanklich ständig mit Nahrungsmittelfragen ablenkt.

Das Gefühlsleben werde beeinträchtigt durch eine daraus resultierende depressive Stimmung und erhöhte Reizbarkeit.

Auch das Verhalten wird kompromittiert, z. B. werden erhöhte Zwanghaftigkeit, Inflexibilität der Verhaltensabläufe, Sauberkeit und Ordnung zu wichtig.

Des Weiteren zeigen sich Auswirkungen auf die zwischenmenschlichen Beziehungen, sodass sich die Betroffenen aus den Kontakten zurückziehen. Es zeigen sich zahlreiche körperliche Folgen, die schon extensiv in diesem Buch besprochen wurden.

Die Patientinnen zeigen z. T. nicht ihre wahre Persönlichkeit, sondern diese wird durch die Auswirkungen des Untergewichts überdeckt. Einige Schäden sind langfristig gefährlich, wie die Auswirkungen auf Herz, Kreislauf und Knochen.

Diese führen in einen Teufelskreis, die das Essproblem verfestigen: das ständige Denken an Nahrungsmittel und Essen sowie das Festhalten an festgelegten Ritualen.

Individuelles Störungsmodell erstellen

Hier soll besonders festgehalten werden, wie Folgen des Untergewichts zur Aufrechterhaltung des Essproblems beitragen.

So ziehen sich die Patientinnen meist aus Kontakten zurück.

Die Patientinnen können dadurch keine neuen positiven Erfahrungen machen, sie bekommen nicht mit, wie ungewöhnlich und schädlich ihr Lebensstil ist.

Ambivalenz/Unentschlossenheit: Die Patientinnen können sich kaum noch für oder gegen etwas entscheiden.

Es besteht ein erhöhter Bedarf nach gleichmäßigen Abläufen. Auch dies behindert den notwendigen Veränderungsprozess.

Ständiger Hunger: Die Patientinnen haben ständig Hunger, fehlinterpretieren ihr Verhalten als Gier, wollen dadurch ihr rigides Kontrollverhalten noch erhöhen. Ständiger Hunger und Symptome von Mangelernährung wirkt verstärkend, wird als Beweis für erfolgreiche Kontrolle des Essverhaltens seitens der Patientinnen gesehen.

Sobald ein Störungsmodell erstellt ist, diskutiert man Implikationen für die Behandlung.

Wichtig ist es vor allem, dass die Patientin aufhört, sich restriktiv zu ernähren, und dass sie an Gewicht zunimmt.

Ab der zweiten Sitzung werden die jeweiligen Gewichtsdaten in eine Gewichtsverlaufskurve eingetragen. Die Patientinnen sollten dann auch das Gewicht und BMI kennen, der erforderlich ist, um frei von negativen Auswirkungen zu sein. Das ist ein BMI zwischen 19 und 19,9. Schön wäre wohl ein höheres Gewicht, dies ist aber oft unrealistisch zu erreichen. Schon ein Gewicht zwischen BMI 19 und 19,9 zu erreichen und zu halten ist oft extrem schwer.

Psychoedukation zu Esssproblemen
Einführung in das regelmäßige Essen

Man soll nicht empfehlen, mehr zu essen, sondern lieber die Patientin beim Erstellen einer regelmäßigen Mahlzeitenstruktur anleiten.

Häufig versuchen die Patientinnen z. B. Mahlzeiten hinauszuzögern. Regelmäßiges Essen vermindert das Völlegefühl, und die ständige gedankliche Beschäftigung mit dem Essen lässt nach.

Bei untergewichtigen Patientinnen sollten drei Mahlzeiten und drei Zwischenmahlzeiten vorhanden sein, nach dem Muster: Frühstück, Zwischenmahlzeit, Mittagessen, Zwischenmahlzeit, Abendessen, Zwischenmahlzeit.

Unterstützung bei der Entscheidung zur Verhaltensänderung

Ziel ist es, die Patientinnen dazu zu bewegen, selbst zunehmen zu wollen, anstatt es ihnen zu oktroyieren, weil das meist nicht viel einbringt.

Die Strategie besteht aus folgenden fünf Punkten:

- Erstellen einer aktuellen Liste zu Vor und Nachteilen einer Verhaltensänderung in einer Sitzung
- Erstellen einer Liste zu Vor- und Nachteilen für die Zukunft
- Erstellen einer Liste mit Schlussfolgerungen
- Den Patientinnen helfen, die Implikationen dieser Schlussfolgerungen herauszufinden
- Den Sprung zur Veränderung wagen

Phase 2: Einschätzung des bisherigen Fortschritts

Nach vier Wochen Evaluation sollte man sich fragen: Wie sehr arbeitet die Patientin noch mit? Die Motivationslage kann immer wieder brüchig sein.

Umgang mit Mangelernährung und Gewichtszunahme

Zunächst ist Psychoedukation über die erforderliche Gewichtszunahme erforderlich: Der Prozess der Gewichtszunahme besteht aus zwei Phasen, nämlich einer Phase der Gewichtszunahme und einer Stabilisierungsphase.

In erster Phase ist das Ziel ein BMI um etwa 20. Es erfolgt keine Festlegung auf bestimmtes Gewicht.

Stabilisierungsphase: Lernen das Gewicht beizubehalten (zwischen BMI 19 und 19,9). Diese Erhaltungsphase dauert etwa 6–8 Wochen.

Fallbeispiel

Ich war selbst einst vorübergehend bei einem kommerziellen Gewichtsabnahmeprogramm. Hierbei war essgestörtes Verhalten – in welcher Gruppe ich auch immer war – an der Tagesordnung. Die Patienten kamen in einen Sog der Abnahme, statt 300–500 g Abnahme waren manche mit 1,2 kg Gewichtsabnahme pro Woche immer noch nicht nicht zufrieden. Überall wurde darüber nachgedacht, wo man noch besser Nahrung einsparen konnte etc. Es war gleichsam ein Sammelbecken essgestörter Patienten.

Im Grunde wurde hier restriktives Essverhalten noch gefördert. Nach dem Wiegen wurde als Belohnung an einem Ort nahe der Gruppenstunde (als man die Restriktion nicht mehr aushalten konnte) beim Italiener Pizza gegessen, wohl als Akt der Autonomie. Als ich die Gruppenleiterin darauf hinwies, dass ein Großteil des Verhaltens hier wohl nur der Verfestigung essgestörten Verhaltens diene, reagierte sie gekränkt und wies mich öffentlich in einem kommerziellen Online-Forum zurecht. Die damit verbundene narzisstische Kränkung motivierte mich dazu, die Gruppe alsbald zu wechseln.

Die Patienten haben bei einer Gewichtszunahme oft Angst, die Kontrolle zu verlieren und dass das Gewicht unkontrolliert in die Höhe schießt, was aber nie geschieht – ähnlich dem Panikstörung-Patienten, der denkt, dass er letztlich tot umfällt in der Panikattacke, was auch höchst selten geschieht.

Eine Gewichtszunahme von 0,5 kg pro Woche ist bei ambulanter Therapie optimal, der Patient muss pro Tag 500 kcal aufnehmen, d. h. ca. 3500 kcal pro Woche und zusätzlich zu dem, was er gegenwärtig konsumiert.

Es kann passieren, dass der Patient in den ersten zwei Wochen mehr zunimmt als erwartet, dies liegt an der Rehydratation, was die Patienten oft erschreckt.

Psychologie der Gewichtszunahme

Die Gewichtszunahme erfordert eine mehrmonatige Anstrengung. Vorteile ergeben sich erst, wenn ein BMI von 19 und mehr erreicht wird. Eine teilweise Zunahme hingegen bringt nicht allzu viel ein.

Errechnen des BMI und der Gewichtsziele

Zwischen den Sitzungen errechnet der Therapeut das Zielgewicht der Patienten, das einem BMI von 20 entspricht, und welche Zunahme nötig ist, um den BMI zu erreichen.

Es wird eine Linie in die Gewichtskurve für eine durchschnittliche Zunahme von 0,5 kg pro Woche eingezeichnet.

Wie man letztlich an Gewicht zunimmt

- Aufnahme von mehr Energie in Form von Nahrungsmittel und Getränken
- Größere Mengen essen
- Häufiger essen
- Veränderung der Nahrungsmittelauswahl in Richtung auf energiereichere Lebensmittel und Getränke

- Aufhören zu erbrechen
- Essgelegenheiten nutzen, Mahlzeiten auf andere Personen abstimmen, häufiger dann essen, wenn andere auch etwas essen
- Reduktion des Aktivitätsniveaus
- Verwendung energiereicher Zusatznahrung
- Der Therapeut bittet die Patienten, selbst zu erarbeiten, wie die Energiezufuhr steigerbar (soll 500 kcal pro Tag zusätzlich essen) ist
- Die Zunahme muss realistisch sein
- Vor allem muss enthalten sein der Konsum energiereicherer Lebensmittel und die Vermeidung von Diätlebensmitteln enthalten sein
- Meist glaubt die Patientin, zugenommen zu haben, hat dann aber doch nur wenig Fortschritte gemacht
- Manchmal ist es sinnvoll, Fertignahrungsmittel zu ergänzen
- Zu Unterstützung kann eine Liste von Lebensmitteln mit > 500 kcal erstellt werden
- Meist am Anfang gute Zunahme, später weniger, die Patientin hält sich oft nicht an den Plan oder steigert das Aktivitätsniveau

Anwendung von Trinknahrung

Dies ist empfehlenswert, wenn umsichtig eingesetzt. Die Patientin muss sich dann nicht überessen – trotz zusätzlicher Menge.

Die Patientin lehnt mit dem irrationalen Grunde ab, das sei doch alles künstlich und ungesund. Es stimmt aber nicht, weil diese Päckchen für Patienten mit körperlichen Erkrankungen entwickelt wurden und üblicherweise gut kontrolliert sind. Extremes Untergewicht hingegen ist tatsächlich extrem ungesund.

Trinknahrung oft 250 kcal pro Packung zusätzlich. Zwei Mahlzeiten am Tag halten das Gewicht stabil. Trinknahrung ist sehr sättigend, sollte man lieber erst nach dem Essen konsumieren. Falls täglich zwei Trinknahrung Packungen konsumiert werden, sollte man pro Woche 0,5 kg zunehmen. Falls nicht, nimmt die Patienst sonst nicht genug auf – vermutlich meist aus Angst vor rapidem

Anstieg des Gewichts. Die Gewichtsphobie ist eben das Charakteristische für diese Erkrankungen.

Aufrechterhaltung der Motivation
Es ist immer wieder schwierig, diese zu erzeugen. Sorgen der Patienten werden ernst genommen und in ihren kurzfristigen wie langfristigen Auswirkungen betrachtet.

Der Therapeut betont, dass sich Patienten im Grunde 6-mal am Tag entscheiden müssen, ob sie gesund werden möchten oder nicht.

Sorgen soll die Patienten im Gewichtsprotokoll verzeichnen.

Patienten mit BMI zwischen 17,5 und 19
Oft ist es hier wichtig, Angehörige einzubeziehen – insbesondere bei jugendlichen Patienten –, sie sollen das Team bei der Genesung unterstützen. Die Bezugspersonen können unterstützen, indem sie der Patientin adäquate Lebensmittel und Getränke bringen, obwohl das autonomietechnisch natürlich ein Problem ist.

Abschluss der Behandlung

Am Ende geht es darum, das Gewicht zu stabilisieren und Rückfälle zu vermeiden. Rückfälle begünstigende Muster müssen erkannt werden, wie das Hinauszögern oder Auslassen von Mahlzeiten u. a.

Ein BMI zwischen 19 und 19,9 ist und bleibt das Ziel, um den Rückfall in ein kritisches Gewicht zu stoppen. Ein Hauptziel ist es, den Fortschritt auch nach Beendigung der Therapie aufrechtzuerhalten und das Rückfallrisiko zu minimieren.

In den meisten Fällen sollte die Therapie wie geplant beendet werden.

Wenn die grundsätzlichen Mechanismen der Essstörung bewältigt sind, wird es auch nach Behandlungsende weitere Fortschritte geben. Es sollen vor allem die aufrechterhaltenden Mechanismen durchbrochen werden. Es sollte dann auch ein individualisierter

Kurzzeitplan erstellt werden, z. B. soll geübt werden, bisher vermiedene Nahrungsmittel zu essen, üben, in Gemeinschaft unbekannte Speisen zu essen, oder es soll weiter der Verdrängung anderer Lebensbereiche entgegengewirkt werden, Patienten soll weiter Aktivitäten üben, Kontrollverhalten soll weiter vermindert werden, Körperexpositionen können geübt werden. Auch Üben von Problemlöseverhalten etc.

Beendigung der Behandlungstechniken
Das Führen von Selbstbeobachtungprotokollen sollten etwa zwei Sitzungen vor Behandlungsende gestoppt werden, da es nicht realistisch ist, dies ewig weiterzuführen.

Therapeutisches Wiegen
Die Patientin wiegt sich schließlich auch selbst zu Hause. Dies soll wöchentlich an einem festgelegten Tag stattfinden.

Rückfallrisiko langfristig minimieren
Weiterführende Strategien und Vorgehensweisen identifizieren: Patientinnen sollen dies selbst herausfinden, z. B. regelmäßige Mahlzeiten, nur wöchentliches Wiegen, Analyse von Essanfällen etc.

Realistische Erwartungen: Die Patientinnen sollen nicht überoptimistisch sein, sondern natürlich können Essprobleme wieder auftreten, meist als Reaktion auf schwierige Lebenssituationen.

Zwischen Ausrutschern und Rückfällen sollte man unterscheiden: Es kann auch mal einen Rückschritt geben, dies ist dann ein Ausrutscher, und man muss nicht gleich alle Erfolge katastrophisierend in Zweifel stellen.

Auffrischungssitzung nach Behandlungsende: Eine Auffrischungssitzung kann nach ca. 20 Wochen erfolgen, so bleibt klar, dass die Therapie beendet ist, andererseits ist die Pause auch nicht zu lang. Hier soll der aktuelle Stand und der Bedarf nach weiterer Therapie erfasst werden, auch mithilfe von Essstörungsfragebögen wie dem EDE-Q. Auch wird noch einmal der Aufrechterhaltungsplan überprüft und das wöchentliche Wiegen besprochen. Derer Umgang mit Rückschritten soll besprochen werden, und man soll den langfristigen Aufrechterhaltungsplan prüfen.

Lange CBT-E-Form für Patienten mit Perfektionismus, Selbstwert- und zwischenmenschlichen Problemen

Nun wird die lange Form der CBT-E beschrieben:

Diese wurde entworfen für Patienten, die neben der zentralen Psychopathologie weitere Mechanismen haben, die die Störung aufrechterhalten.

Entscheidung für Langversion

Wurde für Patienten mit übergezogenem Perfektionismus, Selbstwert- und zwischenmenschlichen Problemen entwickelt.

Anwendung der langen CBT-E-Version:

Sie umfasst drei Abschnitte. Im ersten Abschnitt wird entschieden, welche der drei zusätzlichen Mechanismen behandelt werden. Im zweiten Abschnitt behandelt der Therapeut die identifizierten externalen Mechanismen. Gleichzeitig behandelt er die zentralen Mechanismen in Phase 3.

In Sitzungen von 50 Minuten werden 15 Minuten pro Sitzung für externe aufrechterhaltende Mechanismen verwendet.

Der dritte Abschnitt der langen CBT-E findet in Phase 4 der Behandlung statt.

Der Therapeut fügt Elemente aus zusätzlichen Modulen von Phase 3 in den Plan zur Aufrechterhaltung des therapeutischen Erfolgs ein. Die drei zusätzlichen Module werden im Folgenden beschrieben.

Perfektionismus

Perfektionismus besteht schon vor Beginn der Essstörung. Extreme Ausprägungen werden als klinischer Perfektionismus bezeichnet (Fairburn et al. 2003). Zentral ist die Überbewertung von Leistung und Erfolg. Falls diese Patienten auch eine Essstörung haben, wenden sie diesen Standard auch auf Essverhalten Gewicht und Figur an, halten strikt Diät, treiben exzessiv Sport und kontrollieren den Körper.

Oft gibt es eine geringe Bedeutung anderer Lebensbereiche, die Patienten zeigen extreme Rigidität beim Verfolgen hoher Standards.

Falls das Ziel erreicht ist, werden die Erfolge abgewertet und sich neue höhere Standards gesetzt. Auch wird ständig die eigene Leistung bewertet und kontrolliert. Es besteht die Angst, auch dem eigenen Standard nicht gerecht zu werden.

Indikation für das Modul

Zeigt sich schon bei Aufzeichnung im Essprotokoll, die Patienten sind superdetailliert bei ihren Aufzeichnungen und weiter rigide im Essverhalten.

Behandlungsstrategie

Das System der Selbstbewertung der Patientin kann z. B. mittels eines Tortendiagramms dargestellt werden, wo sich dann zeigen kann, dass die Patientin sich in zahlreichen Lebensbereichen ständig selbst bewertet.

Es wird dann der Patientin gespiegelt, dass die Bewertung der eigenen Person auf Grundlage von Leistung und Erfolg zu einem anstrengenden, getriebenen Leben führt – mit wenig Spontaneität und Vergnügen.

Die Wichtigkeit, über andere Bereiche den Selbstwert zu steigern

Der Therapeut ermutigt die Patientin, z. B. an Aktivitäten »nur zum Spaß« teilzunehmen, was den Patientinnen meist nicht leichtfällt. Sie sollen lernen, sich mit Dingen zu beschäftigen, die nicht nur etwas mit Leistung zu tun haben, was für die Patientinnen meist schwer auszuhalten ist. Nun sollen sie Bücher und Zeitungen nur so zum Spaß lesen, sich mit Freunden treffen oder Musik hören.

Umgang mit Zielen und Leistungsorientierung

Patientinnen mit Perfektionismus wollen hart arbeiten und können es nicht ertragen, Zeit zu verschwenden. Dennoch bringen sie nicht die Optimalleistung, weil sie allzu häufig erschöpft sind. Diese können davon profitieren, wenn sie sich weniger stark anstrengen.

Der Therapeut erklärt, dass es mitunter langfristig größere Erfolge bringen kann, wenn man geringere Leistungen akzeptiert.

Umgang mit Leistungskontrolle

Der Patient spricht über Kontrollverhalten in allen Lebensbereichen, die vom Perfektionismus betroffen sind, nicht nur in puncto Gewicht, Figur und Kontrolle des Essverhaltens. Die Ausdrucksformen des Perfektionismus in allen Lebensbereichen sollte man besprechen. Man sollte zwei Zeiträume von jeweils 24 Stunden protokollieren, einen Arbeitstag und einen arbeitsfreien Tag. Dann sollten die Konsequenzen des Verhaltens besprochen werden. Kontrollverhalten wird generell angetrieben von Versagensangst. Die Patientin legt den Fokus darauf, was sie nicht erreicht hat, und nicht darauf, was sie schon erreicht hat. Der Therapeut exploriert, ob weitere ungünstige Auswirkungen, wie Einschränkungen der Produktivität durch wiederholtes Kontrollieren, zu verzeichnen sind.

Kontrollverhalten soll dann in zwei Gruppen aufgeteilt werden: eine Gruppe das was gestoppt werden sollte wie heimlicher Vergleich mit anderen, und in eine zweite Gruppe, das was verändert werden sollte wie ständiges Überbetonen der eigenen Arbeitsleistung.

Ein wichtiges Problem ist der wirkliche Vergleich mit anderen Menschen mit Spitzenleistungen (immer nur mit Spitzenathleten, Spitzenkoch etc.).

Umgang mit Vermeidungsverhalten

Patienten zeigen oft ein Vermeidungsverhalten: Sie vermeiden, die eigene Leistung zu überprüfen, gehen aber vom schlimmsten Fall aus, vermeiden z. B. Sportwettbewerbe oder gehen nicht zu Vorstellungsgesprächen.

Der Therapeut unterstützt so die Patienten, die eigene Leistung angemessener zu betrachten, zweitens eine Balance herzustellen zwischen unmittelbaren und langfristigen Vor- und Nachteilen, die sich aus Situationen, in denen Leistung bewertet wird, ergeben.

Auswirkungen kognitiv-behavioraler Interventionen

Dies hat positive Effekte, die Therapeuten thematisieren auch perfektionistisches Verhalten im Umgang mit der Therapie.

Ursprung der Überbewertung explorieren

Dann muss exploriert werden, wie dies entstanden ist: Perfektionismus in der Familie, familiäre Werte hinsichtlich Leistung und Erfolg, frühe Erfolge und Misserfolge, Verhalten anderer und die Erziehung.

Geringerer Selbstwert

Viele Essstörungen gehen mit einem geringen Selbstwertgefühl einher. Je geringer der Selbstwert, desto schlechter der Therapieerfolg. Dies wird aber oft besser ohne explizite Thematisierung, wenn die Essstörung behandelt wird.

Aber einige Patienten haben ein extrem geringes Selbstwertgefühl. Diese Patienten kontrollieren sich noch mehr als andere, um wenigstens darüber etwas den Selbstwert zu stabilisieren. Oder sie sehen alles bei sich negativ. Bei diesen Patienten muss es dennoch thematisiert werden. Sie halten sich für wertlos und nutzlos, dumm, nicht liebenswert und halten sich für Versager.

Die Behandlung niedrigen Selbstwerts erfolgt entweder direkt durch KVT-Techniken oder indirekt durch Verbesserung des interpersonellen Funktionsniveaus.

Behandlungsstrategien und Behandlungstechniken

Zunächst erfolgt Psychoedukation über die die Krankheit aufrechterhaltenden Prozesse. Dann erfolgt die Analyse der kognitiven Prozesse, die die Selbstabwertung aufrechterhalten. Außerdem soll man neue lohnende Aspekte im Leben finden und daran arbeiten. Überdies kann man die Lebensgeschichte im Rückblick betrachten und explorieren, wie die negative Selbstbewertung entstanden ist. Dann erfolgt das gemeinsame Erarbeiten besserer Selbstbewertung.

Individualisierte Psychoedukation

Der Therapeut erklärt, dass Personen mit geringem Selbstwert sich und die Welt extrem kritisch sehen, andere Sichtweisen werden nicht wahrgenommen oder akzeptiert. Oft ergibt sich eine dysfunktionale Selbstbewertung, sodass der Patient versucht, kompensatorisch extrem hohe Leistungen zu bringen, was dann dazu führt, dass der hohe Standard kaum gehalten werden kann. Er fühlt sich dann als Versager, außerdem zeigt sich eine kognitive Verzerrung.

Dadurch werden vermeintliche Fehler verallgemeinert, das Gefühl, ein Versager zu sein, wird verfestigt.

Abwertung positiver Eigenschaften
Es besteht ein Bias, die negativen Eigenschaften werden klar, die positiven kaum gesehen. Daher ist die Identifizierung positiver Eigenschaften wichtig.

Selektive Aufmerksamkeit Patienten lenken Aufmerksamkeit auf Informationen, die mit negativer Selbstbewertung einhergehen. Sie folgen den Regeln, wer Anzeichen für Versagen sucht, findet auch welches. Und wer Anzeichen für »Fettsein« sucht, findet sie auch. Die Patienten sollen lernen, ihre Wahrnehmung zu erweitern.

Zweierlei Maß Patienten wenden hohe Standards auf sich an, aber mildere auf andere. Der Therapeut unterstützt die Patienten dabei, dies wahrzunehmen.

Übergeneralisierung Jedes Ereignis, bei dem kein Erfolg auftritt, wird als Versagen wahrgenommen. Dies wird dann noch verallgemeinert. Die Patientin soll herausfinden, was sie üblicherweise in solchen Situationen denkt. Dann soll in Echtzeit geübt werden, dies abzulegen.

Dichotomes Denken Denkweisen à la »Wenn ich nicht stark bin, bin ich also schwach«. Auch dies wird systematisch hinterfragt.

Dysfunktionale Überzeugungen Diese sind bei Patienten mit geringem Selbstwert häufig. »Ich muss in allem gut sein, um etwas wert zu sein.« Dies wird mit den Standardtechniken der KVT analysiert (kritische Überprüfung, kognitive Umstrukturierung, Verhaltensanalyse).

Ursprung des geringen Selbstwertes explorieren Es lohnt sich, die Lebensgeschichte genau anzusehen. Dafür sollte eine Sitzung angesetzt werden. Beispielsweise herrschte ein geringer Selbstwert in der Familie. Es gibt viele ungünstige familiäre Umgebung mit Mangel an Zuneigung und Wärme, mit häufiger Kritik, starker Kontrolle, hoher Disziplin, Zurückweisung und Mangel an Vorsehbarkeit, aber auch negativen Erfahrungen, wie Missbrauch, Hänseleien, Mobbing, Mangel an Stabilität oder Mangel an Freunde.

Diese Situationen sollen nachevaluiert werden. Mit Unterstützung des Therapeuten sollen die Ereignisse erneut betrachtet und hinterfragt und eine neue Bewertung entwickelt werden.

Ausgewogene Selbstbeurteilung erreichen

Anschließend unterstützt der Therapeut die Patientin, eine positivere und ausgewogenere Sicht von sich selbst zu formulieren. Er soll helfen, dass die Patientin eine realistischere Einschätzung der Persönlichkeit erhält.

Neues Ziel sollte Akzeptanz sein (Balance zwischen Akzeptanz und Verhaltensänderung). Man kann bestimmte Dinge innerhalb bestimmter Grenzen verbessern, wie Essverhalten oder Selbstbewertung. Manches kann man aber nicht ändern, z. B. Körperbau, Körpergröße, vergangene Traumata. Manche Dinge kann man nur geringfügig ändern, wie eigenes Gewicht, die eigene Familie. Nicht Veränderbares ist zu akzeptieren. Dies ist auch ein Zeichen von Stärke und Selbstbewusstsein (Wilson 2004).

Stattdessen soll man neues Verhalten einüben, z. B. mit anderen auch über kleine Erfolge reden, andere um Hilfe bitten, sich mit unangemessener Kritik auseinandersetzen, sich auf eine neue Arbeitsstelle bewerben etc.

Zwischenmenschliche Probleme

Bei einigen Patienten gibt es interpersonelle Probleme, hier beeinflussen sich gegenseitig die negative Essstörung und die Beziehungsgestaltung, man muss dann beides angehen (Fairburn et al. 2003).

Interpersonelle Probleme können zu verstärktem Diätverhalten oder Nahrungsverweigerung führen. Dies kann auch ein Auslöser für Essanfälle, Erbrechen, Laxantienmissbrauch oder exzessiven Sport sein.

Manches kann durch proaktives Problemlösen behandelt werden. Falls aber grundlegendes Thema, muss es eigenständig in der Therapie fokussiert werden.

Vorgehen

Das Modul zwischenmenschliche Probleme soll einerseits Beziehungsprobleme lösen, andererseits auch allgemeine interpersonelle Fähigkeiten der Patienten stärken.

Die CBT-E hilft sich durch Einbeziehung von Methoden der IPT (Interpersonellen Psychotherapie). Letztere wurde ursprünglich als Kurzzeittherapie für Depression entwickelt (Klerman 1984).

Wegen prozessualer Unterschiede kann man CBT und IPT nicht in einem Verfahren kombinieren, aber diese können durchaus nebeneinander existieren.

Interpersonelle Psychotherapie (IPT)

Dies sind 12–16 Einheiten wöchentlich ambulanter Einzeltherapie von 50 Minuten pro Sitzung und ist in drei Phasen gegliedert (Weissman et al. 2009).

Der Therapeut zeigt aktives, nichtdirektives Verhalten. Die Patientin wird unterstützt, die Probleme zu explorieren und Wege zu finden. Der Therapeut soll immer wieder interpersonelle Probleme fokussieren und zum Nachdenken motivieren und Klärungsprozesse ermöglichen.

Er deutet auf Widersprüche hin, hilft, die Kommunikation zu analysieren, und hebt Probleme hervor, die übersehen wurden, nimmt aber keine eigentlichen Deutungen im analytischen Sinn vor. Auf die therapeutische Beziehung wird nur selten eingegangen. Primärer Fokus ist der zwischenmenschliche Problembereich in Gegenwart und Zukunft.

Durchführung des interpersonellen Moduls

Der Therapeut muss in IPT sicher ausgebildet sein. Er muss sich auch des unterschiedlichen theoretischen Backgrounds bewusst sein. IPT und CBT sollten klar voneinander getrennt sein.

Instrumentelle Fertigkeiten

Interpersonelle Bereiche (Soziales Kompetenztraining), Vermittlung von Kommunikationsstrategien, Vermittlung von Problemlösefertigkeiten, Fokussierung von Konfliktmanagement sollte man üben.

Auch werden Rollenspiele durchgeführt, z. B. Gefühle benennen, Interessen durchsetzen (Hinsch & Pfingsten 2008; Schulz von Thun 2018) sowie Fertigkeitentraining wie Genießen und Entspannen (Lutz 1983).

Zusatznahrung und Zwangsernährung

Falls Gewichtszunahme auf normalem Weg nicht möglich ist, sollte hochkalorische Zusatznahrung gegeben oder invasive Maßnahmen wie Sondenernährung vorgenommen werden.

Hier geht es nur um die Gewichtszunahme, dies muss immer psychotherapeutisch begleitet werden. Die Belohnung der Zielerreichung ist sehr wichtig, eine individuelle Verstärkerfestlegung. Verwöhnende Tätigkeiten sind angemessen, so das Gönnen eines Buches, von Kleidung oder Parfüm, oder stationäre Restriktionslockerungen, Besuchserlaubnisse, Ausgang am Wochenende. Falls dies alles nicht gelingt, ist Zwangsernährung beim Richter zu erwirken, was allerdings ethisch umstritten ist (MacDonald 2002). Zwangsernährung ist nur bei lebensbedrohlichem Zustand mit richterlicher Anordnung bzw. Genehmigung möglich.

Stationäre CBT-E

Indikation: Geringes Ansprechen auf ambulante Therapie.

Diese Form ist angemessen bei Patienten mit extrem niedrigem Gewicht, schnellem Gewichtsverlust und deutlichen medizinischen Komplikationen wie ausgeprägten Ödemen, Störungen des Elektrolythaushalts und/oder Hypoglykämie.

Hohes Suizidrisiko und ernste interpersonelle Probleme sind weitere Indikationen. Nicht geeignet sind Patienten mit täglichem Substanzgebrauch und Psychosen.

Identisch bei stationärer und Standard-DBT-E: Therapie ist für alle Formen von Essstörungen zu gebrauchen, die Form hängt von den aktuellen psychopathologischen Symptomen und den aufrechterhaltenden Prozessen ab.

Unterschiede

Stationäre Versionen wurden für erwachsene und adoleszente Patienten entwickelt. Diese wurden zunächst stationär, dann in der Tagesklinik (TK) behandelt. Die Behandlung findet in einem multiprofessionellen Team statt, es existiert Essensbegleitung. Einiges wird in Gruppen vermittelt. Für sehr junge Patienten gibt es ein Familientherapiemodul. Therapieziel ist, die Patienten in einen Zustand zu bringen, von dem sie aus ambulant weiterbehandelt werden können.

Vorbereitung auf die Aufnahme

Zunächst findet die Vorbereitung auf die Aufnahme in zwei Therapiesitzungen statt:

- Diagnostik der Essstörung und Erhebung des psychiatrischen Status
- Befunderhebung zum körperlichen Zustand der Patientin
- Aktive Einbindung in die Therapie

- Psychoedukation zu Essstörungen und Erstellung eines Störungsmodells
- Info zu stationärer Therapie CBT-E (Ziele, Dauer, Organisation, Vorgehensweisen, Auswirkungen)
- Einbeziehung wichtiger Bezugspersonen

Der Therapeut lädt Bezugspersonen zu bis zu drei 30-minütigen Sitzungen ein. Er unterstreicht, dass die Entscheidung zur Therapie durch die Patienten erfolgen muss. Er lädt aber alle Anwender ein, Vor- und Nachteile gemeinsam zu erwägen.

Am Ende der vorbereiteten Sitzung bittet der Therapeut die Patientin zu drei Hausaufgaben: Vor- und Nachteile des stationären Aufenthalts bedenken, eine Infobroschüre zur stationären CBT zu lesen, auftauchende Fragen notieren.

Die zweite Sitzung findet dann etwa eine Woche nach der ersten statt. Vor- und Nachteile werden gemeinsam besprochen. Falls sie interessiert ist, kommt die Patientin auf eine Warteliste (bis zu sechs Wochen).

Phasen stationärer CBT-E

Die Therapie dauert 20 Wochen. Stationäre Behandlung umfasst 13 Wochen. Danach TK für 7 Wochen.

CBT-E erfolgt in vier Phasen:

Phase 1 (1.–4. Woche) Fokus auf Motivation und Psychoedukation

Phase 2 (5. und 6. Woche) Rückblick auf Fortschritte und Identifizierung von Faktoren, die die Verhaltensänderungen behindern. Auch Erfassung aufrechterhaltender Mechanismen, wie Affektintoleranz, Perfektionismus, geringer Selbstwert, zwischenmenschliche Schwierigkeiten.

Phase 3 (7.–17. Woche) Behandlung der Überbewertung der Kontrolle von Essverhalten, Figur und Gewicht, Vermeidung von Lebensmitteln und weitere Ernährungsregeln. Ggf. erweiterte Module der CBT anwenden. In dieser Phase erreichen die meisten den Ziel-BMI-Bereich und üben die Aufrechterhaltung eines normalen Gewichts.

Phase 4 (18.–20. Woche) Individuelles Störungsmodell aktualisieren. Auf dieser Grundlage plant der Therapeut die ambulante CBT-E.

Spezifische Therapietechniken

Beteiligung von mehr als einem Therapeuten:

Die Patientin hat vier Therapeuten, nämlich einen Ernährungsberater, einen Psychologen, einen Arzt und einen Ko-Therapeuten vom Pflegepersonal.

Der Ernährungsberater kümmert sich um Essverhalten und Gewicht, der Psychologe um die kognitiven Aspekte der CBT-E, besonders die Modifikation der Überbewertung von Essen, Figur, Gewicht. Der Arzt ist für die Medikation zuständig. Der Ko-Therapeut leitet den täglichen Ablauf auf der Station und wiegt.

Beobachtung von Gewicht und Essverhalten

Wird in den ersten acht Wochen durch den Ko-Therapeuten erfasst. Die Waage ist in 0,5-kg-Schritten skaliert, sodass keine Fixierung auf winzige Gewichtsveränderungen erfolgen kann. Die Patientin füllt eine wöchentliche Checkliste mit Faktoren wie Essanfällen, Erbrechen, Laxanzien und Diuretikamissbrauch, Vermeidungsverhalten, Sich-dick-Fühlen, Überbewertung von Essen, Figur und Gewicht aus – dies wird in wöchentlichen Teams besprochen.

CBT-E-Sitzung mit Psychologen

In den ersten vier Wochen 2-mal wöchentliche Sitzungen, danach wöchentlich mit folgenden Foki:

- Unterstützung für sehr untergewichtige Patienten, um schnelle Veränderung von Figur und Gewicht zu akzeptieren
- Behandlung von Perfektionismus, geringem Selbstwert oder zwischenmenschlichen Schwierigkeiten
- Vorbereitung eines Behandlungsplan für die Zeit nach der Entlassung, um stationäre vs. ambulante Behandlung zu verzahnen

Essbegleitung

Manche Patienten brauchen eine intensivere Therapie als die ambulante CBT-E, weil notwendige Veränderungen am Essverhalten oft schwierig sind. Ursache kann die Intensität der Überbewertung der Kontrolle von Essverhalten, Figur und Gewicht sein, daraus resultierend Ambivalenz bezüglich Verhaltensänderung, oder auch das Vorhandensein einschränkender Rituale oder intensive gedankliche Beschäftigung mit dem Essen.

Bei stationärer Behandlung ist bei diesen Punkten engmaschigere Betreuung möglich.

Ein Ernährungsberater leitet die Essbegleitung während der ersten sechs Wochen. Probleme können sein: zu wenig oder zu selten genug zu essen oder ein eingeschränktes Nahrungsmittelspektrum zu behalten. Gemeinsam mit der Patientin wird ein individualisierter Ernährungsplan erstellt. Bei zwei Dritteln der Patientinnen ist ein wichtiges Ziel die Gewichtszunahme. Diese nehmen dann täglich drei Mahlzeiten und eine Zwischenmahlzeit im Essraum ein – im Beisein eines CBT-E-Experten. Hier werden von diesem typische kognitive-behaviorale Techniken verwendet. Er regt den Patienten an, Essen als Medikament zu begreifen, sich bewusst auf den Prozess des Essens zu konzentrieren und sich nicht von Wahrnehmung wie Hunger, Sättigung oder Geschmack ablenken oder sich von diesen Wahrnehmungen leiten zu lassen. Die Essbegleitung wird so lange fortgeführt, bis der Patient in der Lage ist, eigenständig normal zu essen. Verwendete Techniken sind Psychoedukation, Unterstützung, Ablenkung und Dezentrierung problematischer Gedanken und Zwänge. Nach dem Essen gibt es eine Stunde Aufenthalt in dafür vorgesehenem Raum – ohne Zugang zu Toiletten.

Die Patienten sollen aktiv mitentscheiden, wo ihr Ziel-BMI-Bereich liegen sollte (zwischen 19,0 und 19,9), sie sollen auch bei der Lebensmittelauswahl mitentscheiden. Erste Woche: 1500 kcal pro Tag; zweite Woche: 2000 kcal pro Tag; dritte Woche: 2500 kcal pro Tag. Individuelles Gewichtsziel: von 1 bis 1,5 kg pro Woche an Zunahme. In der ambulanten Therapie hingegen gelten 0,5 kg pro Woche als Ziel. Falls mehr als 2500 kcal pro Tag nötig sind, kann man noch zusätzliche energiereiche Trinknahrung anwenden.

Bei einem Drittel der Patienten ist die stationäre Behandlung nötig, wenn ambulant keine ausreichende Kontrolle von Essanfällen, Erbrechen oder Laxanzien möglich ist. Die Patienten sollen lernen, dass gesunde Ernährung mit drei Mahlzeiten plus Zwischenmahlzeit ausreichend ist. Und dass dies nicht automatisch zu Essanfällen oder Erbrechen führt.

Umgang mit restriktivem Essen und Ernährungsregeln

Nach achtwöchiger Essbegleitung ermutigt der Therapeut die Patientin, eigenständig und auch außerhalb der Station zu essen. Die Patientin plant das Essen selbst und protokolliert es.

Der Therapeut thematisiert gezügeltes Essverhalten und Ernährungsregeln mit den üblichen Strategien und Vorgehensweisen.

Ab der 14. Woche sind die Patienten außerhalb des Krankenhauses in der TK und kochen eigenständig. Schließlich verbringen sie das Wochenende zu Hause und nehmen Mahlzeiten außerhalb der Stationen ein.

Gruppentherapie

Diese wird zusätzlich zur Einzeltherapie angeboten. Sie ist effektiv, Selbstöffnung wird angeregt, auch gegenseitige Unterstützung. Auch Lernen von Patienten, die gut vorankommen, und Unterstützung für Patienten bei Themen Heimlichkeit und Scham sind vorteilhaft. Es gibt psychoedukative Gruppen und CBT-E-Gruppen.

Psychoedukation finet 2-mal pro Woche statt, CBT-E wöchentlich. In Letzterer gilt die Fokussierung vor allem dem gestörten Essverhalten, den Essanfällen, dem Erbrechen, dem exzessiven Sport, der Überbewertung von Figur und Gewicht.

Einbeziehen von Bezugspersonen

Bezugspersonen sollen 3-mal an Sitzungen teilnehmen. Bei Patienten unter 18 Jahren sind Bezugspersonen stärker einzubeziehen und nehmen an CBT-E-orientierten Familienmodulen teil, bestehend aus sechs Familiensitzungen mit Psychologen, zwei Mahlzeiten mit der Familie auf der Station und zwei Sitzungen mit der Ernährungsberaterin.

Jedes Modul besteht aus drei Komponenten:

- Psychoedukation: Besteht aus zwei Sitzungen mit KVT-Theorie der Aufrechterhaltung der Essstörung, individuellem Störungsmodell, Strategien zur Unterstützung der Patienten beim Essen, Ausdruck von Emotionen und Entwicklungsaufgaben der Adoleszenz.
- Familienmahlzeiten: Nach den ersten sechs Wochen gibt es zwei Mahlzeiten in Anwesenheit der Ernährungsberaterin. Die erste Mahlzeit wird durch das Krankenhaus gestellt, die zweite wird von den Eltern zubereitet. Eltern unterstützen Patienten darin, dass in puncto Essen Gelernte auch anzuwenden.
- Gestaltung optimale Familienumgebung: Vier Sitzungen. Eltern werden unterstützt, positive Atmosphäre zu Hause zu schaffen. Auch Vermittlung von Problemlösetechniken.

Probleme bei stationärer CBT-E

Es gibt drei Problembereiche: medizinische Komplikationen, übermäßiger Sport und negativer Einfluss anderer Patientinnen.

Medizinische Komplikationen

Mitunter entstehen aufgrund des Untergewichts oder sehr geringen Gewichts körperliche Gefährdungsmomente. Daher müssen stationäre Einrichtungen die Aufmerksamkeit auf den körperlichen Status der Patienten legen.

Exzessiver Sport

Entscheidend ist es, die Patienten zu ermutigen, eine moderate gesunde Form von Sport durchzuführen. Dies hilft, den Drang nach Sport zu bewältigen, und dabei, dass die Patienten die Gewichtszunahme eher akzeptieren lernen.

Negativer Einfluss anderer Patientinnen

Oft gibt es eine negative gegenseitige Wechselwirkung. Der Therapeut muss eine positive Atmosphäre schaffen, in der sich die Patientinnen gegenseitig unterstützen. Mitunter sind Saboteure unter den Patienten – auch internetgestützte Saboteure sind feststellbar. Der Therapeut exploriert die Motive – falls dies nicht klappt, müssen die Patienten die Station verlassen. Die Opfer müssen geschützt und das Verhalten der Saboteure umgedeutet werden – als Symptome einer psychischen Erkrankung.

Literatur zu Abschnitt 13.8

Fairburn CG, Beglin SJ (1994). Assessment of eating disorders. Interview or self-report questionnaire? Int J Eat Disord; 16(4): 363–370.

Fairburn CG, Cooper Z, Shafran R (2003). Cognitive behaviour therapy for eating disorders. A »transdiagnostic« theory and treatment. Behav Res Ther; 41(5): 509–528.

Fairburn CG, Czaja J, Bohn K (2012). Kognitive Verhaltenstherapie und Essstörungen. Mit 8 Tabellen. Stuttgart: Schattauer.

Hinsch R, Pfingsten U (2008). Gruppentraining sozialer Kompetenzen. GSK; Grundlagen, Durchführung, Anwendungsbeispiele [CD-ROM]. Weinheim: Beltz PVU.

Klerman GL (1984). Interpersonal psychotherapy of depression. New York: Basic Books.

Lutz R (1983). Genuß und Genießen. Zur Psychologie des genußvollen Erlebens und Handelns. Weinheim, Basel: Beltz.

MacDonald C (2002). Treatment resistance in anorexia nervosa and the pervasiveness of ethics in clinical decision making. Can J Psychiatry; 47(3): 267–270.

Schulz von Thun F (2018). Störungen und Klärungen. Allgemeine Psychologie der Kommunikation. Reinbek bei Hamburg: Rowohlt.

Weissman MM, Markowitz JC, Klerman GL et al. (Hrsg) (2009). Interpersonelle Psychotherapie. Ein Behandlungsleitfaden. Göttingen: Hogrefe.

Wilson GT (2004). Acceptance and change in the treatment of eating disorders: The evolution of manual-based cognitive-behavioral therapy. In: Hayes SC, Follette VM, Linehan M (eds). Mindfulness and Acceptance: Expanding the cognitive-behavioral tradition. New York: Guilford Press; 243–266.

13.9 Maudsley Model of Treatment for Adults with Anorexia Nervosa (MANTRA)

Neben der KVT gibt es noch andere Varianten der Essstörungstherapie. Eine davon ist das MANTRA, das spezifisch für die Anorexia nervosa entwickelt wurde.

Das MANTRA (Schmidt et al. 2014) ist eine evidenzbasierte kognitiv-interpersonale Behandlung für die AN. Es versucht neuropsychologische, sozial kognitive und Persönlichkeitsaspekte bei der AN zu berücksichtigen und Strategien für intra- und interpersonal aufrechterhaltende Faktoren zu entwickeln. Es läuft modularisiert ab mit einer klaren Therapiehierarchie, ist maßgeschneidert auf die Bedürfnisse des einzelnen Patienten ausgerichtet und folgt einem Manual.

Patient und Therapeut beschreiben, was die aufrechterhaltenden Faktoren sind und wie man das verändern kann. Der Patient wird also aktiv beteiligt. Es gibt neun Module. Hausaufgaben sind vorgesehen. In der ersten Phase gibt es einmal wöchentlich ein 50-Minuten-Gespräch. Später können die Abstände vergrößert werden. Man kümmert sich nicht nur um Gewichtszunahme und Veränderung der Essgewohnheiten, sondern es geht auch darum, eine Motivation für eine Veränderung zu entwickeln.

Bearbeitete Themen:

- Der inflexible Denkstil, der sich zu sehr auf Details fokussiert, und die Angst, Fehler zu machen
- Beeinträchtigungen auf sozio-emotionalem Felde
- Hinterfragen positiver Glaubenssätze, wie denjenigen, dass die AN der Person hilft, ihr Leben zu leben
- Wenig hilfreiche Rückmeldungen anderer

Am Schluss geht es um die Rückfallverhinderung. Es werden je nach Schwere 20–40 Therapiesitzungen durchgeführt.

13.10 Specialist Supportive Clinical Management (SSCM)

SSCM war ursprünglich nur eine Protokollbeschreibung von TAU (Treatment as usual, Behandlung wie üblich) in einer RCT (randomisiert kontrollierte Studie), welche CBT und IPT verglich (McIntosh et al. 2005), die dann aber besser als erwartet abschnitt. Die SSCM-Gruppe schnitt besser ab als IPT.

SSCM kombiniert Aspekte klinischen Managements und supportiver Psychotherapie in den Sitzungen, wobei die Normalisierung des Essverhaltens und die Gewichtswiederherstellung, spezielle Psychoedukation und Fokussierung auf weitere Symptome wie Erbrechen und kompensatorische Verhaltensweisen (wie zu viel Sport zu machen) Themen sind.

Der Rest der Sitzung wird durch die Patienten diktiert. Sitzungen können wöchentlich oder alle zwei Wochen abgehalten werden, je nach Bedürfnissen der Patienten.

Man befasst sich mit folgenden Themenkreisen:

- Psychoedukation über Essstörungen und Essen
- Die Geschichte der Essstörungen
- Die Ursachen der Essstörungen
- Entwicklung von Motivation zur Veränderung und was passieren könnte, wenn die Störung unbehandelt bleibt

Am Ende steht die Rückfallprävention. Je nach Schwere werden 20–40 Stunden durchgeführt.

13.11 Community Outreach Partnership Program (COPP)

COPP wurde als ambulante, multidisziplinäre Behandlungsform entwickelt. Das Ziel war hier eher die Verbesserung der Lebensqualität als die zielgerichtete Behandlung der Essstörung (Williams et al. 2010).

Autonomie des Patienten und Selbstwert werden gestärkt durch den Aufbau von Skills und die Vermittlung von Problemlösetechniken und sozialarbeiterische Unterstützung – eher als die übliche Unterstützung in traditionellen Systemen der Psychiatrie. Ein theoretisches Modell der Schadensreduktion wird verwendet.

Patienten und Therapeut arbeiten zusammen, um die schädlichen Folgen der Essstörung zu minimieren. Es werden rehabilitative Strategien und Motivational Interviewing eingesetzt.

Literatur zu 13.9 bis 13.11

McIntosh VVW, Jordan J, McKenzie JM et al. (2005). Measuring therapist adherence in psychotherapy for anorexia nervosa. Scale adaptation, psychometric properties, and distinguishing psychotherapies. Psychother Res; 15(3): 339–344.

Schmidt U, Wade TD, Treasure J (2014). The Maudsley Model of Anorexia Nervosa Treatment for Adults (MANTRA). Development, Key Features, and Preliminary Evidence. J Cogn Psychother; 48–71.

Williams KD, Dobney T, Geller J (2010). Setting the eating disorder aside. An alternative model of care. Eur Eat Disord Rev; 18(2): 90–96.

13.12 Körperbildtherapie bei AN und BN nach Legenbauer und Vocks

Die nachfolgenden Ausführungen beschreiben kurz das Vorgehen bei einer manualisierten Körperbildtherapie, hier wird die Fassung von Vocks und Kollegen (Vocks et al. 2018) vorgestellt. Körperbildtherapie ist von eminenter Bedeutung, da sie doch ein absolut zentrales Problem vor allem der Anorexia nervosa adressiert: die Fehleinschätzung der eigenen Körperdimensionen.

13.12.1 Der Begriff des Körperbildes

Im Englischen gibt es den Begriff Body Image, im Deutschen existieren verschiedenste Begriffe wie Körperwahrnehmung, Körperschema, Körperbild, Körper-Ich, Körper-Selbst, Körperphantasie und Körperkonzept (Vocks et al. 2018).

Das Körperbild unterteilt sich in eine perzeptive Komponente, eine affektive Komponente (Gefühle hinsichtlich des Körpers), eine kognitive Komponente (Einstellungen und Gedanken zum

Körper) und eine behaviorale Komponente (Vermeidung bestimmter Orte z. B.).

In den USA haben 56 % der Frauen und 43 % der Männer bezüglich ihres Aussehens eine negative Einschätzung, 89 % der Frauen wollten abnehmen. 55–65 % der weiblichen Teenager wollen schlanker sein (Dion et al. 2015). Bei Männern ist vor allem ein Interesse an einem muskulösen Körper gegeben (Frederick et al. 2007).

13.12.2 Störungen des Körperbildes

Ein negatives Körperbild sehr typisch für AN und BN (Tuschen-Caffier 2015). Körperliche Unzufriedenheit ist ein zentraler Risikofaktor für gestörtes Essverhalten (Jacobi et al. 2004). Wenn sich das Essverhalten normalisiert hat, kann ein weiterhin negatives Körperbild später zu Rückfällen führen (Fairburn et al. 1993).

13.12.3 Perzeptive Komponente

Bei den Patienten besteht oft eine Überschätzung der eigenen Körperdimensionen (Cash & Deagle 1997). Anorexie-Patienten bagatellisieren ihre Erscheinung, Patienten mit BN pathologisieren ihre Erscheinung (Cash & Deagle 1997).

Frauen mit BN überschätzten in Studien ihre Körperausmaße um 12 % – normale, nicht essgestörte Frauen unterschätzten ihre Körperausmaße um 4 % (Vocks et al. 2007a). Schneider und Kollegen (2009) berichten von einer Überschätzung des Körperumfangs von 30 % bei jugendlichen Patienten mit Anorexie und Bulimie. Patienten mit Bulimie schätzten sich auch als schwerfälliger ein (Vocks et al. 2007a).

Überschätzung der eigenen Körperausmaße ist wohl vor allem Folge dysfunktionaler Informationsverarbeitung (Williamson et al. 2004).

13.12.4 Kognitive Komponente

Negative Selbstbewertung des eigenen Körpers

Frauen mit Essstörungen bewerten den eigenen Körper negativer als Personen ohne Essstörung (Jacobi et al. 2004). BN-Patientinnen sehen ihre Figur negativer als Frauen mit AN (Fassino et al. 2004).

Es handelt sich um kognitive Verzerrungen. Die Patienten besitzen einen Aufmerksamkeitsbias für unattraktive Körperbereiche. Sie schauen besonders auf von ihnen als unattraktiv eingeschätzte Bereiche. Je stärker die Aufmerksamkeitsverzerrung, desto höher die Körperunzufriedenheit (Bauer et al. 2017). Negative Kognitionen sind unterteilbar in »Automatische Gedanken« und »Grundannahmen« (»Core beliefs«) (Beck 2017). Eine Grundannahme lautet z. B.: »Ich muss schlank sein, damit man mich liebt«.

13.12.5 Affektive Komponente bei Betrachtung des Körpers

Frauen mit Essstörungen haben ein erhöhtes Ausmaß negativen Affekts bei der Konfrontation mit dem eigenen Körper. Frauen mit BN zeigen stärker ausgeprägte Unsicherheit und Traurigkeit nach Betrachtung des Körpers als Gesunde (Tuschen-Caffier et al. 2003). Auch besteht ein höheres Ausmaß negativer Gefühle wie Angst, Ekel Wut etc. (Vocks et al. 2007b).

13.12.6 Behaviorale Komponente

Körperbezogenes Vermeidungs- und Kontrollverhalten

Patienten mit Essstörungen zeigen oft körperbezogenes Vermeidungsverhalten. Auch körperbezogenes Kontrollverhalten höher (Bauer et al. 2017). Man unterscheidet hier folgende Bereiche: Tätigkeiten, Orte, soziale Aktivität, Kleidung, Körperpflege, Körperpositionen, Figur- und Gewichtskontrolle, Rückversicherung, Vergleiche.

Das Verhalten variiert in Abhängigkeit von Stimmung oder Gewicht (Shafran et al. 2004).

Patienten vermeiden positive körperbezogene Tätigkeiten wie Spazierengehen, sinnliche Erfahrungen machen (z. B. Massieren) oder Körperpflege betreiben (Cash & Grant 1996). Wenn die Patienten Sport treiben, dann höchstens, um Gewicht abzunehmen (Mond et al. 2004).

13.12.7 Allgemeine soziokulturelle Faktoren

Exposition gegenüber Medien wie Fernsehwerbung etc. führt zu erhöhter Körperunzufriedenheit, verstärkter Beschäftigung mit eigenem Aussehen und gestörtem Essverhalten (Grabe et al. 2008). Facebook-Nutzerinnen haben ein höheres Schlankheitsstreben und eine stärkere Internalisierung des gängigen Schlankheitsideals (Tiggemann & Slater 2013). Schon 10 Minuten Surfen auf eigener Facebookseite führt zu signifikant schlechterer Stimmung bei jungen Frauen (Fardouly et al. 2015).

13.12.8 Spezifische soziokulturelle Faktoren

Professionelle Balletttänzerinnen haben ein höheres Risiko für Essstörungen und Körperbildprobleme (Le Grange et al. 1994). Ein erhöhtes Risiko für eine Störung von Körperbild und Essverhalten haben auch homosexuelle Männer (Russell & Keel 2002).

13.12.9 Körperliche Faktoren

Risikofaktoren für ein negatives Körperbild sind Gewichtsveränderungen in der Lebensgeschichte, Übergewicht, ein ungünstiges Taille-Hüfte-Verhältnis und große Brüste (Glatt et al. 1999). Dies wird als Makel erlebt bzw. als Abweichung vom Gesellschaftsideal. Auch vorzeitige Menarche möglich (Slap et al. 1994).

13.12.10 Individuelle Lerngeschichte

Die individuelle Lerngeschichte ist von großer Bedeutung, z. B. vermittelt über die Eltern (Wertheim et al. 2002), hier existiert oft ein besonderer Einfluss der Mutter (Neumark-Sztainer et al. 2010). Abgeschaut werden Gewichtsreduktionsstrategien der Mutter oder deren eigene Unzufriedenheit mit dem Körper. Auch gibt es häufig direkte negative körperbezogene Kommentare der Eltern (Helfert & Warschburger 2011). Die Peergruppe ist auch von großer Bedeutung (Paxton et al. 1999), z. B. wenn die Peergruppe über das ideale Aussehen räsonniert (Lawler & Nixon 2011). Auch sexuelle Traumatisierungen sind von Relevanz (Welch & Fairburn 1994). So können daraus ein negativeres Körperbild und dysfunktionale Verhaltensweisen resultieren (Dyer et al. 2013).

13.12.11 Persönlichkeitsmerkmale

Es besteht ein deutlicher Zusammenhang zwischen niedrigem Selbstwertgefühl und geringer Zufriedenheit mit eigenem Körper. Frauen mit Essstörungen ziehen ihren Selbstwert vor allem aus den Bereichen Figur und Gewicht (Fairburn et al. 2003).

13.12.12 Aufrechterhaltende Bedingungen

Die regelmäßige Betrachtung von Werbespots beeinflusst das Körperbild negativ (Legenbauer et al. 2008). Negative Stimmung wirkt sich verbreiternder auf eigene Körperdimensionen aus (Kulbartz-Klatt et al. 1999). Auch die Menstruation kann hier relevant sein.

Auch permanentes Kontrollieren des eigenen Körpers ist schädlich, führt zu stärkerer Aufmerksamkeitsfokussierung auf negativ bewertete Körperteile (Shafran et al. 2004). Vermeintliche Mängel des eigenen Körpers werden überbewertet durch Fokussierung auf die »schwierigen« Stellen.

13.12.13 Diagnostik von Körperbildstörungen

Das Körperbild besteht aus perzeptiver, kognitiver, affektiver und behavioraler Komponente, die zunächst einzeln diagnostiziert werden sollten.

13.12.14 Perzeptive Komponente des Körperbilds feststellen

Die Silhouetten-Technik bietet sich an, um die perzeptive Seite zu messen (»Contour drawing rating scale«, Thompson & Gray 1995).

Man zeigt standardisierte Silhouetten mit aufsteigendem Gewicht, die Patienten sollen beantworten, wie sie tatsächlich aussehen, wie sie sich fühlen und wie sie gerne aussähen. Bei Männern, die mehr auf Muskulosität setzen, gibt es eine Silhouetten-Matrix zur Erfassung von Schlankheit und Muskulosität, die es allerdings auch in einer Version für Frauen gibt (Steinfeld et al. 2017). Aber auch die Digitale Fotoverzerrtechnik (Vocks et al. 2007c) ist ein nützliches Instrument. Hierbei wird ein Digital-Foto der Patienten erstellt, welches mittels eines Computerprogramms in die Breite verzerrt wird. Auch hier wird zwischen tatsächlicher, gefühlter und idealer Figur gewählt.

13.12.15 Kognitive und affektive Komponente des Körperbilds

Nützlich für die spezifische Körperbilderfassung sind der Fragebogen zum Körperbild (FKB-20, Clement & Löwe 1996), der Fragebogen zur Beurteilung des eigenen Körpers (FbeK, Strauß & Richter-Appelt 1996) und die Frankfurter Körperkonzeptskalen (FKKS, Deusinger 1998) sowie die Appearance Scales des Multidimensional Body-Self Relations Questionnaire (MBSRQ-AS, Vossbeck-Elsebusch et al. 2014). Es gibt noch zahlreiche weitere, was freilich den Rahmen dieses Kompendiums sprengen würde.

13.12.16 Wirksamkeit von Körperbildtherapie bei AN und BN

Körperbildtherapie wird oft vernachlässigt, weil zunächst das Gewicht gesteigert werden soll oder der Abführmittelmissbrauch fokussiert wird. Einsatz von Körperbildtherapie führt aber auch ein Stück weit zur Normalisierung des pathologischen Essverhaltens (Rosen et al. 1990).

Eine Konfrontation ist sehr gut mit Spiegeln möglich, körperliche Unzufriedenheit und das körperbezogene Vermeidungsverhalten nahmen dadurch ab. Besonders profitieren diejenigen Frauen, die auch eine ausgeprägte Körperbildstörung haben (Jarry & Ip 2005).

13.12.17 Körperbildtherapie

Therapeutisches Setting: Gruppengröße von 6–8 Teilnehmerinnen, Umfang von zehn Sitzungen à 90 Minuten (Vocks et al. 2018).

Einsatz des Manuals bei Männern: Galt bisher als Frauenerkrankung, da 90 % der Patienten weiblich sind. BN: 20 : 1 Frauen zu Männer, AN: 8 : 1 (Steinhausen & Jensen 2015). Die Prävalenz bei Männern wird unterschätzt, die Erkrankung wird bei Männern seltener erkannt.

Männer sind körperlich unzufrieden, wenn zu wenige Muskeln vorhanden sind (Pope et al. 2000).

13.12.18 Voraussetzungen bei Therapeuten

Meist eignen sich Therapeutinnen besser (Vocks et al. 2007a), weil diese eine ähnliche Sozialisation erfahren, auch selbstredend passender für eine Körperkonfrontation mit weiblichen Patienten, da diese sich im Bikini zeigen. Auch bei Männern ist gleiches Geschlecht vorzuziehen.

13.12.19 Therapiebausteine Körperbildtherapie

Die Motivation ist am Anfang sehr wichtig, da die Patienten meist eine hochambivalente Haltung haben (Williams & Reid 2010). Zunächst arbeitet man an der Entwicklung eines Entstehungsmodells. Positive und negative Konsequenzen zu benennen ist wichtig, ebenso das Herausarbeiten des gestörten Essverhaltens (Legenbauer & Vocks 2014). Informationen bezüglich der Folgen (Jacobi et al. 2016) müssen gegeben werden, auch die Aufklärung über ausgewogene Ernährung (Legenbauer & Vocks 2014) stattfinden. Das Führen von Selbstbeobachtungsprotokollen ist wichtig. Auch die vorausgegangenen Emotionen und Kognitionen sind aufzuführen. Wichtig ist der Abbau von Essanfällen, z. B. das Einführen strukturierter Esstage (Legenbauer & Vocks 2014). Verbotene Nahrungsmittel sind abzubauen. Zur Reduktion von Essanfällen »Cue-Exposure«-Technik (Koskina et al. 2013). Durch Nahrungsexposition sollen die Patienten bei Konfrontation mit Nahrungsmitteln Kontrolle behalten (Legenbauer et al. 2004).

Auslöser können interpersoneller Stress oder negative Emotionen sein, bearbeitet wird dies mit Techniken der Emotionsregulation (Sipos et al. 2017).

Patienten mit Essstörungen haben einen niedrigen Selbstwert, starkes Perfektionsstreben, hohes Bedürfnis nach Kontrolle und Autonomie, Defizite bei sozialer Kompetenz, wenig Selbstständigkeit, erhöhte Impulsivität, Probleme im familiären Kontext und in der Sexualität. Es gibt hohe Rückfallraten, daher sind Interventionen zur Rückfallprophylaxe wichtig (Legenbauer & Vocks 2014).

Durch Körperbildtherapie lernen sie, den eigenen Körper zu akzeptieren. Körperbildtherapie sollte man nicht zu früh durchführen. Überforderung und Therapieabbruch sind sonst häufig.

13.12.20 Zeitliche Struktur

Im Einzelsetting finden zehn 50-minütige Sitzungen statt, in der Gruppe zehn 90-minütige Sitzungen. Einführung der Patienten in die Körperbildtherapie:

Zunächst einige Vorbereitung. Vorstellung der Patienten untereinander, die Patienten sollen sich gegenseitig interviewen. Dann werden die Rahmenbedingungen festgehalten.

13.12.21 Erarbeitung eines Störungsmodells zum negativen Körperbild

Zunächst soll durch eine Collagenübung ermuntert werden, die kritische Reflexion des Schlankheitsideals in der westlichen Gesellschaft anzuregen.

Dann geht es über zur Thematisierung der persönlichen Körperbildgeschichte. Es folgt die Besprechung perzeptiver, kognitiver, emotionaler und behavioraler Komponenten des negativen Körperbildes.

13.12.22 Entstehungsbedingungen: Soziokulturelle Faktoren/Körperbildtherapie

Bei der Collagenübung sollen soziokulturelle Faktoren herausgearbeitet werden (Böse 2002). Dabei werden aus Zeitschriften Bilder und Textpassagen ausgeschnitten und collagiert. Die Patienten sollen dann herausarbeiten, wie sie ihr durch Medien beeinflusstes Bild verändern möchten.

Dann geht es um die Entstehungsbedingungen: Individuelle Faktoren werden herausgearbeitet.

Vier Komponenten des Körperbildes

- Wahrnehmungskomponente: Wie der Körper gesehen und gespürt wird (Ausmaße des Körpers werden oft nicht korrekt eingeschätzt)
- Gedankenkomponente: Gedanken wie »Ich bin zu dick«
- Gefühlskomponente: Negatives Körperbild mit Scham, Angst Unsicherheit etc. assoziiert:
- Verhaltenskomponente (assoziiert mit der Gefühlskomponente): Körperbild
- Vermeiden von Blick in den Spiegel und ähnliche Verhaltensweisen

13.12.23 Aufrechterhaltende Bedingungen: Körperbild

Soziokulturelle Faktoren, individuelle Erfahrung und vier Komponenten des Körperbildes werden in Gesamtzusammenhang gebracht. Es wird versucht, einen Teufelskreis herauszuarbeiten.

13.12.24 Kognitive Techniken zum Körperbild

Die Strategien zur Identifikation und Modifikation dysfunktionaler Kognitionen basieren auf der Kognitiven Therapie nach Beck et al. (2017), der Rational-emotiven Therapie nach Ellis (1977) und dem Selbstinstruktionstraining nach Meichenbaum (2003). Verändert werden automatische Gedanken und dysfunktionale Grundaufnahmen.

13.12.25 Vermittlung des kognitiven Modells

Zunächst wird das Kognitive Modell erarbeitet (Beck et al. 2017). Dies zeigt den Zusammenhang zwischen Kognitionen, Emotionen und Verhalten. Gefühle und Verhalten sind nicht durch die Ereignisse bedingt, sondern durch Wahrnehmung und Interpretation der Ereignisse. Dysfunktionale und verzerrte Gedanken haben Auswirkungen auf Gefühle und Verhalten. Es startet dann mit einer Imaginationsaufgabe, in welcher der Partner entwertend auf den Patienten eingeht. Dann folgt die Differenzierung zwischen automatischen Gedanken und Grundannahmen. Automatische Gedanken treten reflexhaft auf, z. B.: »Die Nachbarn haben über mich geredet, weil ich fett bin«. Diese werden gespeist von Grundannahmen, die zeitlich überdauernd sind. »Mein Gewicht bestimmt über meinen Wert als Mensch«, wird angenommen.

Modifikation dysfunktionaler Kognitionen

Es soll überlegt werden, welche Gefühle und welches Verhalten aus den jeweiligen Kognitionen resultieren. Die Patientin soll dann überlegen, welchen der Gedanken sie verändern möchte.

Techniken zur Modifikation sind z.B. der Sokratische Dialog oder die Technik der Realitätstestung. Man soll dysfunktionale Kognitionen im Alltag einer Überprüfung der Realitätsangemessenheit unterziehen: So soll man, wenn der Gedanke »Bin viel dicker als alle anderen« auftritt, eine entsprechende Statistik heraussuchen und überprüfen. Oder eine Umfrage im Bekanntenkreis machen. Oder: »Alle lehnen mich ab, wenn ich 2 kg zunehme«, dann soll man tatsächlich zunehmen und dann andere fragen.

Arbeit mit Modellen ist auch möglich: Vorstellen, was andere ihnen bekannte Personen in ähnlicher Situation denken würden. »Kennen Sie jemanden, der Größe 40 trägt und den Körper nicht versteckt?« Was sagt die Person wohl zu sich selbst?

Distanzierung durch Rollenwechsel: Wie würde eine außenstehende Person, ein dritter Beobachter, die Situation, in der sich die Patientin befindet, wohl einschätzen?

Oder die Patientin soll sich drei attraktive weibliche Personen aus der Umgebung vorstellen. Welche Attribute sind daran attraktiv, was macht diese attraktiv?

Äußerlichkeit oder Persönlichkeitsmerkmale? Wie viel Prozent sind durch Gewicht, wie viel durch andere Faktoren bestimmt? Warum setzt die Patientin bei der eigenen Person andere Maßstäbe als bei anderen Personen?

13.12.26 Rollenspiele

Zwei Patientinnen: eine ist Verteidigerin der dysfunktionalen Kognition, andere versucht das zu widerlegen. Die Patientin hinterfragt ihre eigene dysfunktionale Kognition.

13.12.27 Protokollierungstechnik

Als Hausaufgabe: Auf Arbeitsblatt Kästchen, wo Situation eingetragen wird, in der man sich schlecht fühlte und die mit negativen Gedanken bezüglich des Körpers zusammenhängt. Nun soll man eintragen, welcher automatische Gedanke in den Kopf kommt. In anderem Gedanken, welche Gefühle und Verhaltensweisen dadurch ausgelöst werden. Daraus resultierten welche Verhaltensweisen. Dann werden alternative Gedanken, die zielführend sind, und damit zusammenhängende Emotionen eingetragen. Sollte bald nach der Situation stattfinden.

13.12.28 Selbstinstruktion nach Meichenbaum (1991)

Unangemessene Selbstverbalisation wie »Alle gucken auf mein Bein« soll durch angemessenere innere Monologe ersetzt werden. Bei dem automatischen Gedanken »Bin zu dick«: Formulierung einer Alternativkognition (»Mein Gewicht ist völlig in Ordnung, ich wiege nicht mehr als andere in dem Alter«). Kann man auch auf Karteikarte schreiben, immer bei sich tragen und in kritischer Situation vorlesen.

13.12.29 Körperkonfrontation

Die Behandlung der Körperbildstörung umfasst vor allem Körperkonfrontationsübungen. Patienten werden angehalten, sich mittels Spiegel und Video mit dem Körper auseinanderzusetzen. Dies belastet den Patienten oft (Key et al. 2002). Das verzerrte Körperbild soll korrigiert werden, Patienten überschätzen Ausmaße des Körpers (Cash & Deagle 1997). Es soll ein genaues Feedback über den Körper soll erhalten werden. Die Wahrnehmungsstörung soll so korrigiert werden (Rushford & Ostermeyer 1997). Auch soll körperbezogenes Vermeidungsverhalten durch systematische Betrachtung des eigenen Körpers reduziert werden. Körperbezogene negative Gefühle sollen bewältigt werden. So können sich Anspannung, Ängstlichkeit und Traurigkeit bei Konfrontation einstellen (Trentowska et al. 2013). Eine 40-minütige Konfrontation führte zu einer Abnahme negativer Emotionen, wie Angst und Ekel (Vocks et al. 2007c). Auch bei Binge-Eating-Patienten führte die wiederholte Konfrontation zu verringerter Aktivierung negativer Emotionen.

Wenn Patienten ihre Gesamterscheinung bei der Konfrontationssitzung ausgeprägt kontrollieren, profitieren sie weniger von der Konfrontation (Vocks et al. 2008). Ziel der Körperkonfrontation ist auch die Sensibilisierung für positive Aspekte des eigenen Körpers. Frauen mit Essstörung sind mit ihrem Körper notorisch unzufrieden (Bauer et al. 2017). Sie beurteilen sich nur danach, ob sie dick oder dünn sind, nicht etwa danach, ob sie andere positive Eigenschaften haben, wie z. B. schönes Haar. Die Patientinnen achten bei der Betrachtung von Fotos nur auf ihr negativ besetztes Körperteil (Jansen et al. 2005). Beim Ansehen der Bilder von anderen Frauen schauten sie sich im Gegensatz dazu vor allem deren positive Aspekte an. Die defizitorientierte Betrachtung soll reduziert werden. Eine zunehmende Betrachtung positiver Aspekte ist zentral (Bauer et al. 2017). Positive Gefühle für eigenen Körper sollen entwickelt werden (Jansen et al. 2005).

Die Patientinnen haben auch eine gestörte mentale Repräsentation eigener Bewegungen (Vocks et al. 2007c). Eine Körperkonfrontation dauert meist einige, wenigstens aber zwei volle Einzeltherapiesitzungen von 50 Minuten. Bei Gruppen von acht Patienten werden mindestens 3–4 Sitzungen à 90 Minuten benötigt (Vocks et al. 2018). Zunächst muss natürlich eine ausreichende vertrauensvolle therapeutische Arbeitsbeziehung etabliert sein.

Vorbereitung

Zunächst sollte erfasst werden, welche Körperbereiche positiv und welche negativ erlebt werden. Dazu muss man das Störungsmodell noch einmal heranziehen. Dann muss man den Teufelskreis aus negativem Körperbild und körperbezogenem Vermeidungsverhalten durchbrechen. Es ist besser, »Spiegelübung« als »Körperkonfrontation« als Begriff zu verwenden, weil letzterer die Patienten verschrecken kann. Die Patientin wird aufgeklärt, dass Vermeidungsverhalten verständlich ist, aber so kein langfristig positives

Körperbild entwickelt werden kann. So soll der Körper realistisch eingeschätzt werden. Dem Körper sollen wieder schöne Sichtweisen abgewonnen werden. Die Patientinnen sollen unter der Kleidung Bikini tragen, anfangs vielleicht einen eng anliegenden Gymnastikanzug, aber später unbedingt einen Bikini, selbstverständlich durch gleichgeschlechtliche Begleitung. Die Patientin soll sich nicht gedanklich ablenken, denn dies ist nur eine Flucht, man soll die Patientin darauf hinweisen, dass starke negative Gefühle auftreten können. Negative Gefühle werden weniger, wenn man sich lange mit dem Körper beschäftigt. Die Therapie sollte man erst fortsetzen, wenn ein deutlicher Rückgang negativer Gefühle bemerkbar ist, denn sonst bringt es nichts.

Gedankliche Vermeidung durch Abschweifen ist schädlich. Wichtig ist natürlich, dass die Körperkonfrontationen in nicht einsehbarem Raum stattfinden. Auch angenehme Raumtemperatur wichtig. Es ist ein Spiegel mit zwei Flügeln sinnvoll.

Fokussierung auf negative Körperteile

Die Patientinnen sollen anfangs den Körper betrachten und sich auf den bisher als negativ erlebten Körperteil konzentrieren. Zunächst soll sich die erste Patientin entkleiden, ggf. andere hinausbitten. Der ganze Körper wird »gescannt«, wobei einzelne Körperteile nacheinander fokussiert werden. Man sollte nicht nur eine Beschreibung durchführen, auch berühren und angeben, wie sich das anfühlt. Die Patientinnen sollen so tun, als müssten sie einem Künstler, der sie malen soll, erklären, wie sie aussehen (Tuschen-Caffier & Florin 2012).

In der eigentlichen Konfrontation werden Fragen gestellt wie: Was fällt ihnen als Erstes auf bei der Betrachtung welcher Proportionen? Welche Unterschiede gibt es links, rechts, welche Teile kennen sie gut, welche weniger gut?

Zunehmend werden einzelne Teile fokussiert. Negative werden

intensiver angeschaut. Gemäß vorher vorgenommener Einschätzung der einzelnen Körperbereiche findet zunächst die Ansicht besonders angstbesetzter Körperbereiche statt.

Falls dies überfordert, kann man auch erst einmal mit weniger angstbesetzten Bereichen beginnen. Bei allzu raschem Antworten könnte dies Teil der Vermeidung sein (Tuschen-Caffier & Florin 2012) – dann sollte dies angesprochen werden. Falls eine allzu negative Bewertung stattfindet – Hinweise z. B. durch Räuspern –, soll natürlich vorher abgesprochen sein, was dies bedeutet. Der Therapeut soll nur moderieren, aber selbst keine Rückmeldungen zum Körper geben. Die Patienten sollen im Verlauf lernen, gesundes Gewicht und normalgewichtigen Körper zu akzeptieren. Im Rahmen der Gewichtszunahme kann es bei vorher starkem Untergewicht zunächst zu Gewichtszunahme am Bauch kommen. Der Patient soll darüber aufgeklärt werden, dass im Verlauf eine gleichmäßigere Verteilung wahrscheinlich ist. Danach Wiederankleiden und Besprechung der Konfrontation. Vor allem auf Gedanken und Gefühle soll fokussiert werden. Falls die Konfrontation lange genug war, führt dies zu einer Abnahme der Emotionen und Kognitionen. Man kann nun Fragen stellen wie: »Welche Gefühle sind während der Übung aufgetreten? Traten auch körperliche Reaktionen auf?«

Falls keine Abnahme oder Zunahme stattfindet, beginnt die Herausarbeitung, dass möglicherweise die Durchführung zu kurz war – sämtliche Möglichkeiten der Vermeidung werden thematisiert.

Im Rahmen der Gruppe kann man dies zur Korrektur ebenso nutzen, vor allem über die Rückmeldung über möglicherweise abweichende Eindrücke. Zunächst soll Commitment eingeholt werden (Möchte sie eine Rückmeldung der Teilnehmer), Fragen sollen gestellt werden wie: Wie würden Sie den Körper von Frau X beschreiben? Was haben Sie anders wahrgenommen? Nach Durchführung der Spiegelkonfrontation und Nachbesprechung findet eine Videoaufnahme der Patientin im Bikini statt; Mitpatientinnen können das Filmen übernehmen. Die Patientin soll im Moment des Filmens ihren Körper laut beschreiben. Dann folgt die gemeinsame Betrachtung der Videos. Erneut soll die Patientin das eigene Video kommentieren. In der Gruppe gibt es Kommentare der anwesenden Patientinnen, wenn die Patientin eigene Eindrücke dargestellt hat. Die Patientinnen sollen die Konfrontationsübung dann auch zu Hause selbst durchführen und täglich mindestens 30 Minuten lang den eigenen Körper im Spiegel betrachten.

Die Patientinnen sollen sich auf keinen Fall durch Musik ablenken. Man darf keine Störungen zulassen.

Anschließend folgt eine weitere Körperkonfrontation, in der positive Seiten angeschaut werden sollen. Die defizitorientierte Betrachtungsweise soll überwunden werden (Bauer et al. 2017). Weil das oft spontan nicht so einfach ist, sollen Patientinnen schon positive Aspekte sammeln oder Freunde darum fragen. Erneut folgt eine Betrachtung im Ganzkörperspiegel mit Bikini, aber hier sollte man nur positive Aspekte beschreiben, beginnend beim Kopf bis zu den Füßen. Der Therapeut achtet darauf, dass nicht nur Dick/Dünn-Kategorien verwendet werden. Die Patientinnen sollen in der Gruppe auch von anderen positive Rückmeldungen erhalten, diese lernen zu reflektieren und anzunehmen. Wenn sie es selbst nicht schafft, soll sie eine Außenperspektive einnehmen. Auch hier soll als Hausaufgabe die Übung entsprechend wiederholt werden. Als Hausaufgabe kann auch der Körper als Skulptur beschrieben werden (Vocks et al. 2018). Dann soll die Patientin den verfassten Text »Mein Körper als Skulptur« vorlegen. Was war schwer, was leicht?

Abbau des körperbezogenen Vermeidungs- und Kontrollverhaltens

Patienten mit Anorexie und Bulimie zeigen Vermeidungs- und Kontrollverhalten (Steinfeld et al. 2017). Sie können negative Gefühle vermeiden, dies schränkt aber den Alltag ein, und so behält man ein negatives Körperbild. In folgenden Bereichen wird gern vermieden (Vocks et al. 2018): Tätigkeiten (Tanzen), Orte (Schwimmbad), soziale Aktivitäten (mit Schlankeren nicht ausgehen), Kleidung (nicht figurbetont), Körperpflege (Eincremen), Körperpositionen (Hinsetzen ohne Beine übereinanderzuschlagen), Figur- und Gewichtskontrolle (immer wiegen), Rückversicherung (Freundin fragen, ob sie dicker geworden ist), Vergleich (»Bin ich genauso schlank wie die Kollegin?«).

Identifikation und Modifikation der zugrundeliegenden Kognitionen

Beispielsweise können die Patientinnen erklären, warum sie nicht ins Schwimmbad gehen. »Was würde schlimmstenfalls passieren, falls Sie ins Schwimmbad gehen?«

Schlimmste Konsequenz überprüfen, ob dies wirklich so schlimm wäre wie erwartet. Auch die Frage, wie wahrscheinlich diese Konsequenzen eintreten, ist interessant, weil diese in der Häufigkeit oft überbewertet werden. »Wenn Sie sich nicht nach jedem Essen wiegen, würden Sie dann wirklich 10 Kilo zunehmen wie befürchtet?«

Herausarbeitung der Konsequenzen körperbezogenes Vermeidungs- und Kontrollverhalten: »Welche kurz- und langfristigen Folgen hat es, wenn Sie z.B nicht mehr ins Schwimmbad gehen?« Wie wird die Lebensqualität dadurch beeinflusst?

Anschließend: Zusammenfassung des Erarbeiteten, es zeigt sich, dass kurzfristig das bisherige Verhalten meist gut ist, es langfristig aber negative Folgen hat und zur Aufrechterhaltung des negativen Körperbilds beiträgt.

Planung der Konfrontation

Zunächst erfolgen Übungen mit leichterem bis mittlerem Schwierigkeitsgrad, was die Patientinnen nicht überfordert, falls erfolgreich, folgen dann schwierigere – zunächst im privaten Umfeld, dann später Ausdehnung auf öffentlichere Situationen (Vocks et al. 2018). Bis zur nächsten Sitzung finden 2–3 konkrete Übungen statt.

Bei Vermeidung körperbezogener Aktivität gezielte Durchführung: z. B. Clubbesuch, wo bestimmte Zeit auf Tanzfläche verbracht werden soll. Bei Vermeidung von Sport Probestunde in Fitnessstudio, soll aber nicht exzessiv durchgeführt werden, mit dem Ziel der Gewichtsabnahme. Bezüglich der Orte: Sauna, Schwimmbad oder ähnliche Orte bei hellem Licht aufsuchen, man soll sich dort für 30 Minuten aufhalten. Soziale Aktivitäten als Exposition schwieriger. Mit anderen Leuten ausgehen, die besser aussehen. Man soll figurbetonte Kleidung tragen.

Die Patientin soll enge Kleidung tragen.

Körperpflege: Patientinnen sollen z. B. ungeschminkt nach draußen gehen, wenn sie sich bisher immer schminken (Vocks et al. 2018).

Körperpositionsvermeidung: Vor Menschen Positionen einnehmen, sodass sie einen in ungünstigem Blickwinkel sehen können.

Figur- und Gewichtskontrolle: Patientinnen sollen sich nicht oder nur 1-mal pro Woche wiegen. Wie bei Kontrollzwängen bei Körperbildtherapie sollte ein Übung zur Exposition und Reaktionsverhinderung stattfinden. Die Betroffenen sollen sich der Situation aussetzen, sodass Angst und Anspannung besonders stark werden.

Wenn sich Patienten Rückversicherung einholen: Patienten sollen üben, sich länger kein Feedback einzuholen. Umgekehrt gilt:

Wenn Patienten das Thema Figur/Gewicht vermeiden, soll dies detailliert angesprochen werden. Bei Vergleichsneigung sollen sie sich Gewichtsnormen besorgen, um zu erkennen, dass ihr Gewicht nicht höher ist als das der Durchschnittsfrau. Wenn Vergleichsimpulse entstehen, sollen sie sich sagen, was sie selbst an sich schön finden, ohne zu vergleichen. Man kann dies z. B. auch gemeinsam mit einer Freundin einüben, bevor man sich alleine der Situation stellt. Meist ist ein gestuftes Vorgehen sinnvoll, sodass die Patientinnen nicht überfordert werden. So findet eine Vorbeugung vor Misserfolgen statt. Später Erhöhung des Schwierigkeitsgrades. Schwimmbadbesuch nicht nüchtern, sondern nach dem Essen. Kein verstecktes Vermeidungsverhalten vor allem, also nicht im Bademantel in die Sauna gehen, dann Ablenkung durch Gedanken an zu erledigenden Einkäufen etc. Anschließend müssen die Konfrontationsübungen nachbesprochen werden.

Aufbau positiver körperbezogener Tätigkeiten

Den Patientinnen geht es meist nur um ihr Gewicht, positive sinnliche Körpererfahrungen werden ausgeblendet (Cash & Grant 1996). Der Körper soll als Quelle positiver Erfahrungen wahrgenommen werden (Reaktivierung positiver aufgegebener Tätigkeiten). Auch sollen Tätigkeiten maßvoll für und nicht gegen den Körper durchgeführt werden. Keine passive Haltung, aber auch kein exzessiver Sport (Hechler et al. 2005). Mittelweg zwischen exzessivem Konsum – z. B. von Pralinen – und totalem Verzicht auf Süßigkeiten. Auch in Bezug auf Körperpflege sollte das Äußere nicht vernachlässigt werden, aber man sollte sich nicht nur um das Aussehen kümmern.

Identifikation potentiell positiver körperbezogener Tätigkeiten

Man sollte fragen, ob die Patientinnen dem Körper genug Gutes tun. Der Körper soll nicht mehr als Feind betrachtet werden. Es gibt hierzu ein Arbeitsblatt mit 100 potentiell positiven körperbezogenen Tätigkeiten (Vocks et al. 2018). Die Patientinnen sollen auf fünfstufiger Skala einschätzen, wie angenehm oder unangenehm sie die Tätigkeiten finden, und dann herausarbeiten, wieso bestimmte Aktivitäten positiv sind. Auch Motive werden hinterfragt, ob hedonistische oder versteckte leistungsbezogene Motive zentral sind.

Planung und Durchführung körperbezogener Tätigkeiten

Konkrete Schritte zur Steigerung positiver Aktivitäten sind wichtig. Es wird herausgearbeitet, was überhaupt im Leben realisierbar ist. Zunächst findet ein Brainstorming bezüglich der Umsetzung statt. Dann wird vereinbart, was bis zur nächsten Sitzung ausführbar ist.

Nachbesprechung positiver Aktivitäten: Darstellung, die dazu beiträgt, positives Körperbild aufrechtzuerhalten.

Rückfallprophylaxe

Wichtig sind Übungen zur Rückfallprophylaxe, da es eine sehr hohe Rückfalltendenz gibt, meist zwischen sechs und zwölf Monaten nach dem Therapieende (Wasson 2003). So können sich Essanfälle mit Erbrechen einstellen. Auch negative Gedanken bezüglich des eigenen Körpers können sich wieder einschleichen. Das Vermeidungs- und Kontrollverhalten kann zunehmen, positive Aktivitäten hinsichtlich des Körpergefühls werden wieder eingestellt. Soll sollen potentielle Risiken eingeschätzt werden, auch sollen Warnsignale herausgearbeitet werden.

Therapeutisches Vorgehen

Identifikation der Rückfallsituation: So kann man unterscheiden zwischen vorhersehbaren kritischen Situationen und nicht vorhersehbaren. Zur Feststellung vorhersehbarer kritischer Daten kann der aus dem Suchtbereich bekannte »Risikokalender« (Vocks et al. 2018) eingesetzt werden. So werden Zeitpunkt des nächsten Jahres festgelegt, wo erhöhte Rückfallwahrscheinlichkeit vorliegt, z. B. geplanter Urlaub, wo man mit einem Bikini umherläuft. Weniger vorhersehbar sind z. B. Beziehungsprobleme oder eine unerwünschte Gewichtszunahme. Es soll genau herausgefunden werden, warum bestimmte Situationen überhaupt als kritisch anzusehen sind.

Identifikation Warnsignale für künftige Rückfälle

Es werden Warnsignale herausgearbeitet – falls dies nicht gelingt, können frühere Phasen analysiert werden, wo es zur Verschlechterung des Körperbildes kam. Die Patientinnen sollen sich an früher erinnern und erste Anzeichen negativer Entwicklung erkennen. Dies kann vielleicht helfen, zukünftige Probleme zu antizipieren.

Erarbeitung von Bewältigungsstrategien für zukünftige Risikosituationen

»Wie kann ich als Patientin früh intervenieren, um nicht wieder und wieder in altes Denken zu verfallen?« Man sollte sich noch einmal das Störungsbild und die üblichen Teufelskreise ansehen, die einen schon früher in die Bedrängnis brachten. Man könnte gegensteuern, z. B. weiter nicht zu vermeiden, auch nochmal Spiegelübungen durchzuführen oder Schwimmbäder aufsuchen o. Ä.

Gegebenenfalls ist eine »Booster Session« nützlich (Whisman et al. 1991), und zwar 2–4 Monate nach der letzten Therapiesitzung. Rückschläge werden hier aufgefangen.

Literatur zu Abschnitt 13.12

Bauer A, Schneider S, Waldorf M et al. (2017). Familial transmission of a body-related attentional bias – An eye-tracking study in a nonclinical sample of female adolescents and their mothers. PLoS One; e0188186.

Beck AT, Rush AJ, Shaw BF et al. (2017). Kognitive Therapie der Depression. Weinheim: Beltz.

Böse R (2002). Body-Image-Therapie bei Anorexia nervosa. Eine kontrollierte Studie; Theorie – Forschungsstand – Behandlungsmanual. Regensburg: Roderer.

Cash TF, Deagle EA (1997). The nature and extent of body-image disturbances in anorexia nervosa and bulimia nervosa. A meta-analysis. Int J Eat Disord; 22(2): 107–125.

Cash TF, Grant JR (1996). Cognitive-Behavioral Treatment of Body-Image Disturbances. In: Hasselt VB, Hersen M (eds). Sourcebook of Psychological Treatment Manuals for Adult Disorders. Springer US; Imprint; Springer: Boston, MA; 567–614.

Clement U, Löwe B (1996). Die Validierung des FKB-20 als Instrument zur Erfassung von Körperbildstörungen bei psychosomatischen Patienten. Psychother Psychosom Med Psychol; 46(7): 254–259.

Deusinger IM (1998). Die Frankfurter Körperkonzeptskalen (FKKS). Handanweisung mit Bericht über vielfältige Validierungsstudien. Göttingen: Hogrefe.

Dion J, Blackburn M-E, Auclair J et al. (2015). Development and aetiology of body dissatisfaction in adolescent boys and girls. Int J Adolesc Youth 2015; 151–166.

Dyer A, Borgmann E, Feldmann RE et al. (2013). Body image disturbance in patients with borderline personality disorder. Impact of eating disorders and perceived childhood sexual abuse. Body Image; 220–225.

Fairburn CG, Cooper Z, Shafran R (2003). Cognitive behaviour therapy for eating disorders. A »transdiagnostic« theory and treatment. Behav Res Ther; 41(5): 509–528.

Fairburn CG, Peveler RC, Jones R et al. (1993). Predictors of 12-month outcome in bulimia nervosa and the influence of attitudes to shape and weight. J Consult Clin Psychol; 61(4): 696–698.

Fardouly J, Diedrichs PC, Vartanian LR, Halliwell E (2015). Social comparisons on social media. The impact of Facebook on young women's body image concerns and mood. Body Image; 38–45.

Fassino S, Pierò A, Levi M et al. (2004). Psychological treatment of eating disorders. A review of the literature. Panminerva Med; 46(3): 189–198.

Frederick DA, Lever J, Peplau LA (2007). Interest in cosmetic surgery and body image. Views of men and women across the lifespan. Plast Reconstr Surg; 120(5): 1407–1415.

Glatt BS, Sarwer DB, O'Hara DE et al. (1999). A retrospective study of changes in physical symptoms and body image after reduction mammaplasty. Plast Reconstr Surg; 103(1): 76–82; discussion 83–85.

Grabe S, Ward LM, Hyde JS (2008). The role of the media in body image concerns among women. A meta-analysis of experimental and correlational studies. Psychol Bull; 134(3): 460–476.

Hasselt VB, Hersen M (eds) (1996). Sourcebook of Psychological Treatment Manuals for Adult Disorders. Boston, MA: Springer US; Imprint; Springer.

Hechler T, Beumont P, Touyz S et al. (2005). Die Bedeutung körperlicher Aktivität bei Anorexia nervosa. Dimensionen, Erfassung und Behandlungsstrategien aus Expertensicht. Verhaltenstherapie; 15(3): 140–147.

Helfert S, Warschburger P (2011). A prospective study on the impact of peer and parental pressure on body dissatisfaction in adolescent girls and boys. Body Image; 101–109.

Jacobi C, Hayward C, Zwaan M de et al. (2004). Coming to terms with risk factors for eating disorders. Application of risk terminology and suggestions for a general taxonomy. Psychol Bull; 130(1): 19–65.

Jansen A, Nederkoorn C, Mulkens S (2005). Selective visual attention for ugly and beautiful body parts in eating disorders. Behav Res Ther; 43(2): 183–196.

Jarry JL, Ip K (2005). The effectiveness of stand-alone cognitive-behavioural therapy for body image. A meta-analysis. Body Image; 317–331.

Key A, George CL, Beattie D et al. (2002). Body image treatment within an inpatient program for anorexia nervosa. The role of mirror exposure in the desensitization process. Int J Eat Disord; 31(2): 185–190.

Koskina A, Campbell IC, Schmidt U (2013). Exposure therapy in eating disorders revisited. Neurosci Biobehav Rev; 193–208.

Kulbartz-Klatt YJ, Florin I, Pook M (1999). Bulimia nervosa. Mood changes do have an impact on body width estimation. Br J Clin Psychol; 38(3): 279–287.

Lawler M, Nixon E (2011). Body dissatisfaction among adolescent boys and girls. The effects of body mass, peer appearance culture and internalization of appearance ideals. J Youth Adolesc; 59–71.

Le Grange D, Tibbs J, Noakes TD (1994). Implications of a diagnosis of anorexia nervosa in a ballet school. Int J Eat Disord; 15(4): 369–376.

Legenbauer T, Kleinstäuber M, Müller T, Stangier U (2008). Are individuals with an eating disorder less sensitive to aesthetic flaws than healthy controls? J Psychosom Res; 87–95.

Legenbauer T, Vocks S (2014). Manual der kognitiven Verhaltenstherapie bei Anorexie und Bulimie. Berlin, Heidelberg: Springer.

Legenbauer T, Vögele C, Rüddel H (2004). Anticipatory effects of food exposure in women diagnosed with bulimia nervosa. Appetite; 42(1): 33–40.

Meichenbaum D, Schattenburg L (2003). Intervention bei Stress. Anwendung und Wirkung des Stressimpfungstrainings. Bern: Huber.

Mond JM, Hay PJ, Rodgers B et al. (2004). Beliefs of the public concerning the helpfulness of interventions for bulimia nervosa. Int J Eat Disord; 36(1): 62–68.

Neumark-Sztainer D, Story M, Hannan PJ et al. (2002). Weight-related concerns and behaviors among overweight and nonoverweight adolescents. Implications for preventing weight-related disorders. Arch Pediatr Adolesc Med; 156(2): 171–178.

Neumark-Sztainer D, Bauer KW et al. (2010). Family weight talk and dieting. How much do they matter for body dissatisfaction and disordered eating behaviors in adolescent girls? J Adolesc Health; 47(3): 270–276.

Paxton SJ, Schutz HK, Wertheim EH, Muir SL (1999). Friendship clique and peer influences on body image concerns, dietary restraint, extreme weight-loss behaviors, and binge eating in adolescent girls. J Abnorm Psychol; 108(2): 255–266.

Rosen JC, Cado S, Silberg NT et al. (1990). Cognitive behavior therapy with and without size perception training for women with body image disturbance. Behavior Therapy; 21(4): 481–498.

Rushford N, Ostermeyer A (1997). Body image disturbances and their change with videofeedback in anorexia nervosa. Behav Res Ther; 35(5): 389–398.

Russell CJ, Keel PK (2002). Homosexuality as a specific risk factor for eating disorders in men. Int J Eat Disord; 31(3): 300–306.

Shafran R, Fairburn CG, Robinson P, Lask B (2004). Body checking and its avoidance in eating disorders. Int J Eat Disord; 35(1): 93–101.

Sipos V, Schweiger U, Jauch-Chara K, Faßbinder E (2017). Therapie der Essstörung durch Emotionsregulation. Psychother Psychosom Med Psychol; 431–435.

Slap GB, Khalid N, Paikoff RL et al. (1994). Evolving self-image, pubertal manifestations, and pubertal hormones. Preliminary findings in young adolescent girls. J Adolesc Health; 15(4): 327–335.

Steinfeld B, Bauer A, Waldorf M et al. (2017). Validierung einer deutschsprachigen Fassung des Body Checking Questionnaire (BCQ) an Jugendlichen mit Anorexia und Bulimia Nervosa. Psychother Psychosom Med Psychol; 38–46.

Steinhausen H-C, Jensen CM (2015). Time trends in lifetime incidence rates of first-time diagnosed anorexia nervosa and bulimia nervosa across 16 years in a Danish nationwide psychiatric registry study. Int J Eat Disord; 845–850.

Strauß B, Richter-Appelt H (1996). Fragebogen zur Beurteilung des eigenen Körpers (FBeK). Göttingen: Hogrefe.

Thompson MA, Gray JJ (1995). Development and validation of a new body-image assessment scale. J Pers Assess; 64(2): 258–269.

Tiggemann M, Slater A (2013). NetGirls. The Internet, Facebook, and body image concern in adolescent girls. Int J Eat Disord; 630–633.

Trentowska M, Bender C, Tuschen-Caffier B (2013). Mirror exposure in women with bulimic symptoms. How do thoughts and emotions change in body image treatment? Behav Res Ther; 1–6.

Tuschen-Caffier B, Florin I (2012). Teufelskreis Bulimie. Ein Manual zur psychologischen Therapie. Göttingen: Hogrefe.

Tuschen-Caffier B, Vögele C, Bracht S, Hilbert A. Psychological responses to body shape exposure in patients with bulimia nervosa. Behav Res Ther 2003; 41(5): 573–586.

Tuschen-Caffier B, Bender C, Caffier D et al. (2015). Selective Visual Attention during Mirror Exposure in Anorexia and Bulimia Nervosa. PLoS One; e0145886.

Vocks S, Legenbauer T, Peters I (2007a). Does shape matter? Preferences for a female therapist's figure among patients with eating disorders. Psychotherapy Research; 17(4): 416–422.

Vocks S, Legenbauer T, Rüddel H, Troje NF (2007b). Static and dynamic body image in bulimia nervosa. Mental representation of body dimensions and biological motion patterns. Int J Eat Disord; 40(1): 59–66.

Vocks S, Legenbauer T, Wächter A et al. (2007c). What happens in the course of body exposure? Emotional, cognitive, and physiological reactions to mirror confrontation in eating disorders. J Psychosom Res; 62(2): 231–239.

Vocks S, Kosfelder J, Wucherer M, Wächter A (2008). Does habitual body avoidance and checking behavior influence the decrease of negative emotions during body exposure in eating disorders? Psychother Res; 18(4): 412–419.

Vocks S, Bauer A, Legenbauer T (2018). Körperbildtherapie bei Anorexia und Bulimia nervosa. Ein kognitiv-verhaltenstherapeutisches Behandlungsprogramm. Göttingen: Hogrefe.

Vossbeck-Elsebusch AN, Waldorf M, Legenbauer T et al. (2014). German version of the Multidimensional Body-Self Relations Questionnaire – Appearance Scales (MBSRQ-AS). Confirmatory factor analysis and validation. Body Image; 191–200.

Wasson DH (2003). A qualitative investigation of the relapse experiences of women with bulimia nervosa. Eat Disord; 11(2): 73–88.

Welch SL, Fairburn CG (1994). Sexual abuse and bulimia nervosa. Three integrated case control comparisons. Am J Psychiatry; 151(3): 402–407.

Wertheim EH, Martin G, Prior M et al. (2002). Parent influences in the transmission of eating and weight related values and behaviors. Eat Disord; 10(4): 321–334.

Whisman MA, Miller IW, Norman WH, Keitner GI (1991). Cognitive therapy with depressed inpatients. Specific effects on dysfunctional cognitions. J Consult Clin Psychol; 59(2): 282–288.

Williamson DA, White MA, York-Crowe E, Stewart TM (2004). Cognitive-behavioral theories of eating disorders. Behav Modif; 28(6): 711–738.

13.13 Feedbackbasierte Behandlungen bei Essstörungen

Imperatori und Kollegen (Imperatori et al. 2018) untersuchten feedbackbasierte Behandlungen bei Essstörungen. Biofeedback und Neurofeedback wurden schon bei verschiedensten psychiatrischen Störungsbildern untersucht. Die Untersuchung belegt den Nutzen von feedbackbasierten Techniken bei verschiedenen dysfunktionalen Verhaltensweisen (Food craving, Rumination). Es fand sich aber kein signifikanter Effekt auf zentrale Aspekte wie eine Körperbildstörung. Es zeigten sich Veränderungen der Sympathikusreaktion auf nahrungsbezogene Stimuli und die Hirnaktivität in verschiedenen Regionen des Belohnungssystems (z. B. der Insula).

Die letzte Ausgabe des DSM-5 (APA 2013) beinhaltet einen verbesserten Abschnitt über Essstörungen (Erzegovesi & Bellodi 2016), nun »Feeding and Eating Disorders« (Fütterungs- und Essstörungen) genannt. Dies beinhaltet folgende Diagnosen: Pica, Rumination disorder (RD), Avoidant/restrictive food intake disorder (ARFID), Anorexia nervosa (AN), Bulimia nervosa (BN), Binge eating disorder (BED) und Other specified feeding or eating disorders (OSFED).

Nach dem Übergang zum DSM-5 hat die Prävalenz von OSFED abgenommen, während AN, BN und BED in nichtklinischen Stichproben zugenommen haben (Lindvall et al. 2017).

Essstörungsbezogene Symptome wie Food craving (intensiver Wunsch, eine spezifische Speise zu essen, der nicht widerstanden werden kann) (Weingarten & Elston 1990, 1991; White et al. 2002) oder Verlust der Kontrolle über das Essen sind durchaus verbreitet in der Allgemeinbevölkerung. Die Food-craving-Schwere ist sowohl mit dem BMI (Meule et al. 2012) als auch mit dem Dropout aus Gewichtsreduktionsprogrammen positiv assoziiert (Sitton 1991) und trägt auch signifikant zu dysfunktionalem Essverhalten und

Gewichtszunahme bei (Boswell & Kober 2016). Kontrollverlust beim Essen ist häufig bei Adoleszenten der Allgemeinbevölkerung (ca. 17 %) (Goossens et al. 2009), Erwachsenen mit Übergewicht (BMI ≥ 30) und Patienten mit Essstörungen (Heriseanu et al. 2017). Er ist assoziiert mit anderen psychopathologischen Symptomen wie nichtsuizidalem selbstverletzenden Verhalten (NSSI), Körperunzufriedenheit und ausgeprägteren depressiven Symptomen (Goldschmidt et al. 2015).

Zur Behandlung von Essstörungen werden im Allgemeinen multidisziplinäre Herangehensweisen empfohlen, die medizinische, diätetische und psychologische Interventionen beinhalten (Hay et al. 2014).

Allerdings haben die meisten Behandlungsverfahren schlechte Langzeitergebnisse (Herpertz-Dahlmann 2017; Amianto et al. 2017). Selbst KVT hat hohe Rückfallraten bei Adoleszenten mit AN (Herpertz-Dahlmann 2017). Eine Remission von Binge eating am Ende der Behandlung gelingt auch nur bei 30–40 % der Patienten. Daher ist es wesentlich, neue Behandlungsmethoden zu ersinnen. Vorgeschlagen wurden auch Biofeedback und Neurofeedback (Bartholdy et al. 2013). Biofeedback und Neurofeedback beruhen auf operanter Konditionierung und lehren Patienten, ihre neurophysiologische Aktivität in Reaktion auf Real-time-Feedback zu regulieren, um Gesundheit und Leistungsfähigkeit zu verbessern (McKee 2008). Biofeedback hilft Individuen, ihr physiologisches Funktionieren zu kontrollieren (Herzfrequenz, elektrodermale Aktivität, Atemfrequenz, Muskelspannung und periphere Temperatur). Neurofeedback verwendet EEG oder Echtzeit-fMRI (rt-fMRI), um Patienten zu erlauben, ihre Hirnaktivität zu modifizieren (Weiskopf 2012). Während andere Neurostimulationstechniken, z. B. transkranielle direkte Stromstimulation, mit verschiedenen milden und vorübergehenden Nebenwirkungen verbunden sind, haben diese Techniken keine Nebenwirkungen (Lansbergen et al. 2011) und sind leicht verfügbar für Allgemeinärzte und Kliniker (Sherlin et al. 2011).

Die Rückmeldung des Systems erfolgt über ein Brain-Computer-Interface, das ständig Informationen über den Erfolg liefert, die eigenen neurophysiologischen Parameter richtig zu lesen (Bartholdy et al. 2013). Dies führt zu einer unmittelbaren positiven Verstärkung mit Zunahme der Selbstregulationsfähigkeit (McKee 2008).

Für eine Feedbacksession wichtig sind: 1) Ein Therapeut erklärt das Equipment, 2) der Patient und 3) ein monitorende Maschine, die akkurate neurophysiologische Information liefert. Es zeigte sich in verschiedenen Studien, dass Neurofeedback und Biofeedback die Schwere von Food Craving mindern (Fattahi et al. 2017) sowie Episoden von Overeating (Schmidt & Martin 2015, 2016), Regurgitation (Barba et al. 2015), Rumination, restriktivem Essverhalten (Lackner et al. 2015) und Ess- und Gewichtssorgen reduziert werden.

Es zeigten sich auch leichte Veränderungen der Sympathikusreaktion auf nahrungsbezogene Stimuli (Teufel et al. 2013) und Hirnaktivität in verschiedenen Regionen des Belohnungssystems (präfrontaler Kortex, Amygdala, Insula). Insgesamt scheinen die Verfahren die Stresstoleranz und die Fähigkeit, mit Situationen, in denen es um die Nahrungszufuhr geht, zu verbessern. Ziel ist also die Reduktion stressbedingten Arousals und die Verbesserung von Top-down-Kontrolle. Möglicherweise verbesserte Neurofeedback auch Bottom-up-Strategien, um die mit Nahrung verknüpfte Salienz (Salienz = Hervorheben eines Reizes aus seinem Kontext) zu reduzieren oder Hirnregion-Aktivierung (z. B. Amygdala) während der Exposition gegenüber Nahrungsreizen herunterzuregulieren (Ihssen et al. 2017). Auf die Körperbildstörung hat es aber keine Wirkung, auch am BMI ändert sich nichts.

Insgesamt wird ein multidisziplinärer Ansatz benötigt, so könnte Neurofeedback in Kombination mit KVT-bezogener Körperbildtherapie nützlich sein (Lewer et al. 2017).

Literatur zu Abschnitt 13.13

Amianto F, Spalatro A, Ottone L et al. (2017). Naturalistic follow-up of subjects affected with anorexia nervosa 8 years after multimodal treatment. Personality and psychopathology changes and predictors of outcome. Eur Psychiatry; 45: 198–206.

Barba E, Burri E, Accarino A et al. (2015). Biofeedback-Guided Control of Abdominothoracic Muscular Activity Reduces Regurgitation Episodes in Patients With Rumination. Clinical Gastroenterology and Hepatology; 13(1): 100–106.e1.

Bartholdy S, Musiat P, Campbell IC, Schmidt U (2013). The Potential of Neurofeedback in the Treatment of Eating Disorders. A Review of the Literature. European Eating Disorders Review; 21(6): 456–463.

Boswell RG, Kober H (2015). Food cue reactivity and craving predict eating and weight gain. A meta-analytic review. Obesity Reviews; 17(2): 159–177.

Erzegovesi S, Bellodi L (2016). Eating disorders. CNS Spectrums; 21(4): 304–309.

Fattahi S, Naderi F, Asgari P, Ahadi H (2017). Neuro-Feedback Training For Overweight Women. Improvement of Food Craving And Mental Health. NeuroQuantology; 15(2): 232–238.

Goldschmidt AB, Loth KA, MacLehose RF et al. (2015). Overeating with and without loss of control. Associations with weight status, weight-related characteristics, and psychosocial health. International Journal of Eating Disorders; 48(8): 1150–1157.

Goossens L, Soenens B, Braet C (2009). Prevalence and Characteristics of Binge Eating in an Adolescent Community Sample. Journal of Clinical Child & Adolescent Psychology; 38(3): 342–353.

Hay P, Chinn D, Forbes D et al. (2014). Royal Australian and New Zealand College of Psychiatrists clinical practice guidelines for the treatment of eating disorders. Australian & New Zealand Journal of Psychiatry; 48(11): 977–1008.

Heriseanu AI, Hay P, Corbit L, Touyz S (2017). Grazing in adults with obesity and eating disorders. A systematic review of associated clinical features and meta-analysis of prevalence. Clinical Psychology Review; 58: 16–32.

Herpertz-Dahlmann B (2017). Treatment of eating disorders in child and adolescent psychiatry. Current Opinion in Psychiatry; 30(6): 438–445.

Ihssen N, Sokunbi MO, Lawrence AD et al. (2017). Neurofeedback of visual food cue reactivity. A potential avenue to alter incentive sensitization and craving. Brain Imaging and Behavior; 11(3): 915–924.

Imperatori C, Mancini M, Della Marca G et al. (2018). Feedback-Based Treatments for Eating Disorders and Related Symptoms. A Systematic Review of the Literature. Nutrients; 11: 1806.

Lackner N, Unterrainer H-F, Skliris D et al. (2016). EEG neurofeedback effects in the treatment of adolescent anorexia nervosa. Eating Disorders; 24(4): 354–374.

Lansbergen MM, van Dongen-Boomsma M, Buitelaar JK, Slaats-Willemse D (2010). ADHD and EEG-neurofeedback. A double-blind randomized placebo-controlled feasibility study. Journal of Neural Transmission; 118(2): 275–284.

Lewer M, Bauer A, Hartmann A, Vocks S (2017). Different Facets of Body Image Disturbance in Binge Eating Disorder. A Review. Nutrients; 9(12): 1294.

Lindvall Dahlgren C, Wisting L, Rø Ø (2017). Feeding and eating disorders in the DSM-5 era. A systematic review of prevalence rates in non-clinical male and female samples. Journal of Eating Disorders; 5(1): 56.

McKee MG (2008). Biofeedback. An overview in the context of heart-brain medicine. Cleveland Clinic Journal of Medicine; 75(Suppl_2): S31–S34.

Meule A, Freund R, Skirde AK et al. (2012). Heart Rate Variability Biofeedback Reduces Food Cravings in High Food Cravers. Applied Psychophysiology and Biofeedback; 37(4): 241–251.

Sherlin LH, Arns M, Lubar J et al. (2011). Neurofeedback and Basic Learning Theory. Implications for Research and Practice. Journal of Neurotherapy; 15(4): 292–304.

Sitton SC (1991). Role of Craving for Carbohydrates upon Completion of a Protein-Sparing Fast. Psychological Reports; 69(2): 683–686.

Teufel M, Stephan K, Kowalski A et al. (2013). Impact of Biofeedback on Self-efficacy and Stress Reduction in Obesity. A Randomized Controlled Pilot Study. Applied Psychophysiology and Biofeedback; 38(3): 177–184.

Weingarten HP, Elston D (1990). The phenomenology of food cravings. Appetite; 15(3): 231–246.

Weingarten HP, Elston D (1991). Food cravings in a college population. Appetite; 17(3): 167–175.
Weiskopf N (2012). Real-time fMRI and its application to neurofeedback. NeuroImage; 62(2): 682–692.
White MA, Whisenhunt BL, Williamson DA et al. (2002). Development and Validation of the Food-Craving Inventory. Obesity Research; 10(2): 107–114.

13.14 Anwendung von Virtual Reality bei Essstörungen

Freeman und Kollegen (Freeman et al. 2017) beschäftigten sich mit der Anwendung von VR (Virtual Reality) bei seelischen Erkrankungen. Nach nunmehr ca. 20 Jahren Entwicklung tut sich hier Einiges. Sie untersuchten die Ergebnisse von 285 Studien. Die Hauptfelder, auf denen Virtuelle Realität untersucht wurde, waren bisher Angststörungen (192 Untersuchungen), Schizophrenie (44), substanzbezogene Störungen (22) und Essstörungen (immerhin 18). Virtuelle Realität gewinnt zunehmend an Bedeutung bei verschiedensten Störungsbildern. Die virtuelle Realität gibt die Möglichkeit, Stimuli optimal zu präsentieren, sodass therapeutische Strategien präzise implementiert werden können. Hier können auch Situationen geschaffen werden, die z. B. Ängste maximal aktivieren, die man so in der Realität gar nicht erschaffen könnte. Der Behandlungsinput kann wiederholt dargebracht werden und ist jederzeit verfügbar.

Zunächst braucht man einen Computer, der ein Bild produziert, ein Display, welches die sensorische Information darstellt, und einen Tracker, der die Position des Benutzers und seine Orientierung im Raum zurückgibt. Solche Systeme existieren zwar schon seit über 50 Jahren. Die entsprechende Technologie war aber zunächst nur Speziallaboratorien zugänglich (Slater & Sanchez-Vives 2016).

Es gibt mittlerweile zahlreiche sehr unterschiedliche Systeme, so projiziert das Cave Automatic Virtual Environment (CAVE) Computerbilder an Wände eines Raums, und der Teilnehmer trägt spezielle Brillen, sodass die Szene dreidimensional erfahrbar wird (Cruz-Neira et al. 1993). Mittlerweile en vogue ist die neue Generation von Head-mounted displays (HMD), diese Geräte werden immer erschwinglicher. Vorbei sind die Zeiten von wenig realistischen verpixelten Welten, die kaum in Echtzeit reagierten, und permanenten Softwareabstürzen. Die stetige Weiterentwicklung der miniaturisierten Smartphone-Computern hat, parallel mit der Weiterentwicklung der Kamerasysteme, schnelleren Prozessoren und besseren Graphikkarten, dazu geführt, dass immer realistischere Welten entstehen, die immer perfektere Illusionen kreieren. Das HMD stellt die Bilder dar, eines für jedes Auge, und es wird eine totale Stereoszene geschaffen, die Bilder werden separat gerendered mit korrekter Perspektive für jedes Auge. Wenn der Teilnehmer noch ein Motion-tracking-capture-Anzug trägt und die Daten kontinuierlich auf den Computer gestreamt werden, so entsteht ein lebensgroßer virtueller Körper, der sich absolut synchron zu den originalen Bewegungen des Besitzers bewegt und eine perfekte Illusion ergibt (Spanlang et al. 2014). Die gelieferte subjektive Erfahrung wird als »Präsenz« bezeichnet, das ist die Illusion, sich tatsächlich an dem virtuellen Ort zu befinden. Diese setzt sich wiederum zusammen aus Place Illusion (PI) und Plausibility Illusion (PSI) (Slater 2009). PI ist das Gefühl, sich am virtuellen Ort zu befinden – PSI hingegen ist das Gefühl, dass die Ereignisse, die man im virtuellen Raum erlebt hat, tatsächlich passierten (dass z. B. Leute darin herumlaufen). Wenn PI und PSI funktionieren, werden sich die Teilnehmer realistisch im Virtuellen Raum bewegen.

Schwierigkeiten bei Interaktionen in der realen Welt sind zentral für viele Störungsbilder (z. B. ängstlich werden in Gegenwart von Spinnen; Flashbacks erleben nach dem Erinnert-Werden durch bestimmte Trigger bei der Posttraumatischen Belastungsstörung: bei alkoholbezogenen Störungen Schwierigkeiten, in einer Kneipe das nächste Bier abzulehnen). Daher ist es zentral, dass man lernt, in diesen schwierigen Situationen anders zu reagieren. Nicht jeder Therapeut wird die giftige südamerikanische Spinne auf den Tisch setzen und dem Probanden über die Hände laufen lassen können. Mit VR ist all dies möglich, ein Knopfdruck, und die vielbeinige Tarantel mutiert zur »Schwarzen Witwe«. Mit VR können sich die Patienten in simulierten schwierigen Situationen bewähren und angemessenere Verhalten erlernen. Die Simulationen können abgestuft und beliebig oft wiederholt werden, bis es gelingt.

Die von Freeman und Kollegen identifizierten Studien betrafen die Behandlung (zehn), die Beurteilung (sieben) und die Entwicklung von Theorien (eine). Obwohl VR bei Essstörungen schon früh verwendet wurde (Rivat 1998), gibt es bisher nur wenige qualitativ hochwertige Studien (Riva 2011; Ferrer-Garcia & Gutierrez-Maldonado 2012). VR-Umgebungen können sich mit Food Craving beschäftigen (Ferrer-Garcia et al. 2015) und mit Reaktionen auf VR-Food, das vergleichbar mit richtigem Essen ist (Gorini et al. 2010). Auch wird hochkalorisches Essen im Rahmen von Augmented reality präsentiert (Pallavicini et al. 2016). Vorläufig kann man konstatieren, dass VR-Techniken, einmal hinzugefügt zur Standard-KVT, das Körperbild verbessern helfen (Riva et al. 2003; Cesa et al. 2013; Marco et al. 2013). In einer experimentellen Studie halfen Keizer et al. (2016) Patienten mit AN, die Erfahrung zu machen, einen Körper mit gesundem BMI zu besitzen, was für die folgenden zwei Stunden immerhin zu einer Reduktion der Überschätzung der Körpergröße führte.

Literatur zu Abschnitt 13.14

Cesa GL, Manzoni GM, Bacchetta M et al. (2013). Virtual Reality for Enhancing the Cognitive Behavioral Treatment of Obesity With Binge Eating Disorder. Randomized Controlled Study With One-Year Follow-up. Journal of Medical Internet Research; 15(6): e113.

Cruz-Neira C (1993). Surround-screen projection-based virtual reality. The design and implementation of the CAVE. ACM Computer Graphics (SIGGRAPH) Proceedings; 27: 135.

Ferrer-Garcia M, Gutierrez-Maldonado J, Treasure J, Vilalta-Abella F (2015). Craving for Food in Virtual Reality Scenarios in Non-Clinical Sample. Analysis of its Relationship with Body Mass Index and Eating Disorder Symptoms. European Eating Disorders Review; 23(5): 371–378.

Freeman D, Reeve S, Robinson A et al. (2017). Virtual reality in the assessment, understanding, and treatment of mental health disorders. Psychol Med; 2393–2400.

Gorini A, Griez E, Petrova A, Riva G (2010). Assessment of the emotional responses produced by exposure to real food, virtual food and photographs of food in patients affected by eating disorders. Annals of General Psychiatry; 9(1): 1–10.

Keizer A, van Elburg A, Helms R, Dijkerman HC (2016). A Virtual Reality Full Body Illusion Improves Body Image Disturbance in Anorexia Nervosa. PLOS ONE; 11(10): e0163921.

Marco JH, Perpiñá C, Botella C (2013). Effectiveness of cognitive behavioral therapy supported by virtual reality in the treatment of body image in eating disorders. One year follow-up. Psychiatry Research; 209(3): 619–625.

Pallavicini F, Serino S, Cipresso P et al. (2016). Testing Augmented Reality for Cue Exposure in Obese Patients. An Exploratory Study. Cyberpsychology, Behavior, and Social Networking; 19(2): 107–114.

Riva G (1998). Virtual environment for body image modification. Virtual reality system for the treatment of body image disturbances. Computers in Human Behavior; 14(3): 477–490.

Riva G, Bacchetta M, Cesa G et al. (2003). Six-Month Follow-Up of In-Patient Experiential Cognitive Therapy for Binge Eating Disorders. CyberPsychology & Behavior; 6(3): 251–258.

Slater M (2009). Place illusion and plausibility can lead to realistic behaviour in immersive virtual environments. Philosophical Transactions of the Royal Society B: Biological Sciences; 364(1535): 3549–3557.

Slater M, Sanchez-Vives MV (2016). Enhancing Our Lives with Immersive Virtual Reality. Frontiers in Robotics and AI; 3: 74.

Spanlang B, Normand J-M, Borland D et al. (2014). How to Build an Embodiment Lab. Achieving Body Representation Illusions in Virtual Reality. Frontiers in Robotics and AI; 1: 9.

14 Wo steht die Essstörungsforschung derzeit?

Hay (2020) fasst anschaulich den derzeitigen Wissenstand der Essstörungsforschung zusammen. In den letzten zehn Jahren hat sich Einiges getan in der Essstörungskonzeptualisierung: Sie umfasst nun die Binge eating disorders (BED) und die avoidant/restrictive food intake disorder (ARFID) zusätzlich zur Anorexia nervosa und der BN. Im DSM-5 erfolgte eine Neuklassifizierung in die »Feeding and Eating disorders« (FEDs) (APA 2013; WHO 2019).

AN und BN sind Essstörungen, die vor allem auszeichnet, dass ein Dünnheitsideal internalisiert wurde und zu extremen gewichtskontrollierenden Verhaltensweisen gegriffen wird. Bei beiden Störungsbildern werden Gewicht und Aussehen überbewertet, wo die Sorge um das Körperbild von höchster Wichtigkeit für die Selbstbewertung ist. AN ist ein Zustand der Selbstaushungerung, wo die Personen untergewichtig sind und eine Gewichtszunahme zu vermeiden versuchen. Dazu zählen Patienten, die »bingen« oder »purgen« (Erbrechen hervorrufen oder Laxanzien und Diuretika missbrauchen), Einige tun dies auch nicht. Leute mit BN sind nicht untergewichtig und befinden sich in einem stetigen Zyklus von Binge-eating-Verhalten und von Purging oder Fasten und/oder zwanghaftem Sport.

Im Gegensatz dazu haben Patienten mit BED und ARFID als FED nicht als Kernkriterium Sorgen um das Körperbild. Bei der BED gibt es wiederholtes Binge eating ohne gewohnheitsmäßiges Purgen, bei Letzterem wird Nahrung und Essen vermieden, und es besteht eine Aversion dagegen.

Die Störungsbilder kommen in alten Altersstufen vor, allerdings sind ARFD und AN häufiger in Kindheit und Adoleszenz, wohingegen BN und BED in pädiatrischen Populationen weniger häufig auftreten.

Die Veränderungen in DSM-5 und ICD-11 sind subtil, aber von Bedeutung. Obwohl physische Konsequenzen des Hungerns wie Amenorrhoe und Osteopenie immer noch vorkommen, ist erstere nicht länger zur Diagnosestellung erforderlich, weil schlecht anwendbar, z. B. bei Einnahme von Kontrazeptiva. Leute mit BMI im Normalbereich, die aber ansonsten eine AN vermuten lassen, können nach DSM-5 eine »Atypische AN« bekommen – eine Art von »Other Specified Feeding or Eating disorders« (OSFED).

Bei der AN ist es auch nicht länger notwendig, dass die Person eine Angst vor Verfettung oder Gewichtszunahme äußerte. Allerdings ist die Evidenz von Verhaltensweisen erforderlich, Gewichtszunahme zu vermeiden, um die Diagnose zu stellen. Überbewertung des Körperbildes ist vorgeschrieben für Patienten mit ARFID.

Die BN hat sich weniger verändert, aber die Kriterien wurden erweitert und Binge eating (mit kompensatorischen Gewichtsverlustverhaltensweisen) darf nun auch nur einmal die Woche vorkommen, aber dies muss für drei Monate bestehen (DSM-5) oder für einen Monat (ICD-11).

Für eine Diagnose von BED ist in beiden Klassifikationen eine Minimalfrequenz von wöchentlichem Binge eating über mehrere Monate erforderlich. Außerdem ist besonderer Disstress – assoziiert mit dem Binge eating – erforderlich für die BED-Diagnose.

Im DSM-5 (APA 2013) müssen drei von fünf zusätzlichen Features zusätzlich gegeben sein:

- Schneller als normal essen
- Essen, wenn man nicht hungrig ist
- Essen, bis ein unangenehmes Völlegefühl eintritt
- Allein essen
- Negative Emotionen von Depression, Schuld oder Ekel nach dem Überessen

In klinischen Settings wird die Diagnose BN üblicherweise im Kontext von Purging- Verhaltensweisen wie selbstinduziertem Erbrechen und Laxantienabusus zur Gewichtskontrolle gestellt. Allerdings können BN-Patienten auch ohne Purging vorkommen, aber mit extremer dietärer Restriktion und forciertem Sport. Diese Non-Purging-Form der BN ist häufiger in der Community (Hay et al. 2017) und könnte sich von der BED nur in der Manifestation von regelmäßigen kompensatorischen Verhaltensweisen unterscheiden.

Menschen mit Essstörungen, die nicht die Verhaltenshäufigkeitskriterien oder anderen Kriterien der Hauptessstörungen erfüllen, und deren Probleme schlechter konzeptualisiert sind – früher bezeichnet als Eating Disorder not otherwise specified – werden jetzt als OSFED oder unspezifierte FED (UFED) im DSM-5 (APA 2013) bezeichnet bzw. im ICD-11 als »Other Feeding oder Eating Disorders«. OSFED beinhaltet die atypische AN, subklinische BN und BED, Purging disorder und Night eating syndrome.

Dann gibt es noch die Atypische Anorexie, das ist eine AN, bei welcher der BMI im adäquaten Rahmen von 20–25 kg/m^2 oder höher ist – diese Form wird vermutlich häufiger, sobald das mittlere Gewicht der Allgemeinbevölkerung sich nach rechts verschiebt. Das Management ist ähnlich dem der AN.

Das »Night eating-Syndrom« zeigt sich oft im Kontext von Schlafstörungen. Es wird ähnlich wie die BED behandelt. Purging disorders ohne reguläres Binge eating sind nicht so häufig und das Management ähnelt dem der BN.

Management oder Essstörung nach Hay

Für die meisten Essstörungen ist eine Form psychobehavioraler Therapie auf ambulanter Behandlungsbasis die richtige Behandlungsform (Hay et al. 2014; NICE 2017; Hilbert et al. 2017).

Menschen mit schwerer Symptomatik oder solche, die sich nicht verbessern können, sollen tagesklinisch oder in einem spezialisierten stationären Programm behandelt werden (Hilbert et al. 2017; Hay et al. 2019). Am effektivsten sind evidenzbasierte Therapien, durchgeführt durch Kliniker, die sich bei Essstörungen auskennen (Hay et al. 2019). Diese sind am kosteneffektivsten und verhindern oft Hospitalisierung (ebd.).

Idealerweise wird die Behandlung im multidisziplinären Team durchgeführt. Oft braucht man einen Ernährungsspezialisten, spezielle Ärzte, Kinderärzte, Psychiater, Krankenschwestern, Bewegungstherapeuten, Ergotherapeuten und Sozialarbeiter oder Familientherapeuten (Hay et al. 2014; NICE 2017; Hilbert et al. 2017)

Spezifische Psychotherapie ist die Erstlinienbehandlung für alle Essstörungen mit der größten Auswirkung auf Symptomreduktion und andere Outcome-Parameter (Fairburn 2008). Hier eignet sich z. B. die CBT-E (Cognitive behaviour therapy-enhanced). Dies sind üblicherweise 20 Wochensitzungen für Bulimie und BED und 40 Sitzungen für AN. Unangeleitete Selbsthilfe ist am Anfang nicht die richtige Wahl.

Neben der CBT sind evidenzbasiert: die Maudsley Anorexia Nervosa Therapy for Adults (MANTRA, Schmidt et al. 2018), Specialist Supportive clinical management (SSCM, McIntosh et al. 2006) und Fokale psychodynamische Therapie (FPT, Zipfel et al. 2014). Alle diese Therapien sorgen für eine gute Psychoedukation und versuchen mittels Gewichtsmonitoring, Ernährungsberatung, Mahlzeitenplanung und mehr das Gewicht zu normalisieren.

Diese Erkenntnis, welche Therapien evidenzbasiert sind und welche nicht, scheint mir so wichtig, dass ich dazu eine entsprechende Übersicht erstellt habe.

Evidenzbasierte Therapien der Anorexie (Erwachsenenbereich)

- Moderate Evidenz für Verbesserungen in Bezug auf Gewicht und Essstörungspathologie
- CBT-E (erweiterte kognitive Verhaltenstherapie)

- Fokale psychodynamische Psychotherapie (FPT)
- Maudsley Model of Anorexia Nervosa Treatment for Adults (MANTRA)
- Specialist Supportive Clinical Management (SSCM, Zeeck et al. 2018)
- CAVE: MANTRA und SSCM sind gemäß Richtlinienpsychotherapie in Deutschland nicht zugelassen

Pharmakologische Therapien hingegen haben sich kaum weiterentwickelt. Es gibt kleine Studien mit SGA (second generation antipsychotics) wie Olanzapin bei AN mit gemischten Resultaten (Hilbert et al. 2017). Antidepressiva spielen keine direkte Rolle, können aber bei komorbider Depression eingesetzt werden (Zeeck et al. 2018). Bei BED und BN wurden hochdosiert SSRIs eingesetzt, z. B. Fluoxetin 60 mg täglich, es gibt aber auch kleinere Studien von Topiramat oder Lisdexamfetamine (Hilbert et al. 2019). Diese Therapien eignen sich auf keinen Fall als alleinige Therapien, da die Effektstärken nur gering sind (Hilbert et al. 2019).

Schwierig ist das Problem der Osteopenie, das noch nicht gelöst ist (Schorr et al. 2018). Der Verlust an Knochenmasse ist oft irreversibel, insbesondere wenn während der kritischen Wachstumsphase geschehend. Es gibt ein erhöhtes Frakturrisiko sowohl in der Jugend als auch im Alter. Hier geht es also vor allem um Gewichtsnormalisierung und Normalisierung der endokrinen Homöostase. Der größte Erfolg wurde berichtet für Bisphosphonate, versucht wurden auch transdermale Östrogene. Bisphosphonate sind aber potentiell teratogen (Schorr et al. 2018).

Bezüglich des Outcomes zeigte eine aktuelle große Follow-up-Studie von 228 Frauen mit AN oder BN, die in spezialisierten Zentren behandelt wurde, dass etwa zwei Drittel »Recovery« erreichen und dass die meisten mit BN dies in neun Jahren erreichten. Aber nur die Hälfte derjenigen mit AN erreichten eine »Recovery« in neun Jahren (Eddy et al. 2017). Über Langzeit-Prognosen weiß man wenig bis nichts.

Literatur zu Abschnitt 14

American Psychiatric Association (2013). Diagnostic and Statistical Manual of Mental Disorders. Washington, DC: American Psychiatric Association Press.

Eddy KT, Tabri N, Thomas JJ et al. (2016). Recovery from Anorexia Nervosa and Bulimia Nervosa at 22-Year Follow-Up. The Journal of Clinical Psychiatry; 78(02): 184–189.

Fairburn CG (2008). Cognitive Behavior Therapy and Eating Disorders. New York: Guilford Press.

Hay P (2019). Inpatient versus outpatient care, partial hospitalisation and waiting list for people with eating disorders. Cochrane Database Syst Rev; CD010827.

Hay P (2020). Current approach to eating disorders. A clinical update. Intern Med J; 50(1): 24–29.

Hay P, Chinn D, Forbes D et al. (2014). Royal Australian and New Zealand College of Psychiatrists clinical practice guidelines for the treatment of eating disorders. Australian & New Zealand Journal of Psychiatry; 48(11): 977–1008.

Hay P, Mitchison D, Collado AEL et al. (2017). Burden and health-related quality of life of eating disorders, including Avoidant/Restrictive Food Intake Disorder (ARFID), in the Australian population. Journal of Eating Disorders; 5(1): 1–10.

Hilbert A, Hoek HW, Schmidt R (2017). Evidence-based clinical guidelines for eating disorders. Current Opinion in Psychiatry; 30(6): 423–437.

Hilbert A, Petroff D, Herpertz S et al. (2019). Meta-analysis of the efficacy of psychological and medical treatments for binge-eating disorder. Journal of Consulting and Clinical Psychology; 87(1): 91–105.

McIntosh VVW, Jordan J, Luty SE et al. (2006). Specialist supportive clinical management for anorexia nervosa. International Journal of Eating Disorders; 39(8): 625–632.

National Institute for Health and Care Excellence. https://www.nice.org.uk/guidance/ng69/evidence/full-guideline-pdf-161214767896 (8. Januar 2021).

Schmidt U, Startup H, Treasure J (2018). A Cognitive Interpersonal Therapy Workbook for Treating Anorexia Nervosa. London: Routledge.

Schorr M, Klibanski A (2018). Anorexia nervosa and bone. Current Opinion in Endocrine and Metabolic Research; 3: 74–82.

World Health Organization (2019). International Statistical Classification of Diseases and Related Health Problems, 11th Revision (ICD-11). Genf: WHO.

Zeeck A, Herpertz-Dahlmann B, Friederich H-C et al. (2018). Psychotherapeutic Treatment for Anorexia Nervosa. A Systematic Review and Network Meta-Analysis. Frontiers in Psychiatry; 9: 158.

15 Hypothesen und zukünftige Ansatzpunkte

15.1 Home treatment

Herpertz-Dahlmann et al. (2019) untersuchten »Home treatment« bei adoleszenter Anorexia nervosa, ein Stepped-care-Ansatz, um die Behandlung stationärer Patienten zu verkürzen. Ich denke, dass wir in Zukunft viel mehr solcher Ansätze sehen werden.

Hierbei gelang es der Mehrzahl der Patienten, das Zielgewicht während der Zeit des Home treatments zu erreichen, und die Patienten hielten das Gewicht erfolgreich über ein Jahr.

Sowohl die Esstörungs- als auch die allgemeine Psychopathologie verbesserten sich signifikant – bei hoher Behandlungszufriedenheit. Es scheint sich hier um einen vielversprechenden Ansatz zu handeln.

Tatsächlich scheinen lange Krankenhausaufenthalte die sozialen Probleme der Patienten eher zu verstärken, und dies behindert die adoleszente Entwicklung eher. Seit längerer Zeit gibt es Versuche, eher auf tagesklinische Behandlung oder auf ambulante Behandlung umzustellen (Hay et al. 2019). Der Vorteil ist, dass die Patienten in ihrem gewohnten häuslichen Umfeld bleiben, was entstressend sein dürfte.

Im vorgestellten Fall werden die Patienten und ihre Familien 3- bis 4-mal die Woche von einem Mitglied des multidisziplinären Teams aufgesucht, welches aus einer erfahrenen Krankenschwester, einem Ernährungstherapeuten, einem Sozialarbeiter und einem Einzeltherapeuten besteht. Ab dem dritten Monat werden die Patienten nur noch 2- oder 1-mal wöchentlich aufgesucht. Außerdem nehmen die Patienten noch an Gruppentherapie teil.

Während der ersten zwei Monate dreht sich die Behandlung um das elterliche Nahrungsmanagement. Im dritten und vierten Monat dreht sich alles um soziale Rehabilitation und Autonomieentwicklung der Patienten (d. h. z. B. wieder Teilnahme am Sportklub, Essen auch außerhalb des Zuhauses). Das Team erhält regelmäßige Supervision.

Nach Ende des Home treatment erhält die Patientin 1-mal wöchentlich ambulante Psychotherapie.

15.2 SIRT1

Aus der Neurobiologie neu und spannend ist die Erforschung des Enzyms SIRT1 (Silent mating-type information regulation 2 homolog 1). Dies ist ein NAD+-abhängiges Enzym (NAD = Nicotinamide Adenine Dinucleotide), welches dafür bekannt ist, auf Stress und Verfügbarkeit von Nahrung zu reagieren (Robinette et al. 2020).

Während längerem Fasten oder extremer Diät steigen die NAD+ Spiegel. Dies führt zur Aktivierung von SIRT1, welches in der Folge Veränderungen in der Aktivität verschiedener Transkriptionsfaktoren befördert. Dauerhaft erhöhtes SIRT1 führt zu zwanghafter Überaktivität und Angst, was zu weiterem Hungern und verstärkter Aktivierung von SIRT1 führt. Diese positive Feedbackschleife könnte u. a. die AN am Laufen halten.

Interessanterweise nehmen die NAD+ Spiegel und SIRT1-Aktivität mit dem Alter ab. Das passt dazu, dass die Wahrscheinlichkeit AN im Alter zu entwickeln, geringer wird.

SIRT1 moduliert auch das endokrine System über die HPA-Achse während der psychologischen Anpassungsvorgänge an eine Diät.

Robinette et al. (2020) zeigten, dass die Hemmung von SIRT1 sowohl auf genetischem als auch auf pharmakologischem Wege den

Beginn und die Progression von AN-Verhaltensweisen bei Mausmodellen vermindert, wohigegen die Aktivierung von SIRT1 dies befördert.

SIR1-Inhibition könnte den oben geschilderten Teufelskreis durchbrechen und eine potentielle Therapieoption eröffnen.

15.3 Störung histaminerger Bahnen bei der Anorexia nervosa

Eine interessante Hypothese lieferte Barbara Scolnick aus Boston (Scolnick 2019): Sie geht davon aus, dass bei Patienten mit AN eine Störung in histaminergen Bahnen im ZNS vorliegt. Möglicherweise könnte man dies bessern durch den Gebrauch von Histaminrezeptorantagonisten, die sich gegen Histamin-1-, -2- oder -3-Rezeptoren richten. Histamin-3-Rezeptoren gibt es nur im Gehirn. Pitolisant ist ein solches Medikament, das seit 2016 für die Behandlung der Narkolepsie zugelassen ist.

Die Quelle von Histamin ist eine kleine Region in der Nähe des Hypothalamus, bekannt als der tuberomamilläre Nucleus (TMN). Diese Kernregion hat Projektionen in viele verschiedene Bereiche des Gehirns und des Rückenmarks.

Eine Hauptfunktion histaminerger Neuronen scheint zu sein, Wachheit und Arousal (Erregungsniveau) zu regeln, scheint aber auch eine Rolle bei der Regulation der Nahrungsaufnahme zu haben. Pharmakologische Histaminstimulation kann Anorexie bei Testtieren hervorrufen.

Histamin scheint für die Herausbildung von Appetit wichtig zu sein, führt aber später dazu, die Aufnahme wieder zu reduzieren (Torrealba et al. 2012). Die TMN-Aktivierung beginnt wohl eine Stunde vor der Mahlzeit und verschwindet nach Beginn des Essens (Meynard et al. 2005). Das System scheint auch etwas mit der Reaktion auf Bedrohung zu tun zu haben. In der Summe schienen

AN-Patienten ein abnormales Histaminsystem zu haben, sie sind aktiv, suchen Nahrung, aber schaffen es dann nicht zu essen.

Es scheint auch Veränderungen im Hippocampus zu geben, z. B. in den CA1-Pyramidenzellen des Hippocampus (Aoki et al. 2017). AN-Patienten sind of gute Schüler, aber haben Lernschwierigkeiten, wenn es um kognitive Flexibilität geht, zentrale Kohärenz (Sorgen sich um Details statt um das Gesamtergebnis) und Schwierigkeiten in Bezug auf die Raumorientierung (Dahlgren et al. 2014). Die AN-Patienten scheinen also Probleme in der Hippocampusfunktion zu haben, was stark beeinflusst wird durch abnormale Histaminsignale.

Interessant ist auch das Prader-Willi-Syndrom (PWS), eine komplexe genetische Erkrankung, die aufgrund des Funktionsverlusts spezifischer Gene auf Chromosom 15 entsteht. Die Patienten bekommen Hunger, sind obsessiv gegenüber Nahrung. Sie werden immer dicker in der Adoleszenz. Es scheint wie das Gegenbild zur AN. PWS und AN sind aber beide zwanghaft im Umgang mit Nahrung. Beide haben Zwangsgedanken, die um Nahrung kreisen. Beide haben Lernschwierigkeiten. Biochemisch zeigen beide erhöhte Ghrelinspiegel, aber die einen essen, die anderen schränken die Nahrungsaufnahme ein (Cong et al. 2010).

Eine offene Studie mit Pitolisant zeigte eine Verbesserung bei PWS bei neun von zehn Kindern. Sie waren weniger schläfrig, und die kognitiven Fähigkeiten verbesserten sich.

In der Summe könnte eine Manipulation des histaminergen Systems, z. B. mit Pitolisant, bei AN-Patienten hilfreich sein. Bisher wurde es noch nicht in Studien getestet.

15.4 Behandlung mit PEA

Scolnick brachte noch eine weitere spannende Hypothese ins Spiel (Scolnick et al. 2018). Sie schildert zunächst ausführlich die Bedeutung des Endocannabinoidsystems (ECS) in der Pathologie des AN. Dann schlägt sie die Anwendung von Palmitoylethanoamid (PEA) vor, einer vermutlich neuroprotektiven Substanz, die

- schmerzlindernd und antientzündlich wirkt,
- bereits kommerziell erhältlich ist,
- keine wesentliche Toxizität aufweist und
- direkt in das Endocannaboidsystem eingreift.

Diese Substanz sei von den Pharmafirmen bisher nicht beachtet worden, da sie nicht patentierbar ist. Sie sagt voraus, dass sie bei übergewichtigen Patienten Gewichtsverlust hervorruft, aber Gewichtszunahme, wenn der Patient anorektisch ist. Es bleibt abzuwarten, ob in dieser Richtung geforscht werden wird.

15.5 Das Pilzgift Psilocybin

Ein neuerer Therapieansatz, der erstmals in einer Studie 2019 durchgeführt wurde, ist die Verwendung des Pilzgiftes Psilocybin, einer psychedelischen Droge, zu therapeutischen Zwecken (Foldi et al. 2020).

Bei der AN scheinen die herabgesetzte neuronale Aktivität in ventralen Belohnungsregionen (ventrales und dorsales Striatum) und eine gesteigerte neuronale Aktivität in präfrontalen Kontrollregionen eine Rolle zu spielen (orbitaler und dorsolateraler präfrontaler Kortex) (Kaye et al. 2013).

Ein Hauptproblem ist die übermäßige Verhaltenskontrolle und die verminderte kognitive Flexibilität.

Neuerdings wird Psilocybin bei therapieresistenter Depression erprobt, also auch bei verschiedenen anderen Störungsbildern (Foldi et al. 2020). Psychedelische Substanzen haben das Potential, die kognitive Flexibilität zu erhöhen (Carhart-Harris et al. 2016). Psilocybin hat Auswirkungen an verschiedenen serotonergen Rezeptoren (Daniel & Haberman 2017). Außerdem reduziert es die Aktivität und funktionelle Konnektivität in Netzwerken, die bei komplexeren kognitiven Aufgaben, wie z. B. Betrachtungen über Vergangenheit und Zukunft, (Schacter et al. 2007) und beim Urteilen oder Treffen von Entscheidungen aktiviert werden (Spreng et al. 2009). Die Hoffnung ist, dass Psilocybin das kognitive Prozessieren von einem übermäßigen inneren Fokus weglenken könnte in eine angemessenere kontextuelle Balance. (Überflüssig zu erwähnen, dass es hier um die gezielte ärztliche Anwendung des Giftes im Rahmen einer medizinischen Therapie geht, und nicht darum, diesen bekannten Suchtstoff etwa zur persönlichen Erleuchtung einzusetzen.)

15.6 Wärmeanwendung bei Anorexia nervosa

Noch ein spannendes Thema: Möglicherweise könnte die Applikation von Wärme bei der AN hilfreich sein (Gutiérrez & Carrera 2020).

So kann bei einem Rattenmodell der schädliche Effekt von kombinierter Diät und Sport umgekehrt werden durch das Heraufregeln der Umgebungstemperatur. Erwärmung der Tiere kehrt die übertriebene Aktivität um, sorgt für größere Nahrungsaufnahme und ermöglicht den Ratten, den akuten Gewichtsverlust aufzuhalten.

ABA (Activity-based anorexia) ist das beste Tiermodell, das die Hauptzeichen der AN darstellt (Überaktivität, extremer Gewichtsverlust, restriktives Essen, Hypothermie, gestörter Schlaf, Veränderungen der HPA-Achse, Veränderungen in appetitregulierenden Hormonen und schwere Veränderungen bei grauem und weißem Hirnsubstanzvolumen). Wenn die Ratten im Rahmen dieses Modells einer Umgebungstemperatur von 32 °C ausgesetzt wurden, kehrte sich exzessive Aktivität um, die Nahrungsaufnahme verbesserte sich, und die Gewichtsrestitution war bei Tieren möglich. Wärme scheint wirksam dabei zu sein, Angst zu reduzieren, die bei den Anorexie-Patienten nach den Mahlzeiten auftritt (Zandian et al. 2017).

Patienten mit Wärme zu behandeln wurde schon 1874 von Gull empfohlen, was für über 140 Jahre vergessen wurde (Gull 1874). Es ist möglicherweise kein Zufall, dass sich die Veröffentlichungen zwischen dem 40. und 55. Breitengrad in der nördlichen Hemispähe konzentrieren (Hoek 2016).

15.7 Die Notwendigkeit biopsychosozialer Gesamtmodelle

Eine weitere Analyse der derzeitigen Situation der Anorexiabehandlung stammt von Philippou und Kollegen (Phillipou et al. 2019). Sie beklagen, dass die Langzeit-Recovery für diejenigen, die die Anorexie überleben, bei weniger als 50 % liegt.

Historisch lag der Fokus meist auf Umweltfaktoren. Die biologischen Grundlagen wurden hingegen bisher stiefmütterlich behandelt. Aufgrund technischer Fortschritte können diese nun schrittweise besser untersucht werden. Bisher allerdings gab es noch keine zielgerichtete psychotrope Medikation, auch Hirnstimulationstechniken sind noch nicht weit gediehen.

Phillipou et al. verweisen darauf, dass auch traumatische Erfahrungen zwar vordergründig Umweltfaktoren sind, aber es ja eine neurobiologische Anfälligkeit für Trauma gibt (Feder et al. 2009). Auch die Darm-Hirn-Interkation ist nicht nur biologisch prädisponiert, sondern Nahrung verändert auch das Darmmikrobiom und beeinflusst damit die Darm-Hirn-Beziehung.

Es ist für die AN dringend wichtig, Modelle zu entwickeln, die besser als bisher biologische und Umweltfaktoren integrieren. Dann wird es möglich sein, eine differentielle, individualisierte Therapie zu entwickeln, und zwar auf Basis der Differenzierung von Subgruppen von AN-Kranken, z. B. Patienten, die

- Anorexia nervosa als Diagnose haben,
- gewichtsrestauriert sind, aber noch psychische Symptome haben (partielle Remission),
- sich in voller Remission befinden,
- an einer Atypischen AN leiden und niemals Untergewicht hatten.

15.7.1 Die Verknüpfung von Metabolismus, endokrinen Faktoren, psychologischen Faktoren und einem veränderten Belohnungssystem

Eine wunderbare Gesamtschau der Pathophysiologie der Anorexia nervosa lieferen Duriez et al. (2019): Genomweite Assoziationsstudien (GWA) haben bei AN-Patienten genetische Loci identifiziert, die mit metabolischen Eigenschaften assoziiert sind. Man hielt dies für Folgen der chronischen Unterernährung, hat sie aber nicht mit der Ätiologie der Krankheit in Verbindung gebracht.

Dies ist aber mittlerweile fraglich. Vermutlich spielen genetische Faktoren mit der Folge metabolischer und endokriner Veränderungen eine Rolle, die wiederum zentrale Belohnungsprozesse, die bei der AN eine Rolle spielen, beeinflussen.

Man hält die AN vielfach für ein Phänomen, welche in einem Zusammenhang steht mit modernen soziokulturellen Einflüssen. Jedoch gab es die Anorexie auch vorher (Duriez et al. 2019).

Heutzutage wird immer klarer, dass ein abnormaler Belohnungspfad im Gehirn und die Bewertung von Belohnung eine Rolle spielen könnten (Park et al. 2014; Lempert et al. 2019). Metabolische und endokrine Faktoren und ein verändertes Belohnungssystem könnten sowohl in der frühen Auslöserphase als auch in der späten von Bedeutung sein. Die metabolischen Veränderungen, die durch die Unterernährung induziert werden, könnten mit einem genetischen Hintergrund interagieren, was die Aufrechterhaltung der Krankheit befördert. Es gibt also Brücken zwischen Metabolismus, kognitiven Prozessen und Essverhalten.

Die Regulation der Nahrungsaufnahme benötigt eine fein gesteuerte Interaktion zwischen Molekülen, die der Darmtrakt produziert, und bestimmten Hirnarealen.

Wichtig ist zum einen der hypothalamische Nucleus arcuatus (ARC), der Informationen von peripheren Sensoren über den Energiestatus bekommt und über die Modulation spezifischer Neuronenpopulationen. Eine Rolle spielen hier Neuronen, die die Neuropeptide Y/agouti-related peptide (NPY/AgRP) und Pro-opiomelanocortin (POMC) enthalten. Sie melden metabolische Informationen in andere hypothalamische Regionen, wie den Nucleus paraventricularis, der an der Stressantwort beteiligt ist, und extrahypothalamische Strukturen, wie Amygdala oder dorsale Raphekerne, die Belohnung und Gefühle modulieren (Duriez et al. 2019).

AgRP-Neuronen werden gebraucht, um metabolische Bedürfnisse und zielgerichtetes Verhalten zu verbinden. Sie werden durch Sensoren wie Ghrelin, Leptin und Insulin moduliert. Wenn kein Essen verfügbar, scheinen diese Neuronen auch aktiv und die negative Bedeutung, die mit Hunger verbunden ist, zu vermitteln (Betley et al. 2015). Sie fördern die Nahrungsaufnahme, sie scheinen ein Eintrittspunkt für motivationale Prozesse zu sein, die aus einem homöostatischen Defizit resultieren (Sternson et al. 2013). Wenn die AgRP-Aktivität gehemmt ist und nicht metabolische Bedürfnisse signalisieren kann, können Signale wie Ghrelin direkt dopaminerge Neuronen stimulieren und so belohnungsgerichtete Verhaltensweisen fördern, sodass unter solchen Bedingungen Essen zum großen Teil abhängig zu sein scheint von Belohnung und emotionalen Antrieben, und nicht länger bezogen auf Ernährungsbedürfnisse. Diese Neuronen modulieren mesolimbische Dopaminaktivität und Schmackhaftigkeit, beides bezogen auf die motivationalen Prozesse, die notwendig sind für die Nahrungssuche (Duriez et al. 2019).

Eine Stunde vor dem Essen müssen vom Körper zentral extrinsische Faktoren wie Aussehen, Geschmack, Tageszeit, Motivation zu essen, Genusserwartung und intrinsische physiologische und endokrine Faktoren zusammengefasst werden (Begg & Woods 2013). Das zentrale und periphere Energiedefizit muss geprüft werden, eine positive oder negative emotionale Bedeutung dem Essen zugeschrieben und zielgerichtetes Verhalten in Bezug auf die Nahrungsaufnahme ermöglicht werden.

Es werden vor der Mahlzeit verschiedene Hormone wie Insulin, Ghrelin – ein die Nahrungsaufnahme förderndes Hormon, das vom Magen produziert wird – ausgeschüttet, ca. 30 Minuten vor den Mahlzeiten, um Essverhalten einzuleiten und die Empfindlichkeit für Gerüche zu verbessern. Beim Gefühl, gesättigt zu sein, spielen hingegen gastrointestinale Hormone eine Rolle, aber auch Genussgefühle und die sensorische Integration von Gerüchen und Geschmack, was bei der AN verändert sein kann (Brondel et al. 2007).

Verschiedene Peptidhormone signalisieren Sättigung, z. B. Glukagon-like peptide-1, peptide YY und Cholecystokinin (CCK) (Duriez et al. 2019). Der Abfall von Ghrelin sorgt für eine appetithemmende Wirkung. Nach dem Essen werden Insulin und Leptin ausgeschüttet, was zur Reduktion der Nahrungsaufnahme führt, und zwar über die Modulation von NPY/AgRP und POMC-Neuronen im ARC (Begg & Woods 2013).

Gefühle beeinflussen auch die kognitive und induzierte physiologische Veränderung, die Nahrungsaufnahme anstoßen kann. Entwicklungsgeschichtlich musste Angst unterdrückt und eine zielgerichtete Bewegung eingeleitet werden, um Nahrung suchen zu können.

Exzessive physische Aktivität bei der AN geht mit höherer Angst, Perfektionismus und Zwanghaftigkeit einher (Shroff et al. 2006). Die Entscheidung zu essen oder nicht ist ein komplexes Wechselspiel aus Homöostase sichernden Faktoren, Gefühlen, Stress, Motivation und Kognition.

Richtig zu essen erfordert, Stress regulieren zu können, negative Emotionen wie Angst sind teils inkompatibel mit Essverhalten. Negative emotionale Zustände können andererseits die Nahrungsaufnahme steigern, wegen behinderter kognitiver Kontrolle.

Nun sind bei der Anorexie genetische Faktoren von hoher Bedeutung. Vermutlich spielen metabolische Sensoren eine hohe Rolle bei der Vulnerabilität.

Auffälligkeiten bei den Genen, die Leptin und seinen Rezeptor kodieren, sind beschrieben worden (Yilmaz et al. 2014), ebenso beim Enzym Ghrelin O-acyltransferase (GOAT) (Müller et al. 2011). Auch fanden sich Auffälligkeiten bei Genen, wie POMC (was Proopiomelanocortin kodiert), auch beim GLP2R-Gen, was für den Glukagon-like-peptide-2-Rezeptor (GLP-2-Rezeptor) kodiert, einen Regulator von Zucker- und Fettsäurekonzentration (Pinheiro et al. 2010). Auch BDNF-Signalwege scheinen gestört zu sein (Lutter et al. 2017).

Weitere Auffälligkeiten gab es beim PPP3CA-Gen, das die alpha-Isoform einer Untereinheit des Calcineurins kodiert (Boraska et al. 2014), sowie beim CCKAR-Gen, welches für den Cholecystokinin-A-Rezeptor kodiert (Huckins et al. 2018).

Eine genomweite Metaanalyse identifizierte spezifische Gene in zwei metabolischen Stoffwechselwegen, was nahelegt, dass die AN eine metabolisch-psychiatrische Störung sein könnte, die also sowohl eine metabolische als auch eine psychiatrische Ätiologie hat.

Die neueste Forschung legt nahe, dass intrazerebrale Belohnungskreisläufe gestört sind (Miyasaka et al. 2006).

Es besteht eine reduzierte Sensitivität für den motivationalen Antrieb für Hunger (Wierenga et al. 2015), und AN-Patienten favorisieren im Vergleich mit Kontrollen eine verzögerte Belohnung.

Man geht aus von einer Fehlregulation mesokortikolimbischer Dopaminkreisläufe (Bailer et al. 2017; Frank et al. 2016). Hungern und übermäßiges Sporttreiben wirken als positive Verstärker zwanghafter Verhaltensweisen.

Wenn Patienten mit AN eine Nahrungswahl treffen müssen, zeigen sie eine höhere Aktivität im dorsalen Striatum als gesunde Kontrollen (Foerde et al. 2015) und haben eine reduzierte Fähigkeit, den orbitofrontalen Kortex und den Nucleus accumbens zu modulieren.

Kognitive und emotionale Kontrollen beeinflussen Belohnungskreisläufe und setzen sich über hypothalamischen Input in den Belohnungskreislauf hinweg, um die Nahrungsrestriktion zu verlängern.

Der chronische Hungerzustand führt schließlich zu hypogonadotropem Hypogonadismus, gesteigerter Ausschüttung von Wachstumshormon (GH), reduziert den Insulin-like growth factor (IGF-1), führt zu Hyperkortisolämie, gesteigerter Plasmakonzentration von Ghrelin, GLP-1 und Adiponektin und verminderter Konzentration von Leptin und Trijodthyronin (Schorr et al. 2017; Viltart et al. 2018).

Bei AN-Patienten mit chronischer Nahrungsrestriktion wird über eine gesteigerte Insulinsensitivität berichtet. Pathologische Bedingungen von chronisch niedrigem Insulin, assoziiert mit veränderter striataler Insulinrezeptor-Sensitivität, könnten pathologisches Essverhalten fördern (Duriez et al. 2019).

Die unangemessene Hyperaktivität bei AN-Patienten scheint verbunden zu sein mit einer Variation der Plasmaleptinkonzentration; Leptin scheint ein Regulator von Belohnungskreisläufen zu sein.

Ghrelin hat ebenfalls eine wichtige Funktion, im Hungerzustand steigt bei AN-Patienten die Plasmaghrelinkonzentration an, was paradox ist und möglicherweise mit einer zentralen Resistenz auf Ghrelin (Gorwood et al. 2016) zu tun haben könnte oder mit dem Einfluss anderer Moleküle wie Obestatin und GLP-1. Vermutlich kann eine veränderte essensbezogene Belohnungsantwort auf Ghrelin zur AN beitragen.

Bei AN-Patienten könnte gesteigerte Ghrelinsekretion verbunden sein mit einer höheren Motivation für körperliche Aktivität.

Diese längere Aufstellung komplexer Zusammenhänge belegt noch einmal eindrücklich: Wir wissen immer noch viel zu wenig über die Anorexia nervosa. Sie wird einstweilen ein Enigma bleiben.

In der Summe zeigt sich bei den Essstörungen, besonders bei der ungewöhnlich häufig tödlichen Anorexia nervosa, ein komplexes Zusammenspiel zwischen genetischen, metabolischen und psychiatrischen Faktoren. Lassen Sie uns durch gemeinsame Forschungsanstrengungen diesen Zustand ändern.

Unsere Patienten haben es verdient.

Literatur zu Kapitel 15

Aoki C, Chowdhury TG, Wable GS, Chen Y-W (2017). Synaptic changes in the hippocampus of adolescent female rodents associated with resilience to anxiety and suppression of food restriction-evoked hyperactivity in an animal model for anorexia nervosa. Brain Res; 102–115.

Bailer UF, Price JC, Meltzer CC et al. (2017). Dopaminergic activity and altered reward modulation in anorexia nervosa-insight from multimodal imaging. Int J Eat Disord; 50(5): 593–596.

Begg DP, Woods SC (2013). The endocrinology of food intake. Nat Rev Endocrinol; 9(10): 584–597.

Betley JN, Xu S, Cao ZFH et al. (2015). Neurons for hunger and thirst transmit a negative-valence teaching signal. Nature; 180–185.

Boraska V, Franklin CS, Floyd JAB et al. (2014). A genome-wide association study of anorexia nervosa. Mol Psychiatry; 1085–1094.

Brondel L, Romer M, van Wymelbeke V et al. (2007). Sensory-specific satiety with simple foods in humans. No influence of BMI? Int J Obes; 987–995.

Carhart-Harris RL, Roseman L, Haijen E et al. (2018). Psychedelics and the essential importance of context. Journal of Psychopharmacology; 32(7): 725–731.

Cong W-n, Golden E, Pantaleo N et al. (2010). Ghrelin receptor signaling. A promising therapeutic target for metabolic syndrome and cognitive dysfunction. CNS Neurol Disord Drug Targets; 9(5): 557–563.

Dahlgren CL, Lask B, Landrø NI, Rø Ø (2014). Patient and parental self-reports of executive functioning in a sample of young female adolescents with anorexia nervosa before and after cognitive remediation therapy. Eur Eat Disord Rev; 45–52.

Daniel J, Haberman M (2017). Clinical potential of psilocybin as a treatment for mental health conditions. Mental Health Clinician; 7(1): 24–28.

Duriez P, Ramoz N, Gorwood P et al. (2019). A Metabolic Perspective on Reward Abnormalities in Anorexia Nervosa. Trends Endocrinol Metab; 915–928.

Feder G, Ramsay J, Dunne D et al. (2009). How far does screening women for domestic (partner) violence in different health-care settings meet criteria for a screening programme? Systematic reviews of nine UK National Screening Committee criteria. Health Technol Assess; 13(16): iii–iv, xi–xiii, 1–113, 137–347.

Foerde K, Steinglass JE, Shohamy D, Walsh BT (2015). Neural mechanisms supporting maladaptive food choices in anorexia nervosa. Nature Neurosci; 18(11): 1571–1573.

Foldi CJ, Liknaitzky P, Williams M, Oldfield BJ (2020). Rethinking Therapeutic Strategies for Anorexia Nervosa. Insights From Psychedelic Medicine and Animal Models. Front Neurosci; 43.

Frank GKW, Shott ME, Riederer J, Pryor TL (2016). Altered structural and effective connectivity in anorexia and bulimia nervosa in circuits that regulate energy and reward homeostasis. Transl Psychiatr; 6(11): e932.

Gorwood P, Blanchet-Collet C, Chartrel N et al. (2016). New Insights in Anorexia Nervosa. Front Neurosci; 256.

Gull W (1874). Anorexia nervosa (apepsia hysterica, anorexia hysterica). Transactions of the Clinical Society of London; 7: 22–28.

Gutiérrez E, Carrera O (2020). Warming in Anorexia Nervosa. A Review. In: Himmerich H (ed). Weight management. London: IntechOpen; 179.

Hay P (2019). Inpatient versus outpatient care, partial hospitalisation and waiting list for people with eating disorders. The Cochrane Database of Systematic Reviews; 1: CD010827.

Herpertz-Dahlmann B, Borzikowsky C, Altdorf S et al. (2020). ›Therapists in action‹-Home treatment in adolescent anorexia nervosa. A stepped care approach to shorten inpatient treatment. Eur Eat Disord Rev; June 19: 1–16.

Himmerich H (ed) (2020). Weight management. London: IntechOpen.

Hoek HW (2016). Review of the worldwide epidemiology of eating disorders. Current Opinion in Psychiatry; 29(6): 336–339.

Huckins LM, Hatzikotoulas K, Southam L et al. (2018). Investigation of common, low-frequency and rare genome-wide variation in anorexia nervosa. Mol Psychiatry; 1169–1180.

Kaye WH, Wierenga CE, Bailer UF et al. (2013). Nothing tastes as good as skinny feels. The neurobiology of anorexia nervosa. Trends in Neurosciences; 36(2): 110–120.

Lempert KM, Steinglass JE, Pinto A et al. (2019). Can delay discounting deliver on the promise of RDoC? Psychol Med; 190–199.

Lutter M, Bahl E, Hannah C, Hofammann D et al. (2017). Novel and ultrarare damaging variants in neuropeptide signaling are associated with disordered eating behaviors. PLoS One; e0181556.

Meynard MM, Valdés JL, Recabarren M et al. (2005). Specific activation of histaminergic neurons during daily feeding anticipatory behavior in rats. Behav Brain Res 2005; 158(2): 311–319.

Miyasaka K, Hosoya H, Sekime A et al. (2006). Association of ghrelin receptor gene polymorphism with bulimia nervosa in a Japanese population. J Neur Transmiss; 113(9): 1279–1285.

Müller TD, Tschöp MH, Jarick I et al. (2011). Genetic variation of the ghrelin activator gene ghrelin O-acyltransferase (GOAT) is associated with anorexia nervosa. J Psychiatr Res; 706–711.

Park RJ, Godier LR, Cowdrey FA (2014). Hungry for reward. How can neuroscience inform the development of treatment for Anorexia Nervosa? Behav Res Ther; 62: 47–59.

Phillipou A, Musić S, Lee Rossell S (2019). A biopsychosocial proposal to progress the field of anorexia nervosa. Aust N Z J Psychiatry; 52(12): 1145–1147.

Pinheiro AP, Bulik CM, Thornton LM et al. (2010). Association study of 182 candidate genes in anorexia nervosa. Am J Med Genet B Neuropsychiatr Genet; 153B(5): 1070–1080.

Robinette TM, Nicholatos JW, Francisco AB et al. (2020). SIRT1 accelerates the progression of activity-based anorexia. Nat Commun; 11(1): 2814.

Schacter DL, Addis DR, Buckner RL (2007). Remembering the past to imagine the future. The prospective brain. Nature Reviews Neuroscience; 8(9): 657–661.

Schorr M, Miller KK (2017). The endocrine manifestations of anorexia nervosa. Mechanisms and management. Nat Rev Endocrinol; 13(3): 174–186.

Scolnick B (2018). Treatment of anorexia nervosa with palmitoylethanoamide. Med Hypotheses; 116: 54–60.

Scolnick B (2019). Antihistamine agents and pitolisant might be useful for anorexia nervosa. Med Hypotheses; 132: 109342.

Shroff H, Reba L, Thornton LM et al. (2006). Features associated with excessive exercise in women with eating disorders. Int J Eat Disord; 39(6): 454–461.

Spreng RN, Mar RA, Kim ASN (2009). The Common Neural Basis of Autobiographical Memory, Prospection, Navigation, Theory of Mind, and the Default Mode. A Quantitative Meta-analysis. Journal of Cognitive Neuroscience; 21(3): 489–510.

Sternson SM, Nicholas Betley J, Cao ZFH (2013). Neural circuits and motivational processes for hunger. Curr Opin Neurobiol; 23(3): 353–360.

Torrealba F, Riveros ME, Contreras M, Valdes JL (2012). Histamine and motivation. Front Syst Neurosci; 6: 51.

Viltart O, Duriez P, Tolle V (2018). Metabolic and neuroendocrine adaptations to undernutrition in anorexia nervosa. From a clinical to a basic research point of view. Horm Mol Biol Clin Investig; 36(1).

Wierenga CE, Bischoff-Grethe A, Melrose AJ et al. (2015). Hunger does not motivate reward in women remitted from anorexia nervosa. Biol Psychiatr; 77(7): 642–652.

Yilmaz Z, Kaplan AS, Tiwari AK et al. (2014). The role of leptin, melanocortin, and neurotrophin system genes on body weight in anorexia nervosa and bulimia nervosa. J Psychiatr Res; 55: 77–86.

Zandian M, Holmstedt E, Larsson A et al. (2017). Anxiolytic effect of warmth in anorexia nervosa. Acta Psychiatrica Scandinavica; 135(3): 266–267.

16 Zehn lesenswerte Artikel über Essstörungen

Während des Verfassens dieses Buches habe ich zahlreiche Fachartikel gelesen. Einige fand ich besonders spannend. Diese will ich hier kurz gesondert anführen:

Literatur zu Kapitel 16

Dobrescu SR, Dinkler L, Gillberg C et al. (2019). Anorexia nervosa. 30-year outcome. B J Psych; 216(2): 97–104.

Duriez P, Ramoz N, Gorwood P et al. (2019). A Metabolic Perspective on Reward Abnormalities in Anorexia Nervosa. Trends Endocrinol Metab; Oct 21: 915–928.

Gibson D, Mehler PS (2019). Anorexia Nervosa and the Immune System-A Narrative Review. J Clin Med; 8(11): 1915.

Gutiérrez E, Carrera O (2020). Warming in Anorexia Nervosa. A Review. In: Himmerich H (ed). Weight management. IntechOpen: London; 179.

Herpertz-Dahlmann B, Borzikowsky C, Altdorf S et al. (2020). ›Therapists in action‹-Home treatment in adolescent anorexia nervosa. A stepped care approach to shorten inpatient treatment. Eur Eat Disord Rev; June 19: 1–16.

Kessler RM, Hutson PH, Herman BK, Potenza MN (2016). The neurobiological basis of binge-eating disorder. Neurosci Biobehav Rev; 63: 223–238.

Phillipou A, Carruthers SP, Di Biase MA et al. (2018). White matter microstructure in anorexia nervosa. Hum Brain Mapp; 39(11): 4385–4392.

Robinette TM, Nicholatos JW, Francisco AB et al. (2020). SIRT1 accelerates the progression of activity-based anorexia. Nat Commun; 11(1): 2814.

Scolnick B (2018). Treatment of anorexia nervosa with palmitoylethanoamide. Med Hypotheses; 116: 54–60.

Scolnick B (2019). Antihistamine agents and pitolisant might be useful for anorexia nervosa. Med Hypotheses; 132: 109342.

17 Nützliche Webadressen

Alle folgenden nützlichen Internetseiten wurden von mir zuletzt am 10. 1. 2021 aufgerufen.

Wenn Sie eine Angehörige haben, die sie für krankhaft essgestört halten, würde ich mich zunächst bei einer nahegelegenen Einrichtung, die sich mit Essstörungen auskennt, in Verbindung setzen und mich beraten lassen. Natürlich können sie auch erst einmal den Hausarzt oder einen beliebigen niedergelassenen Psychiater (respektive Kinder-Jugend-Psychiater) aufsuchen. Falls Sie dann mit der Angehörigen über das Problem sprechen wollen, sollten Sie wenigstens orientierend versuchen, sich an die gleichen Grundsätze zu halten, die ich in ▸ Kap. 13.1 angeführt habe.

- Bundesfachverband Essstörungen: https://www.bundesfachverbandessstoerungen.de/
- Bundeszentrale für gesundheitliche Aufklärung: https://www.bzga-essstoerungen.de/
- Seite des Bundesgesundheitsministeriums: https://www.bundesgesundheitsministerium.de/service/begriffe-von-a-z/e/essstoerungen.html
- Nützliche Seite zum Thema Essstörungen: https://www.anad.de/essstoerungen/
- Schöne Übersicht von Adressen: https://www.betanet.de/essstoerungen-adressen.html
- Weitere nützliche Seite: https://www.patiententelefon.de/krankheit/einzelne-krankheiten/essstoerungen
- Österreichische Seite mit vielen nützlichen Links: http://www.netzwerk-essstoerungen.at/deutsch/links.html
- Nützliche Seite mit Aufstellung von Angeboten im österreichi-

schen Raum: https://www.diaetologen.at/fileadmin/user_upload/documents/Arbeitskreise/Essstoerungen/Liste_Einrichtungen_Esstoerungen_2016_HP_fin.pdf

- Schweizer Gesellschaft für Essstörungen: https://sges-ssta-ssda.ch/

18 Schlusswort – Plädoyer für eine moderne Anorexieforschung

Das Verständnis der Anorexie hat sich heute wesentlich erweitert. Durch Hypothesen über gewisse psychologische Zusammenhänge wurden erste Psychotherapien entwickelt, die sich im Laufe der Jahre immer weiter verfeinert haben.

Vor 20–30 Jahren begann man allmählich, die Psychotherapie systematischer zu erforschen und vermehrt auf Evidenzbasierung zu setzen. Dies ist fraglos hier der richtige Weg. Selbst die Psychoanalyse hat sich der Systematisierung ein Stück weit geöffnet, sichtbar an Errungenschaften wie der »Operationalisierten psychodynamischen Diagnostik (OPD)«.

Man sollte meines Erachtens vom Grundsatz her psychotherapeutisch denken, aber leitliniengerecht medikamentös behandeln, wo es indiziert ist. Und man sollte wissenschaftliches Feuer in seinem Denken behalten und interessiert bleiben für Forschungserkenntnisse jedweder Couleur, an Wissen um Erkenntnisse aus der Grundlagenforschung, Wissen um neue Medikamente genauso wie an Wissen um die differentielle Effektivität verschiedener Psychotherapiemethoden.

Mittlerweile wachsen das neurophysiologische Verständnis und das Wissen aus der Psychotherapieforschung stetig, die jahrhundertalte mittlerweile überflüssige Dichotomie von Körper und Seele beginnt sich aufzulösen.

Leitlinien werden mittlerweile für nahezu jedes psychiatrische Störungsbild aufgelegt und Psychiatrie und Psychotherapie beginnen sich allmählich hin zu einer exakten Wissenschaft zu entwickeln. Doch dieser Weg ist lang, immer noch wissen wir viel zu wenig über die Funktion einzelner Hirnstrukturen und deren Beeinflussung, und insbesondere über das seltsame Konstrukt »Seele« wissen wir erst recht wenig bis nichts.

Ohne ein besseres Verständnis der Zusammenhänge zwischen genetischen, metabolischen, neurophysiologischen und psychologischen Phänomenen werden wir jedenfalls das Rätsel der Anorexia nervosa nicht lösen. Die Zeit der Psychologisierung dieses Krankheitsbildes ist vorbei. Machen wir uns auf den Weg in Richtung einer interdisziplinären Sicht – hoffentlich hat dieses Buch einen kleinen Teil hierzu beigetragen.

Sachverzeichnis

Wissen & Leben

Herausgegeben von Wulf Bertram

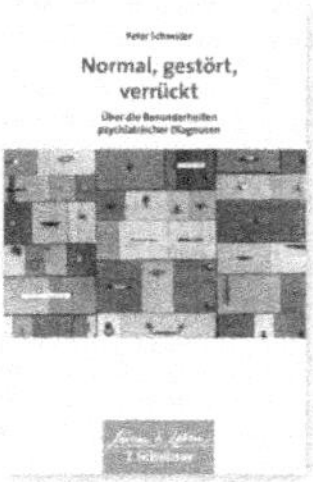

Peter Schneider

Normal, gestört, verrückt

Über die Besonderheiten psychiatrischer Diagnosen

Psychiatrische Diagnosen werden ausschließlich anhand klinischer Befunde erhoben, zum größten Teil aufgrund dessen, was die Patienten selbst von sich und ihrem Leiden erzählen. Alle Ankündigungen, ein psychiatrisches Diagnosesystem auf „objektive" Daten gründen zu können, haben sich als leere Versprechungen erwiesen. So bleibt es dabei, dass die Diagnosen psychischer Störungen einzig durch das Vorliegen einer Reihe von Symptomen definiert sind.

2020. 196 Seiten, Klappenbroschur
€ 20,– (D). ISBN 978-3-608-40031-1

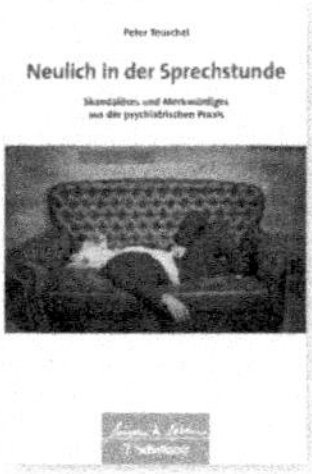

Peter Teuschel

Neulich in der Sprechstunde

Skandalöses und Merkwürdiges aus der psychiatrischen Praxis

Es läuft nicht immer alles rund, nein, meistens läuft es sogar ziemlich schräg. Peter Teuschel, hat einen scharfen Blick für alles, was seine PatientInnen und die Gesellschaft heutzutage bis zur Verbiegung bewegt. Sie wollen es geradlinig? Dann greifen Sie nicht zu diesem Buch! Denn alles Angepasste hat keinen Platz darin oder wird auf die Schippe genommen. Teuschel blickt genau hin und gibt Anregungen zur Menschlichkeit.

2020. 267 Seiten, Klappenbroschur
€ 20,– (D). ISBN 978-3-608-40052-6

Schattauer